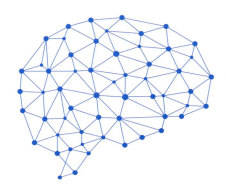

ニューロリハビリテーション
Neurorehabilitation

道免和久 =編集
兵庫医科大学リハビリテーション医学教室・主任教授

医学書院

ニューロリハビリテーション		
発　行	2015年5月15日　第1版第1刷Ⓒ	
	2018年8月15日　第1版第2刷	
編　集	どうめんかずひさ 道免和久	
発行者	株式会社　医学書院	
	代表取締役　金原　俊	
	〒113-8719　東京都文京区本郷1-28-23	
	電話 03-3817-5600（社内案内）	
組　版	リーブル プランニング	
印刷・製本	日経印刷	

本書の複製権・翻訳権・上映権・譲渡権・貸与権・公衆送信権（送信可能化権を含む）は株式会社医学書院が保有します．

ISBN978-4-260-02009-1

本書を無断で複製する行為（複写，スキャン，デジタルデータ化など）は，「私的使用のための複製」など著作権法上の限られた例外を除き禁じられています．大学，病院，診療所，企業などにおいて，業務上使用する目的（診療，研究活動を含む）で上記の行為を行うことは，その使用範囲が内部的であっても，私的使用には該当せず，違法です．また私的使用に該当する場合であっても，代行業者等の第三者に依頼して上記の行為を行うことは違法となります．

JCOPY　〈出版者著作権管理機構　委託出版物〉
本書の無断複製は著作権法上での例外を除き禁じられています．複製される場合は，そのつど事前に，出版者著作権管理機構（電話03-3513-6969，FAX 03-3513-6979，info@jcopy.or.jp）の許諾を得てください．

執筆者一覧 (執筆順)

道免　和久	兵庫医科大学リハビリテーション医学教室・主任教授	
小山　哲男	西宮協立脳神経外科病院リハビリテーション科・部長／ 兵庫医科大学リハビリテーション医学教室・特別招聘教授	
長谷　公隆	関西医科大学リハビリテーション医学講座・教授	
勝又　宏	大東文化大学スポーツ・健康科学部スポーツ科学科・教授	
村田　弓	国立研究開発法人産業技術総合研究所人間情報研究部門 システム脳科学研究グループ	
小池　康晴	東京工業大学ソリューション研究機構・教授	
竹林　崇	吉備国際大学保健医療福祉学部作業療法学科・准教授	
花田　恵介	穂翔会村田病院リハビリテーション部 (元 兵庫医科大学病院リハビリテーション部)	
福岡　達之	広島国際大学総合リハビリテーション学部言語聴覚療法学専攻・准教授	
髙橋香代子	北里大学医療衛生学部リハビリテーション学科・教授	
足立　清香	関西リハビリテーション病院リハビリテーション科	
藤原　俊之	順天堂大学大学院医学研究科リハビリテーション医学・教授	
竹内　直行	秋田大学大学院医学研究科保健学専攻理学療法学講座・教授	
丸本　浩平	兵庫県立リハビリテーション西播磨病院リハビリテーション科・医長	
松本　憲二	関西リハビリテーション病院・副院長	
野嶌　一平	名古屋大学大学院医学系研究科リハビリテーション療法学専攻・助教	
内山　侑紀	兵庫医科大学リハビリテーション医学教室・講師	
牛場　潤一	慶應義塾大学理工学部生命情報学科・准教授	
斉野　織恵	元 兵庫医科大学病院リハビリテーション部	

序

　内科的治療を行う場合，その基礎となる生理学の理解とともに病態生理学の理解が必須であることは当然である．また，骨折の治療において，骨の解剖学を理解せずに手術を行うこともあり得ない．同様に，運動障害を治療するリハビリテーション医学において運動制御や運動学習の脳科学を理解することは大前提であると考える．

　ところが実際には，数十年前のごく単純な生理学だけをもとにして，リハビリテーション治療の「体系」ができ上がっていたり，極めて簡略化された脳の理解だけで運動療法全般が論じられていることが少なくない．近年の脳科学の発展は著しく，特に非侵襲脳機能イメージングの進歩により，脳の機能に関する知見は爆発的に増えている．その中には，運動制御や運動学習に関わる知見も多く，基礎研究の論文や研究実績の報道において，「リハビリテーションへの応用が期待される」などのフレーズを見かける機会も増えている．

　さて，問題はその「応用」である．脳科学を臨床に応用するためには，脳科学と臨床の両方の理解が必要であり，その能力をもつ適切な橋渡し役が必要となる．特に脳の計算論などの発達により脳の理解のためには理工学系の知識が必須となっていることや，ロボットなどの機器を使ったリハビリテーションが増加していることなどから，その役割の重要性が認識されつつある．数多くのニューロリハビリテーションが考案されている今，成功している治療には，このような橋渡し役としてすぐれた研究者や臨床家が存在している．編者はリハビリテーションという臨床分野から初めて，Pennsylvania 州立大学の Mark L Latash 先生，および ATR Human Information Processing Research Laboratory（ATR 人間情報通信研究所）の川人光男先生のそれぞれの研究室に留学し，その後，脳科学のリハビリテーションへの応用をキーワードに活動してきた．また，基礎研究者との議論の中で，その知見を患者さんや社会のために役立てたいと願う研究者の熱意を感じてきた．一方で，基礎研究に関心をもたない臨床家や，どうせ麻痺は治らない，と最初から諦める臨床家も目にしてきた．運動障害の治療と運動制御理論は無関係と言われたこともあった．しかし，ノーベル賞クラスの基礎研究者にはできない臨床家の特権は何か，考えてみるとよい．それは，患者さんの訴えに耳を傾け，じっくり診察することとともに，基礎研究の成果をその患者さんに応用することである．この特権は，私たち臨床家にだけ与えられたものであると同時に，先端医療の推進は私たちの義務でもある．このことの重みを忘れてはならない．脳科学が進歩した今こそ，その成果を患者さんのために応用しようとする臨床家が必要とされている．

　本書は，そのような思いから，編者らが取り組んでいる CI 療法に限らず，広くニューロリハビリテーションの基礎となる知見とニューロリハビリテーションの代表例を紹介している．本書が，さらなる脳科学の発展を志す基礎研究者や，脳科学を応用して少しでも患者さんの回復を願う臨床家の一助となれば幸いである．

2015 年 4 月

道免 和久

目次

第1章 ニューロリハビリテーション概論 　　道免和久　1

- 1 脳の可塑性に関する歴史 …………………………… 2
- 2 ニューロリハビリテーションの時代へ …………… 2
- 3 ニューロリハビリテーション臨床の歴史 ………… 4

第2章 ニューロリハビリテーションの基礎　9

1 脳の可塑性と皮質の再編成―使用依存性脳可塑性―
　　………………………………………………… 小山哲男　10

- 1 古典的な体性機能局在 ……………………………… 10
- 2 体性局在の変化 ……………………………………… 10
- 3 幻肢痛患者における「皮質の再編成」 …………… 12
- 4 運動関連皮質の体性局在 …………………………… 14
- 5 巧緻性訓練による運動関連皮質の可塑性 ………… 17
- 6 皮質間の線維連絡の変化 …………………………… 18
- 7 大脳皮質における神経可塑性のメカニズム ……… 20

2 運動制御理論 …………………………… 道免和久　22

- 1 運動制御のために脳が解決すべき問題 …………… 22
- 2 古典的運動制御仮説 ………………………………… 25
- 3 計算神経科学 ………………………………………… 29
- 4 冗長性の問題 ………………………………………… 31

3 古典的運動学習理論 ……………………………… 33

① シュミットのスキーマ理論 ………………… 長谷公隆　33

- 1 スキーマ理論の背景 ………………………………… 33
- 2 スキーマ理論 ………………………………………… 37
- 3 スキーマ理論と運動学習 …………………………… 41
- 4 スキーマ理論と感覚運動学習 ……………………… 44

❷ ダイナミカル・システム・アプローチによる
運動制御・学習の研究 ……………………… 勝又 宏　46

1. はじめに ……………………………………………………………… 46
2. 自己組織化は拘束因子によってもたらされる ……………… 47
3. 自己組織化をどのように研究するのか？ …………………… 47
4. 振子モデルのダイナミクスが表す
   周期運動パフォーマンスの特徴 ……………………………… 49
5. 身体運動を"ポテンシャルの場に展開する
   ダイナミクス"として捉える ………………………………… 50
6. 拘束因子としての動作生成の意図と習得された動作の記憶 … 52
7. ダイナミカル・システムの概念からみた運動学習 ………… 52
8. 運動学習を促進するための指導の指針 ……………………… 53
9. まとめ ………………………………………………………………… 54

4 最近の基礎研究 …………………………… 村田 弓　58

1. はじめに ……………………………………………………………… 58
2. 第一次運動野損傷動物モデルを用いた
   脳の機能回復メカニズムの研究 ……………………………… 58
3. 動物モデルを用いた脳損傷後の機能回復にかかわる脳研究 … 61
4. まとめ ………………………………………………………………… 70

5 脳計算論における運動学習理論 ………… 小池康晴　72

1. はじめに ……………………………………………………………… 72
2. 計算論とは …………………………………………………………… 72
3. 運動学習理論 ………………………………………………………… 73
4. 腕の運動学習 ………………………………………………………… 83
5. まとめ ………………………………………………………………… 90

6 運動学習理論の臨床的考察 ……………… 道免和久　92

1. 脳科学を臨床的に応用する前の注意点 ……………………… 92
2. 運動制御理論の対立から融合 …………………………………… 93
3. フィードバック誤差学習の脳科学 ……………………………… 97
4. フィードバック誤差学習の臨床 ………………………………… 99
5. 教師なし学習 ………………………………………………………… 103
6. 強化学習 ……………………………………………………………… 105
7. メタ学習 ……………………………………………………………… 109

第3章 ニューロリハビリテーションの実際　　111

1 CI 療法 …………………………………………………………………… 112

① CI 療法概説 ……………………………………………… 道免和久　112
1. 概要 …………………………………………………………………… 112
2. 歴史 …………………………………………………………………… 114
3. 適応 …………………………………………………………………… 114
4. エビデンス …………………………………………………………… 115
5. CI 療法と脳の可塑性 ………………………………………………… 116

② CI 療法の実際 …………………………………………… 竹林　崇　119
1. はじめに ……………………………………………………………… 119
2. CI 療法の適応 ………………………………………………………… 119
3. CI 療法の構成要素 …………………………………………………… 120
4. CI 療法の運営方法 …………………………………………………… 132
5. まとめ ………………………………………………………………… 133

③ Transfer package の実際 ……………………………… 竹林　崇　136
1. Transfer package とは ……………………………………………… 136
2. UAB と兵庫医科大学病院の transfer package の違い ………… 136
3. Transfer package の構成要素 ……………………………………… 139
4. まとめ ………………………………………………………………… 146

④ 運動学習療法としての CI 療法 ……………………… 竹林　崇　147
1. はじめに ……………………………………………………………… 147
2. 麻痺手による訓練 …………………………………………………… 147
3. 課題指向型訓練 ……………………………………………………… 150
4. 多様性と繰り返し …………………………………………………… 152
5. 達成感(報酬)，難易度調整，対象者とのかかわり方 ………… 153
6. Transfer package …………………………………………………… 157
7. まとめ ………………………………………………………………… 159

⑤ CI 療法の最近の議論から …………………………… 花田恵介　161
1. はじめに ……………………………………………………………… 161
2. CI 療法の実践形態に関する議論 …………………………………… 161
3. CI 療法の効果予測に関する議論 …………………………………… 164
4. 脳卒中上肢以外に対する CI 療法の臨床応用 …………………… 166
5. 両手動作訓練か？ 片手動作訓練か？ …………………………… 168

⑥ CIAT ……………………………………………………… 福岡達之　172
1. CIAT の概要 ………………………………………………………… 172
2. CIAT の治療内容 …………………………………………………… 173

- 3 評価方法 … 175
- 4 CIATの臨床研究 … 176
- 5 CIATと脳機能イメージング … 178
- 6 最近の知見 … 179
- 7 まとめ … 180

2 ロボット療法 … 183

1 上肢リハビリロボット … 髙橋香代子 183
- 1 はじめに … 183
- 2 上肢ロボットの実際 … 183
- 3 上肢ロボットの効果 … 189
- 4 今後の課題 … 190
- 5 まとめ … 191

2 下肢リハビリロボット … 足立清香 193
- 1 ニューロリハビリテーションにおけるロボット介入の意義 … 193
- 2 ロボットによる運動制御 … 193
- 3 代表的な歩行支援ロボット … 194
- 4 ロボットの今後の展望 … 196

3 HANDS療法 … 藤原俊之 199
- 1 はじめに … 199
- 2 HANDS療法とは … 199
- 3 HANDS療法の実際 … 202
- 4 研究成果 … 203
- 5 問題点と今後の課題 … 204

4 反復経頭蓋磁気刺激法，経頭蓋直流刺激法を用いたニューロリハビリテーション … 竹内直行 207
- 1 はじめに … 207
- 2 ニューロモデュレーション … 208
- 3 ニューロモデュレーションを用いた治療 … 210
- 4 刺激方法の問題点 … 214
- 5 ニューロモデュレーションの応用 … 215
- 6 まとめ … 217

5 促通反復療法などの神経筋促通手技 … 丸本浩平 219
- 1 はじめに … 219
- 2 従来の神経筋促通手技とその問題点 … 219
- 3 促通反復療法とその理論 … 221

4 促通反復療法のエビデンス ……………………… 222
　　5 促通反復療法の適応と実際 ……………………… 222
　　6 神経筋促通手技の今後 …………………………… 225

6 下肢に対する機能的/治療的電気刺激 ……………… 足立清香 229

　　1 はじめに …………………………………………… 229
　　2 機能的電気刺激(FES)療法とは(歴史・種類) …… 229
　　3 表面刺激型機能的電気刺激療法(使用方法) …… 230
　　4 体内埋め込み型磁気刺激駆動型装置 …………… 231
　　5 治療的電気刺激(TES)の効果 …………………… 232
　　6 治療的電気刺激(TES)の今後の展望 …………… 233

7 下肢のその他のニューロリハビリテーション …… 松本憲二 235

　　1 はじめに …………………………………………… 235
　　2 課題特異的訓練とそれに影響する因子 ………… 235
　　3 免荷式トレッドミル歩行訓練(BWSTT) ……… 238
　　4 下肢装具の有用性 ………………………………… 243
　　5 下肢麻痺に対するCI療法 ………………………… 246

8 認知系からのニューロリハビリテーションアプローチ …… 野嶌一平 250

　　1 はじめに …………………………………………… 250
　　2 ミラーセラピー …………………………………… 250
　　3 運動イメージ ……………………………………… 253
　　4 プリズム適応 ……………………………………… 256
　　5 その他の認知系からのリハビリテーションアプローチ …… 257
　　6 まとめ ……………………………………………… 258

9 ニューロリハビリテーションとしてのボツリヌス療法 …… 内山侑紀 261

　　1 はじめに …………………………………………… 261
　　2 痙縮に対するボツリヌス療法 …………………… 261
　　3 痙縮の病態 ………………………………………… 262
　　4 ボツリヌス療法の効果と脳機能への影響 ……… 263
　　5 ボツリヌス療法と他の治療法の併用の意義 …… 263
　　6 上肢のボツリヌス併用療法 ……………………… 264
　　7 下肢のボツリヌス併用療法 ……………………… 266
　　8 ニューロリハビリテーションとしてのボツリヌス療法の意義 …… 267

第4章 ニューロリハビリテーションの展望　271

1 BCI　牛場潤一　272
1. はじめに　272
2. 頭皮脳波を利用したBCI　274
3. BCIにおけるリハビリテーション要素　274
4. BCIによるニューロリハビリテーションの試み　276
5. 今後のBCIニューロリハビリテーション研究　278
6. まとめ　280

2 再生医療とニューロリハビリテーション　斉野織恵　283
1. はじめに　283
2. 幹細胞の基礎　283
3. 中枢神経系の再生医療とは　286
4. 再生医療の具体的なアプローチ方法　287
5. 神経新生・軸索伸長に注目したリハビリテーションの効果　290
6. 再生医療とリハビリテーションの併用　291
7. 今後の展望　291

3 先端医療としてのニューロリハビリテーション　道免和久　294
1. 現代医療におけるニューロリハビリテーションの考え方　294
2. 治療の有効性　295
3. 運動学習療法としてのCI療法　295
4. 運動学習療法　296
5. 有効なハイブリッド化が次の課題　299
6. 再生医療の時代　299

あとがき　301
索引　303

表紙デザイン：遠藤陽一（デザインワークショップジン）

第 1 章

ニューロリハビリテーション概論

1 脳の可塑性に関する歴史

ニューロン説を提唱してノーベル賞を受賞したCajal[1]は，1928年に損傷を受けた成人の中枢神経系は二度と再生しないと述べた．この定説は，現在もなお多くの臨床家が脳損傷からの回復を諦める根拠になっている．しかし，その後，動物だけでなくヒトでも中枢神経におけるニューロン新生が起こっていることが1998年にEriksson ら[2]によって証明され，Cajalのドグマが70年の歴史を経て否定されるに至った．その後，ES細胞を経て，iPS細胞の時代になり，中枢神経系の再生医療はそう遠くない将来，本格的に実用化されることが期待される．

一方で，脱神経や切断など末梢の変化により，脳の体性感覚や運動の体部位再現（マップ）が変化すること，すなわち可塑性を有することが，1980年代から動物実験で明らかになってきた．ヒトにおいても，経頭蓋磁気刺激，あるいは機能的MRIなどの非侵襲脳画像診断法などを用いた研究でエビデンスが増加している．サルの指切断後の脳の可塑性変化[3]，ラットの顔面神経切断後の変化[4]，磁気刺激による上肢切断患者の筋の支配領域の変化[5]など，末梢の変化に対応した脳の可塑性は，数多くの動物実験によって証明されている．

また，体部位再現の大きさがその部分の使用の度合いによって決まるuse-dependent plasticity（UDP）が正常脳で示されている．例えば点字読者では，読字をする指を支配する運動皮質の体部位再現領域が拡大する[6]．また，左手指で弦を押さえる弦楽器奏者では，弦を押さえる左第2～第5指の運動野の体部位再現領域が，右の手指の同領域よりも広い[7]．これらの事実は，身体の特定の部位を使用して運動学習を行うほど，その部位を支配する領域が拡大するような可塑性を脳が持っていることを示している．さらに，実験的に脳梗塞を起こしたサルの損傷脳において，運動療法（CI療法に準じた訓練）がUDPを促進させることは，Nudoらによる有名な実験[8]で証明されている（図1）．UDPの神経基盤には，シナプスの伝達効率の変化によるシナプス可塑性が関与していると考えられている．シナプス可塑性は，シナプスのAMPA型グルタミン酸受容体の数の変化などによってもたらされる長期増強（long-term potentiation：LTP）や長期抑圧（long-term depression：LTD）によって引き起こされ，記憶や学習のメカニズムによると考えられている[9]．

以上のように，神経新生（再生）とシナプス可塑性のメカニズムの解明により，ニューロリハビリテーションのさらなる発展が期待できる．

2 ニューロリハビリテーションの時代へ

基礎研究の進歩は，リハビリテーションの臨床を一変させた．特に神経科学の進歩とともにニューロリハビリテーション（neurorehabilitation）という用語が1990年代から広く用いられるようになった．

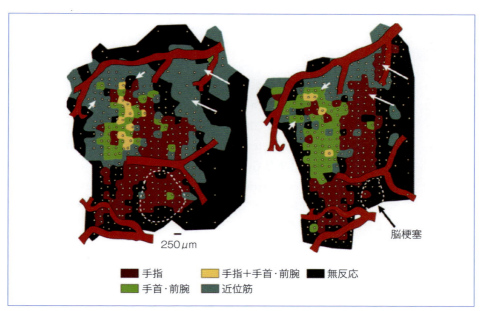

図1 Nudo らによる実験
Nudo らは，人工的に脳梗塞を一次運動野の手指の部位に作ったサルに CI 療法に類似した訓練を実施した結果，訓練前(左図)に肩・肘などを支配していた部位(矢印)が手指やより遠位筋を支配する領域へと変化した(右図)と報告した．

1. 「ニューロリハビリテーション」の定義

　現在，ニューロハビリテーションはすでにリハビリテーション医学・医療の世界で広く用いられているが，明確な単一の定義はない．個々の臨床家や研究者が特に定義せずに用いていることが多く，ほとんどの場合 neurologic rehabilitation〔神経疾患(neurologic disease)のリハビリテーション〕を指す．ウェブ上では，引用文献なしに「ニューロリハビリテーションとは，神経系の障害を治療するリハビリテーションの一分野」とあったり，「神経系の障害からの回復を助け，その結果生じる機能的な変化を最小限にしたり代償することを目的とした複雑な医学的プロセス」とある．WHO による定義として，"A problem-solving process in which the person who experiences a neurological impairment or loss of function acquires the knowledge, skills and supports needed for their optimal physical, psychological, social and economic functioning." [10]，つまり「神経学的な障害や機能の喪失を経験した人が知識，技能，そして適切な身体，心理，社会機能に必要とする支援を獲得する問題解決過程」と広く捉えている(National Policy and Strategy for the Provision of Neuro-Rehabilitation Services in Ireland, 2011-2015)．筆者は，脳可塑性を含む脳科学の先端の知見を臨床応用して治療効果を上げることこそ，専門家の使命であるという思いから，2009 年の講演から，「ニューロリハビリテーションとは，ニューロサイエンスとその関連の研究によって明らかになった脳の理論等の知見を，リハビリテーション医療に応用した概念，評方法，治療法，機器など」と定義している．言い換えれば，

「neuroscience based rehabilitation」となる.

2. 「運動学習」の定義

本書の副題にある「運動学習」についてもここで定義しておきたい.　運動学習とは, Schmidt[11]によれば "a process of acquiring the capability for producing skilled actions" とされ, さらに "the changes, associated with practice and experiences, in internal process that determine a person's capability for producing motor skill."[12] と述べられている.　また Guthrie[13]は, "Relatively permanent change, resulting from practice or a novel experience, in the capability for responding" と定義している.　つまり, 練習や経験によって習得される能力であり, その変化が比較的永続することの 2 要素が重要と考えられる.

3. ニューロリハビリテーションの学術団体

ニューロリハビリテーションに関する学術団体であるが, 米国では, American Society of Neurorehabilitation が 600 人以上の会員で組織され, 1994 年に第 1 回総会が開かれた.　シンポジウムのテーマは「ニューロリハビリテーションの科学的基盤」であった.　翌年の第 2 回総会は German Society of Neurorehabilitation との共催で開催された.　わが国では, 日本ニューロリハビリテーション学会 (Japanese Society for Neural Repair and Neurorehabilitation) (JSNRNR) が, World Federation for Neuro-Rehabilitation (WFNR) の national society として 2010 年に設立された.　また, 脳科学関連の基礎科学の発展は著しく, 運動制御, 運動学習, バイオメカニクス, 心理学などさまざまな基礎分野は長足の進歩を遂げ続けている.　筆者は学際的にこの分野の発展を目指す思いから, 2010 年に Japan Society for Motor Control and Neurorehabilitation (JSMC&NR) を設立した.　世界的な学会として International Society of Motor Control (ISMC) が Latash を中心に設立され, 2 年に 1 度奇数年に開催されているため, JSMC&NR は ISMC が開かれない偶数年に実施している.　医療系だけでなく, 工学, 心理学, 体育学, 人類学など, 普段議論する機会のない研究者たちと熱心に議論することができる.　分野は違っていても動作解析などによって脳の仕組みを知ろうとする大筋において皆同じ志であり, 議論も噛み合うところが大変刺激的である.

3 ニューロリハビリテーション臨床の歴史

臨床においてニューロリハビリテーションが広まってきた現状を理解するために, わが国の脳卒中のリハビリテーション医療の歴史から, 最近までの流れを概説する.

1. ファシリテーションテクニックの歴史

1963 年に日本リハビリテーション医学会ができ, 整形外科の流れをくむ更生医療と米国からのリハビリテーション医療が融合される形で発展した.　治療法としては伝統的な筋力増強や関節可動域訓練などであった.　1980 年代にかけて新たな治療とし

ていわゆるファシリテーションテクニックが流行し，リハビリテーション独自の治療法として一部で期待された．当時の医療は早期離床とはほど遠い状況であり，リハビリテーション医療も定着しているとは言い難い状況であった．そのため，麻痺に対する丁寧なアプローチは新たな試みとして受け入れられやすかったのかもしれない．

しかし，リハビリテーション科専門医を中心に，麻痺の治療よりも健側の廃用を防ぎ，早期離床こそが重要であるという主張がなされるようになった．この論争を理解するために，三好による「いわゆるファシリテーションテクニック批判」[14]は今でも一読の価値がある．1990年代はこの傾向が加速した時期であり，リハビリテーションの目的はADLの自立であり，そのためには麻痺よりも健側にアプローチすべき，との方針で突き進んできた．ニューロリハビリテーションという用語が頻用されるようになったのはこの頃であり，研究レベルではいくつかの成果があったが，具体的な臨床応用には至っていなかった．下肢麻痺については装具療法による代償が可能であり，早期に歩行自立することの価値は当事者にとっても受け入れられやすい．

2. ADLの歴史

上肢麻痺についてはどうだろうか．考えかたの背景には，中枢神経系は再生しないため一定期間を過ぎると麻痺は全く回復しないと定説がある．実際に，麻痺側上肢の実用手までの回復は2割程度であり，ほとんどの場合，補助手～廃用手に留まるというデータが一般的に信じられている．エビデンスとして，発症後24時間以内に測定可能な握力が出現しなければ，3カ月後の予後は不良[15]，4週以上続く麻痺は予後良好にならない[16]，発症後2～3週間以内に相当の回復がなければ最終的に重度の麻痺が残り，11週以後ほとんど麻痺は回復しない[17]，などがある．したがって，上肢麻痺については健側上肢の片手動作による代償を優先させることになる．しかし，これが行き過ぎると，ADLをできるだけ短期間で改善させるような「効率的」なリハビリテーションにおいては，麻痺側上肢にアプローチすること自体，時間が無駄であるといった極論にもなりかねない．さらに，ADLさえ改善すれば，麻痺やQOLなど他の要素を顧みなくてもよいといったリハビリテーションの本質を忘れたリハビリテーション医療に陥る可能性もある．ADLは極めて重要ではあるが，唯一絶対の因子ではない．日々の臨床に携わっている臨床家では，このような流れが患者にとっていかに期待はずれな治療と捉えられるかがわからなくなる場合がある．臨床家が最初に回復を諦め，当事者にも諦めを促す，というだけの医療には終止符を打たなければならない．

3. ニューロリハビリテーションの臨床の2000年以降の変遷

2000年を境に，上述したような脳科学による脳可塑性の解明やUDPの脳科学により，ニューロリハビリテーションの臨床も一変しつつある．歴史的にも重要な治療は，constraint-induced movement therapy（CI療法）[18]やBWSTT（body weight-supported treadmill therapy）[19]などである．Nadeau[20]は，これらの流れをニューロリハビリテーションの臨床におけるパラダイムシフトと捉えている．彼はニューロ

リハビリテーションが進歩してきた要因として，中枢神経系の可塑性に関する知見，計算神経科学(computational neuroscience)の進歩，EBMの影響などを挙げている．筆者も同様に，計算神経科学の視点によって明らかになってきた運動学習が脳の理論として定着することにより，CI療法をはじめとする各種運動療法のパラダイムシフトが起こると予想している．

上記以外の治療で，脳の可塑性の知見とその臨床応用という点では，Ramachandranのmirror therapy[21]が有名である．幻肢痛やⅠ型複合性局所疼痛症候群(complex regional pain syndrome type Ⅰ)の疼痛に対する応用で一定の効果があるとされているが，最近は脳卒中片麻痺に対する知見も増加している．RCTにおいて，脳卒中後の上肢麻痺，下肢麻痺ともに有効性を認めている．

わが国では，上記の各種ニューロリハビリテーションのほか，この促通反復療法(川平法)[22]，hybrid assistive neuromuscular dynamic stimulation (HANDS)療法[23]，反復経頭蓋磁気刺激(rTMS)集中訓練の併用療法[24]などが脚光を浴びるようになった．それぞれ優位性を主張し，競合しているように見えるが，リハビリテーション医療提供者として多くの選択肢を示すことができる現状は大変喜ばしいことと考えている．今後，この流れをさらに推進しなければならない．

文献

1) Cajal SR : Degeneration & Regeneration of the Nervous System. Oxford University Press, 1928
2) Eriksson PS, Perfilieva E, Björk-Eriksson T, et al : Neurogenesis in the adult human hippocampus. *Nat Med* 4 : 1313-1317, 1998
3) Merzenich MM, Nelson RJ, Stryker MP, et al : Somatosensory cortical map changes following digit amputation in adult monkeys. *J Comp Neurol* 224 : 591-605, 1984
4) Donoghue JP, Suner S, Sanes JN : Dynamic organization of primary motor cortex output to target muscles in adult rats. Ⅱ. Rapid reorganization following motor nerve lesions. *Exp Brain Res* 79 : 492-503, 1990
5) Cohen LG, Bandinelli S, Findley TW, et al : Motor reorganization after upper limb amputation in man. A study with focal magnetic stimulation. *Brain* 114(Pt 1B) : 615-627, 1991
6) Sterr A, Müller MM, Elbert T, et al : Changed perceptions in Braille readers. *Nature* 391(6663) : 134-135, 1998
7) Elbert T, Pantev C, Wienbruch C, et al : Increased cortical representation of the fingers of the left hand in string players. *Science* 270(5234) : 305-307, 1995
8) Nudo RJ, Wise BM, SiFuentes F, et al : Neural substrates for the effects of rehabilitative training on motor recovery after ischemic infarct. *Science* 272(5269) : 1791-1794, 1996
9) Malinow R, Malenka RC : AMPA receptor trafficking and synaptic plasticity. *Annu Rev Neurosci* 25 : 103-126, 2002
10) National Policy and Strategy for the Provision of Neuro-Rehabilitation Services in Ireland 2011-2015. Department of Health(IE), 2011
11) Schmidt RA : Motor Control and Learning: A Behavioral Emphasis. 2nd ed, p.346, Human Kinetics Pub, 1988
12) Schmidt RA : Motor Learning & Performance: From Principles to Practice. p.51, Human Kinetics Pub, 1991
13) Guthrie ER : The Psychology of Learning. Harper & Row, 1952
14) 三好正堂 : いわゆるファシリテーションテクニック批判. 総合リハ 14 : 185-192, 1986
15) Heller A, Wade DT, Wood VA, et al : Arm function after stroke: measurement and recovery over the first three months. *J Neurol Neurosurg Psychiatry* 50 : 714-719, 1987
16) Bard G, Hirschberg GG : Recovery of voluntary motion in upper extremity following hemiplegia. *Arch Phys Med Rehabil* 46 : 567-572, 1965

17) Nakayama H, Olsen TS, Raaschou HO, et al : Recovery of upper extremity function in stroke patients: the Copenhagen Stroke Study. *Arch Phys Med Rehabil* 5 : 394-398, 1994
18) 道免和久(編著):CI療法—脳卒中リハビリテーションの新たなアプローチ.中山書店,2008
19) Visintin M, Barbeau H, Korner-Bitensky N, et al : A new approach to retrain gait in stroke patients through body weight support and treadmill stimulation. *Stroke* 29 : 1122-1128, 1998
20) Nadeau SE : A paradigm shift in neurorehabilitation. *Lancet Neurol* 1 : 126-130, 2002
21) Ramachandran VS, Altschuler EL : The use of visual feedback, in particular mirror visual feedback, in restoring brain function. DOI: http://dx.doi.org/10.1093/brain/awp135 1693-1710 First published online: 8 June 2009
22) 川平和美:片麻痺回復のための運動療法—促通反復療法「川平法」の理論と実際.第2版,医学書院,2010
23) Fujiwara T, Kasashima Y, Honaga K, et al : Motor improvement and corticospinal modulation induced by hybrid assistive neuromuscular dynamic stimulation(HANDS)therapy in patients with chronic stroke. *Neurorehabil Neural Repair* 23 : 125-132, 2009
24) 安保雅博,角田 亘(編):脳卒中後遺症に対するrTMS治療とリハビリテーション.金原出版,2013

第2章

ニューロリハビリテーションの基礎

1 脳の可塑性と皮質の再編成
─使用依存性脳可塑性─

　いったん成熟したヒトの成人の脳では，その基本的な構造と機能は変化しないもの，あるいは損傷を受けるとほとんど回復しないものと考えられていた．しかし最近の脳神経科学の研究知見より，ヒトの成人脳もある程度は可塑的な変化を示すものであることが分かってきた．本項ではニューロリハビリテーションにおいて重要な視座の1つである感覚入力の変化や運動の訓練による脳の可塑性について，その基礎的な知見を紹介する．

1 古典的な体性機能局在

　脳機能はある程度の局在性を示すことが知られている．古典的には一次運動野および体性感覚野における「ペンフィールド（Penfield）のホムンクルス」がよく知られている（図1）[1]．これは脳の中心溝の前後，一次運動野および体性感覚野において上から下の方向へ，下肢，上肢，手指，そして顔面や口腔の体性局在が並ぶという知見である．これは癲癇などの治療のための脳外科手術に際して，局所麻酔による意識下開頭術中に行われた大脳皮質の電気刺激により得られた知見である．ホムンクルスの図は診療場面で頭部CTやMRI画像の読影に際して有用であるが，術中患者を対象とした研究の制約上，すべての体部位の詳細を調べたものではないことに注意が必要である．ここで注目すべきは，精緻な運動や鋭敏な感覚が必要な手指や口腔の領域では，器官の大きさに比べて，対応する皮質領域が不釣り合いに大きいことである．過去には，このような体性局在は，ヒト成人では変化しないものと考えられてきた．

2 体性局在の変化

　サルを用いた一連の電気生理的な実験で，大脳皮質の体性局在は，身体が置かれる状況に応じて変化しうることが分かってきた[2-4]．Merzenichらは，サルの正中神経を結紮することにより，末梢から大脳皮質への求心性入力を遮断する実験を行った．そこで一次体性感覚野において微小電極によるニューロン活動を記録する手法を用いて，結紮前後での体性局在の変化を調べた．その結果，結紮前に第1〜3指に反応していた領域は，結紮後には手掌や第3，4指への刺激に反応するようになった[2]．別

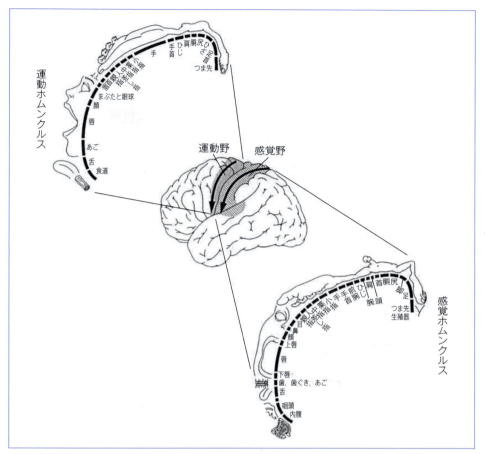

図1　Penfieldによる一次運動野および感覚野の体性局在
〔Penfield W, Rasmussen T : The Cerebral Cortex of Man. Macmillan, New York, 1950 より改変〕

の研究では，サルの手指を外科的に縫合し，その前後での皮質の体性局在の変化が調べられた．そこでは微小電極法により，一次体性感覚野3b野において手指への刺激に対する反応が記録された．縫合手術の前では，第1指から第5指のそれぞれに対応する領域が認められた．そこで第3指と第4指を縫合する手術が行われ，その1か月後に記録が再び行われた．その結果，手術前に観察された第3指と第4指の境界は不明瞭となっていた（図2）[4]．さらに別の研究では，手指での振動感覚の弁別課題を訓練したサルにおいて3b野の体性局在が変化したことが報告されている[5]．

　ヒトにおいても，感覚入力に応じた脳の可塑性を示唆する知見が得られている．楽器の演奏には，練習を繰り返し，巧緻な手技に習熟する必要がある．そのために手指の鋭敏な感覚が求められる．ヴァイオリンなどの弦楽器奏者を被験者とした実験で，興味深い知見が得られている．ヴァイオリンなどの楽器では，奏者は左手第1指で楽器のネックを押さえ，また左手第2〜5指で弦を押さえて演奏する．その演奏には第1指と第5指の分離した巧緻な運動が求められる．これらの奏者を被験者として脳磁計を用い，左手の第1指から第5指にかけての体性局在が調べられた．その結果，弦

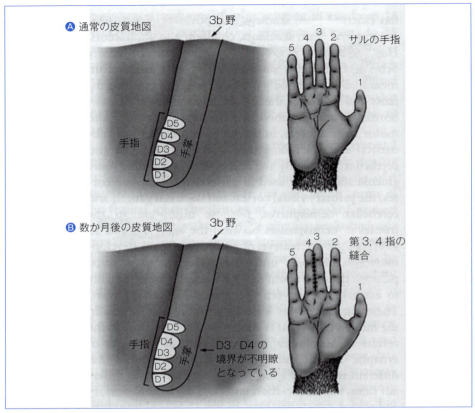

図2　サルの手指の刺激で反応が得られた一次体性感覚野
〔Gazzaniga MS, Ivry RB, Mangun GR, et al：3 Neuroanatomy and development. In: Cognitive Neuroscience;
The Biology of the Mind, 3rd ed, p102, W.W. Norton & Co., New York, 2008 より〕

　楽器奏者の第1指と第5指の体性局在は，対照群に比較して，皮質のより広い範囲にまたがることが示された（図3）[6]．サルの電気生理的な実験の結果と同様，ヒトの機能的脳画像研究においても，感覚入力により大脳皮質の体性局在が変化することを示す知見である．

3　幻肢痛患者における「皮質の再編成」

　古くから，外傷や外科的な四肢などの切断を受けた後に，もう存在しない部位の感覚が生じる場合があることが知られている．とりわけ，その感覚が痛みである場合，幻肢痛と称される．幻肢痛について，その原因はいまだに不明であるが，皮質上の体性局在の偏位がかかわっている可能性が指摘されている．脳磁計を用いて，Florらは上肢切断後の幻肢痛に苦しむ患者を対象とした研究を行った．これらの患者において，切断側の口唇付近の皮膚刺激により誘発される皮質の活動を記録した．その結果，得られた皮質の活動は，ペンフィールドのホムンクルス上，本来の口腔の位置よりも上肢領域の側に偏位していることが示された．また，その偏位の程度は，主観的

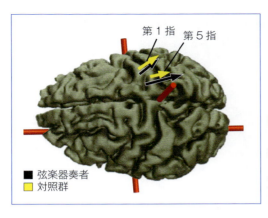

図3 弦楽器奏者と対照群の感覚皮質における第1指と第5指の皮質地図
弦楽器奏者は第1〜5指までの領域が広い.
〔Elbert T, Pantev C, Wienbruch C, et al：Increased cortical representation of the fingers of the left hand in string players. *Science* 270：305, 1995 より〕

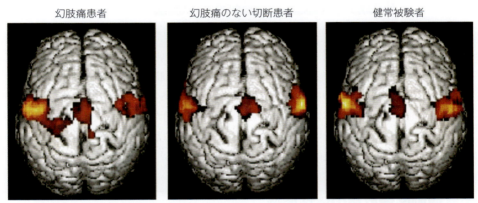

図4 対象者に口をすぼめる運動（lip pursing task）を行わせて撮像した fMRI 脳画像
健常被験者と幻肢痛のない切断患者では，ペンフィールドのホムンクルスの口腔顔面領域に活動が見られた．その一方，幻肢痛患者では，ホムンクルスの口腔顔面領域に限らず手指や上肢の領域にも活動が見られた．
〔Lotze M, Flor H, Grodd W, et al：Phantom movements and pain. An fMRI study in upper limb amputees. *Brain* 124：2270, 2001 より〕

な痛みの強さと相関していた[7]．このような体性局在の偏位は「皮質の再編成」（cortical reorganization）と称されている．幻肢痛患者の一部は，神経ブロックにて除痛が得られる場合がある．そこで患者に腕神経叢ブロックを行ったところ，口唇付近の刺激による皮質活動は，本来のペンフィールドのホムンクルスの口腔領域へ，つまり正常に近づく方向へと動くことが示された．しかも偏位の改善と痛みの緩和は関連していた[8]．

以上に示された幻肢痛と「皮質の再編成」の関連について，より空間分解能に優れるfMRIを用いた研究が行われた[9]．その研究では，健常被験者，切断後であるが幻肢痛のない患者，幻肢痛患者の3群を比較する実験が行われた．これらの被験者に口をすぼめる運動を行わせ，fMRIを撮像した．その結果，健常被験者では，ペンフィールドのホムンクルスの口腔領域に活動が見られた．切断患者のうち，幻肢痛のない患者群は，健常者群とほぼ同様の脳活動を示した．これらに対して，幻肢痛患者群では，口腔領域を越えて，ホムンクルスの手指から上肢に相当する領域にも活動が見られた．

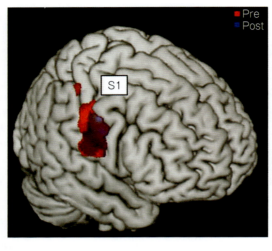

図5 鏡療法による幻肢痛患者の皮質地図の変化
治療前(Pre：赤)ではペンフィールドのホムンクルスの口腔領域から手指や上肢の領域にまで及んでいるが，治療後(Post：青)の活動は正常に近くなっていた.
〔Foell J, Bekrater-Bodmann R, Diers M, et al：Mirror therapy for phantom limb pain：Brain changes and the role of body representation. *Eur J Pain* 18：734, 2014 より〕

　脳磁計の結果と同様に，fMRI の研究においても，幻肢痛患者では皮質の体性局在に偏位があることが確かめられた(図4)．幻肢痛患者の一部は，運動イメージの想起や鏡療法などの非侵襲治療が有効な場合がある(図5)[10, 11]．このような理学療法的治療によっても体性局在の偏位が正常方向に向かうこと，それに伴い疼痛が緩和されることが示されている．ここに示した幻肢痛における「皮質の再編成」は脳の可塑性が個体にとって非適応的で不利に働く場合である[12]．

4 運動関連皮質の体性局在

　Penfield の功績以来，大脳皮質に体性局在があることが広く知られるようになった．さらに 1950 年代以降のサルの電気生理的な実験の知見より，運動の準備を担う高次運動野，例えば補足運動野にも，体性局在があることが分かってきた[13]．ペンフィールドのホムンクルスでは，運動野の体性局在は，中心溝に沿った一次運動野の上から下に，下肢，上肢，手指，顔面や口腔と直線的に並ぶものと考えられてきた．しかし近年，これらは運動前野を含めた運動関連皮質の広い範囲に拡張されるものであることが示されている(図6)[14]．最近の研究の1つは，皮質の刺激により誘発された多次元的な動きの記録を効率よく二次元で表現する「自己組織化マップ」を用いている(図7)[15]．それにより得られた知見は，皮質における体部位の表現は運動関連皮質の広い範囲にわたっていること，また体部位の表現はかなりの部分で重なり合うことを示している．また，fMRI の空間分解能の向上により，ヒトの運動野においても体性局在が調べられている．これは fMRI スキャン中，指示に応じて体の各部位を動かす実験より得られた知見である(図8)[16]．このように複数の研究から，皮質上の体部位の表現は単純な点と点の対応の図式ではないことが分かってきた．さらにサルを用いた研究の知見より，運動関連皮質に関して，体の中心での物品操作，目的の物品に手を伸ばすリーチング動作などの「行動レパートリー」に応じた脳地図(図9)が描かれている[14, 17-19]．さらに最近では覚醒したサルでの電気生理的な実験の知見より，実際の行動上の文脈

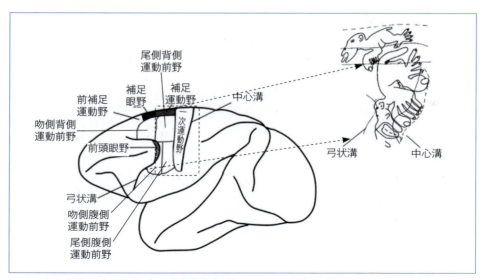

図6 サル大脳の中心溝付近の運動関連皮質
右上は体性局在の模式図.
〔Graziano MS, Aflalo TN : Mapping behavioral repertoire onto the cortex. *Neuron* 56 : 242, 2007 より改変〕

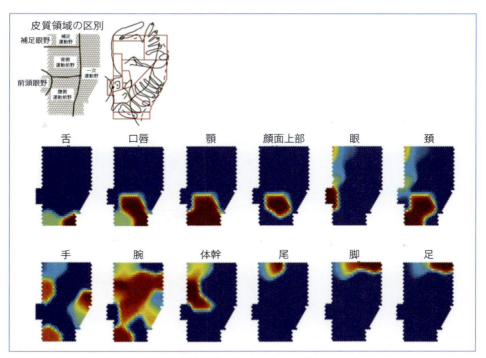

図7 サルの大脳運動関連皮質の体性局在に関する自己組織化マップ
〔Aflalo TN, Graziano MS : Possible origins of the complex topographic organization of motor cortex: reduction of a multidimensional space onto a two-dimensional array. *J Neurosci* 26 : 6289, 2006 および Graziano MS, Aflalo TN : Mapping behavioral repertoire onto the cortex. *Neuron* 56 : 246, 2007 より改変〕

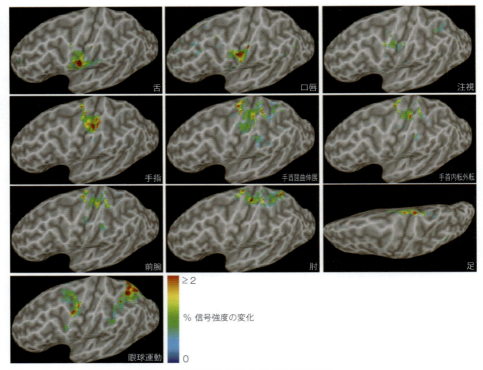

図8　ヒトの大脳運動関連皮質の体性局在に関する fMRI 脳画像
〔Meier JD, Aflalo TN, Kastner S, et al : Complex organization of human primary motor cortex: a high-resolution fMRI study. *J Neurophysiol* 100 : 1804, 2008 より改変〕

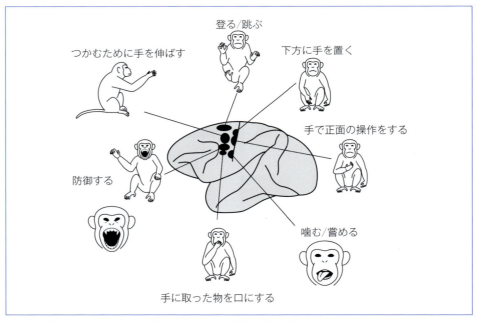

図9　行動レパートリーに対応したサル大脳運動皮質の地図
〔Graziano MS, Aflalo TN : Mapping behavioral repertoire onto the cortex. *Neuron* 56 : 243, 2007 より改変〕

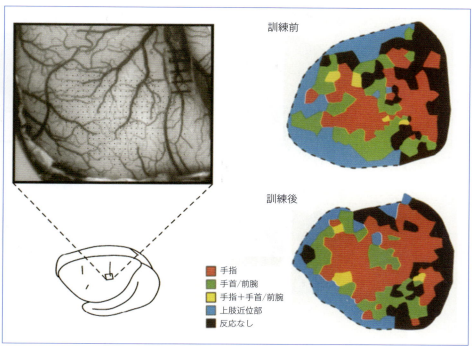

図10　サル大脳運動皮質の体性局在
左図は調べた脳領域，右上図は訓練前，右下図は訓練後．
〔Nudo RJ, Milliken GW, Jenkins WM, et al：Use-dependent alterations of movement representations in primary motor cortex of adult squirrel monkeys. *J Neurosci* 16：790, 794, 1996 より改変〕

に応じた解析と解釈が行われている[19, 20]．

5　巧緻性訓練による運動関連皮質の可塑性

　Nudoらはサルを被験体に用いて，上肢機能の訓練が皮質の体性局在に及ぼす影響を調べる実験を行った．訓練に先立ち，微小電極で運動関連皮質を刺激することにより，上肢の各部位の体性局在を調べた．その後にサルはケージに戻された．ここでサルはケージの外の容器からエサを取るにあたり，巧緻な手指運動が必要である環境に置かれた．このような手法で巧緻性訓練が課された．訓練後，再び上肢の各部位の体性局在を調べたところ，手指の動きにかかわる領域が拡大している例が観察された（図10）[21]．

　Nudoらはさらに，サルの大脳皮質に実験的な梗塞を作る手法を確立した[22]．それは電気的手段で，サルの大脳皮質の一次運動野に，手の領域の30％程度の大きさの梗塞を作るものである．この時対側の上肢機能は麻痺するが，その後にある程度の回復を示す．このような実験的梗塞の後，サルをケージに戻して行動の自然経過を観察したところ，麻痺のない手を主に使用する一方，麻痺側の手はあまり使用しない様子が観察された．

　上述のようにNudoらは，微小電極刺激法による上肢運動の誘発，エサを取る行動

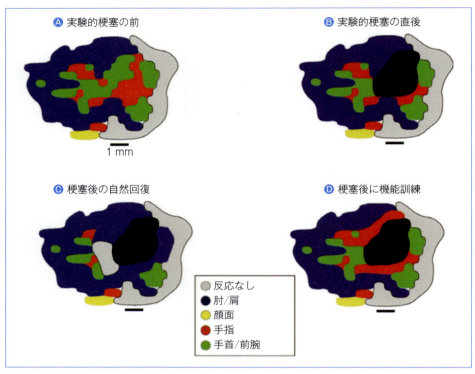

図11　サル大脳運動皮質の体性局在の模式図
図の方向は図10と同じ．
〔Dancause N, Nudo RJ : Shaping plasticity to enhance recovery after injury. *Prog Brain Res* 192 : 278, 2011 より改変〕

を通じての巧緻性訓練，さらに実験的梗塞の手法を確立し，それらを組み合わせた実験を行った（図11）[23, 24]．実験的梗塞に先立ち，微小電極刺激によりサルの上肢に関する皮質領域が確かめられた．これにより手指，手首，前腕，肘や肩に対応する皮質の地図が作られた（図11 Ⓐ）．その後に実験的梗塞を作り，同様の記録が行われた（図11 Ⓑ）．実験的梗塞に伴い，対側の上肢機能は麻痺症状を示した．その後，非麻痺側の上肢を拘束し，麻痺側上肢でエサを取る巧緻性訓練を施したところ，サルは麻痺側の上肢でエサを取るようになった．その数か月後，微小電極刺激法による記録がまた行われた．自然回復の過程のみで訓練を施さなかった個体では，手指や手首の領域は肩や肘に置き換わっていた（図11 Ⓒ）．その一方，訓練された個体では梗塞巣の周囲に手指，手首や前腕に対応する領域が広がっていることが認められた（図11 Ⓓ）．Nudoらの一連の研究は，訓練による行動変容とそれに伴う運動関連皮質の可塑性を示したものである．神経損傷後のニューロリハビリテーションの基盤となる重要な知見である．

6 皮質間の線維連絡の変化

　　サルの大脳皮質の一次運動野の手の領域への実験的梗塞の後に，神経解剖学的な結

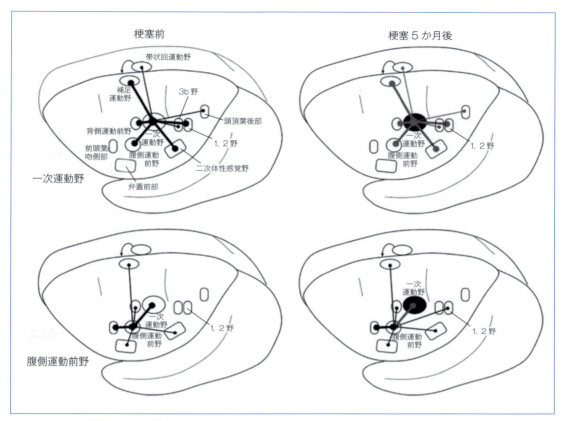

図 12　サル大脳運動皮質の連絡
図上段は一次運動野，下段は腹側運動前野の線維連絡．黒は一次運動野の実験梗塞．梗塞前と梗塞 5 か月後の観察．
黒色線は線維連絡，灰色線はその消失．
〔Nudo RJ：Postinfarct cortical plasticity and behavioral recovery. *Stroke* 38：844, 2007 より〕

合が変化することが示されている[25, 26]．Dancauseらは，一次運動野の実験的梗塞を施したサルにおいて，一次運動野と運動前野について線維連絡の変化を調べた．観察は梗塞前と梗塞5か月後に行われた（図12）[26]．

　一次運動野の手の領域は腹側運動前野，背側運動前野，補足運動野，二次体性感覚野，一次体性感覚野1, 2野との間に強い線維連絡を示した．また帯状回運動皮質，一次体性感覚野3b野と頭頂葉後部との間にも線維連絡を示した．一次運動野に実験的梗塞を施すと，これらの連絡は消失した．運動関連皮質，とりわけ運動前野はサルあるいはヒトで脳梗塞後の機能回復に役立っているとされる領域である[25]．とりわけ腹側運動前野は手の機能との関連が示されている（図7）．この領域は，一次運動野，前頭葉吻側部と強い線維連絡を示した．また補足運動野，背側運動前野，前頭弁蓋，二次体性感覚野との間にも線維連絡を示した．一次運動野に実験的梗塞を施すと，腹側運動前野と一次運動野の線維連絡は消失した．その他の経路は保たれる一方で，一次体性感覚野の特に1, 2野の手の領域との間に新たな線維連絡が観察された．このように実験的梗塞の後に，運動前野から新たな神経解剖学的結合が生じることが示された．

ただし，この知見は梗塞後の訓練課題の有無を比較したものではない点に注意が必要である．

7 大脳皮質における神経可塑性のメカニズム

　脳梗塞などの皮質障害の後に，可塑的変化が起こるメカニズムとして，①中枢神経内での結合の「冗長性」，②神経細胞の形態的変化，③シナプスでの情報伝達の変化，が関与していると考えられている[27]．これまでの研究から，大脳での体部位の表現は皮質の広い範囲で重なり合うこと[14]，さらに合目的的な運動レパートリーに対応する複数の皮質領域があること[20]が示されている．これより皮質間の機能的，および解剖学的な連絡は単純なものではなく，重層的で「冗長性」を備えたシステムであることが考えられている．通常の状態では，線維連絡が多く，情報処理の効率の高い経路が主に使われていると考えられる．しかし，神経損傷が起こると，普段は表立ってはいない経路が使われるという可能性が考えられている．これに加えて，長期的な変化を引き起こすには，神経細胞の形態的な変化が必要となってくる．運動に関する訓練を施したサルの運動野では運動神経細胞の樹状突起の広がりが大きくなっていることが観察されている[28]．また，損傷に伴う神経細胞の変化にスプラウティング（sprouting）と呼ばれる側芽形成がある．これは神経細胞の軸索側に起こる変化で，あるシナプス前の神経細胞が損傷されて，そこから軸索を通したシナプス後細胞への入力がなくなると，損傷を受けた神経細胞に変わってその周囲の神経細胞の脇から側芽が出て，シナプス後細胞と新たにシナプスを形成するというものである[29]．この発芽には神経損傷から2週間程度を要するとされている．また，シナプス可塑性として知られる長期増強（long-term potentiation），長期抑制（long-term depression）については，海馬や小脳における記憶や学習に機能している可能性がある．同様に，一次運動野においてもシナプス可塑性の報告がある[30,31]．これらの要因が脳の可塑性にかかわっていることが考えられている．

■ 文献

1) Penfield W, Rasmussen T : The Cerebral Cortex of Man. Macmillan, New York, 1950
2) Merzenich MM, Kaas JH, Wall J, et al : Topographic reorganization of somatosensory cortical areas 3b and 1 in adult monkeys following restricted deafferentation. *Neuroscience* 8 : 33-55, 1983
3) Wall JT, Kaas JH, Sur M, et al : Functional reorganization in somatosensory cortical areas 3b and 1 of adult monkeys after median nerve repair : possible relationships to sensory recovery in humans. *J Neurosci* 6 : 218-233, 1986
4) Gazzaniga MS, Ivry RB, Mangun GR, et al : 3 Neuroanatomy and development. In: Cognitive Neuroscience; The Biology of the Mind, 3rd ed, pp59-109, W.W. Norton & Co., New York, 2008
5) Recanzone GH, Merzenich MM, Jenkins WM, et al : Topographic reorganization of the hand representation in cortical area 3b owl monkeys trained in a frequency-discrimination task. *J Neurophysiol* 67 : 1031-1056, 1992
6) Elbert T, Pantev C, Wienbruch C, et al : Increased cortical representation of the fingers of the left hand in string players. *Science* 270 : 305-307, 1995
7) Flor H, Elbert T, Knecht S, et al : Phantom-limb pain as a perceptual correlate of cortical reorganization following arm amputation. *Nature* 375 : 482-484, 1995

8) Birbaumer N, Lutzenberger W, Montoya P, et al : Effects of regional anesthesia on phantom limb pain are mirrored in changes in cortical reorganization. *J Neurosci* 17 : 5503-5508, 1997
9) Lotze M, Flor H, Grodd W, et al : Phantom movements and pain. An fMRI study in upper limb amputees. *Brain* 124 : 2268-2277, 2001
10) MacIver K, Lloyd DM, Kelly S, et al : Phantom limb pain, cortical reorganization and the therapeutic effect of mental imagery. *Brain* 131 : 2181-2191, 2008
11) Foell J, Bekrater-Bodmann R, Diers M, et al : Mirror therapy for phantom limb pain : Brain changes and the role of body representation. *Eur J Pain* 18 : 729-739, 2014
12) Flor H, Nikolajsen L, Staehelin Jensen T : Phantom limb pain: a case of maladaptive CNS plasticity? *Nat Rev Neurosci* 7 : 873-881, 2006
13) Woolsey CN, Settlage PH, Meyer DR, et al : Patterns of localization in precentral and "supplementary" motor areas and their relation to the concept of a premotor area. *Res Publ Assoc Res Nerv Ment Dis* 30 : 238-264, 1952
14) Graziano MS, Aflalo TN : Mapping behavioral repertoire onto the cortex. *Neuron* 56 : 239-251, 2007
15) Aflalo TN, Graziano MS : Possible origins of the complex topographic organization of motor cortex: reduction of a multidimensional space onto a two-dimensional array. *J Neurosci* 26 : 6288-6297, 2006
16) Meier JD, Aflalo TN, Kastner S, et al : Complex organization of human primary motor cortex: a high-resolution fMRI study. *J Neurophysiol* 100 : 1800-1812, 2008
17) Graziano MS, Taylor CS, Moore T : Complex movements evoked by microstimulation of precentral cortex. *Neuron* 34 : 841-851, 2002
18) Graziano MS, Aflalo TN, Cooke DF : Arm movements evoked by electrical stimulation in the motor cortex of monkeys. *J Neurophysiol* 94 : 4209-4223, 2005
19) Aflalo TN, Graziano MS : Relationship between unconstrained arm movements and single-neuron firing in the macaque motor cortex. *J Neurosci* 27 : 2760-2780, 2007
20) Rizzolatti G, Sinigaglia C : The functional role of the parieto-frontal mirror circuit: interpretations and misinterpretations. *Nat Rev Neurosci* 11 : 264-274, 2010
21) Nudo RJ, Milliken GW, Jenkins WM, et al : Use-dependent alterations of movement representations in primary motor cortex of adult squirrel monkeys. *J Neurosci* 16 : 785-807, 1996
22) Nudo RJ, Milliken GW : Reorganization of movement representations in primary motor cortex following focal ischemic infarcts in adult squirrel monkeys. *J Neurophysiol* 75 : 2144-2149, 1996
23) Nudo RJ, Wise BM, SiFuentes F, et al : Neural substrates for the effects of rehabilitative training on motor recovery after ischemic infarct. *Science* 272 : 1791-1794, 1996
24) Dancause N, Nudo RJ : Shaping plasticity to enhance recovery after injury. *Prog Brain Res* 192 : 273-295, 2011
25) Dancause N, Barbay S, Frost SB, et al : Extensive cortical rewiring after brain injury. *J Neurosci* 25 : 10167-10179, 2005
26) Nudo RJ : Postinfarct cortical plasticity and behavioral recovery. *Stroke* 38 : 840-845, 2007
27) Murphy TH, Corbett D : Plasticity during stroke recovery: from synapse to behaviour. *Nat Rev Neurosci* 10 : 861-872, 2009
28) Nudo RJ, Plautz EJ, Frost SB : Role of adaptive plasticity in recovery of function after damage to motor cortex. *Muscle Nerve* 24 : 1000-1019, 2001
29) Toni N, Buchs PA, Nikonenko I, et al : LTP promotes formation of multiple spine synapses between a single axon terminal and a dendrite. *Nature* 402 : 421-425, 1999
30) Rioult-Pedotti MS, Friedman D, Hess G, et al : Strengthening of horizontal cortical connections following skill learning. *Nat Neurosci* 1 : 230-234, 1998
31) Ivanco TL, Racine RJ, Kolb B : Morphology of layer III pyramidal neurons is altered following induction of LTP in sensorimotor cortex of the freely moving rat. *Synapse* 37 : 16-22, 2000

2 運動制御理論

　運動を理解するための研究には，2つの異なるアプローチがある．1つは，筋力や体力など動力系（power）の側面，もう1つはスキルや巧みさなどの制御系（control）の側面である．自動車に例えれば，エンジンの部分とハンドルの部分ということになる．従来のリハビリテーション関連分野の研究では，筋力増強，筋萎縮，呼気ガス分析，心肺機能などの動力系の研究が盛んに行われてきた．一方，脳がどのように運動をうまく制御するか，そのためにどのような学習が行われているかといった制御系の研究は比較的マイナーな分野であった．その理由は，例えば筋力や体力などの動力系の要素は，kg，$\dot{V}O_2$，Nmなどのように数値化しやすいのに対し，制御系については定量化そのものが難しいことが一因であろう．例えば，制御のよさを運動スキルの高さと考えると，それを測定するためには間接的に運動時間や課題の成功確率を数値として検討することになるが，運動スキルそのものの指標としてよいかについては議論が必要である．さらに，それ以前に，脳が運動制御をどのように行っているかという最も重要な部分が，ほとんどブラックボックスであったことも一因として考えられる．しかし，古くからBernstein[1]が指摘した一連のベルンシュタイン問題（後述）やその根底にある脳の仕組みの解明は，近年の計測技術を含めた神経科学の進歩により急速に進んでいる．そして，運動制御（motor control）や運動学習（motor learning）などの研究から得られた知見を，リハビリテーション医学や運動療法に応用することが可能な時代が到来したと考えている．以下に，運動制御の論争を中心に，歴史を遡りながら解説する．

1 運動制御のために脳が解決すべき問題[2]

　机の上のボールに手を伸ばして取るとき，どの軌道（コラム「軌道と軌跡」23ページ）を通って関節をどのくらい曲げて取ろう，などと考える人はいない．無意識にボールに手を伸ばすだけである．では，これをロボットにやらせようとしたらどうだろうか？
　ぎこちない動きでなんとかボールを取ることだけはできるかもしれないが，人間と同じようにスムーズに取るように，プログラムを作るとなると，いろいろな問題を解決しないと先へ進めないことが分かる．
　最初に，ボールにロボットの手先を伸ばすためにどのような軌道を通らせるかとい

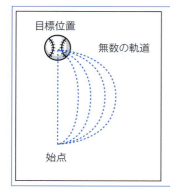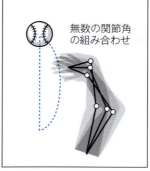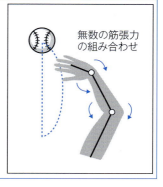

図1 運動制御におけるベルンシュタイン問題

> **コラム** 軌道と軌跡
>
> 軌道は英語で trajectory，軌跡は path と明確に区別される．軌跡(path)は三次元空間の中でどこを通ったかというひと続きの位置情報のみを意味する用語で，時間的な要素は含まない．つまり，同じ軌跡を遅く通ろうと速く通ろうと区別しない．それに対して，軌道(trajectory)は，軌跡に沿った一連の動きの時間情報を含む用語である．二次元空間座標で考えた場合，軌跡といえば位置情報(x, y)のみだが，軌道の場合，軌跡の位置情報はもちろん，速度 $v = (dx/dt, dy/dt)$ や加速度 $a = dv/dt = (d^2x/dt^2, d^2y/dt^2)$ といった時間的要素もすべて含んだ概念である．論文などを読む際や執筆する際に要注意である．

うことが問題になる（図1）．直線の最短距離がよいようにも思えるが，実際にそのような取り方をする人はいない．もちろん自然な動きにはならない．どのくらい曲げたらよいのか，何かそこに法則があるのか見当がつかないが，とにかく現実に脳は1つの軌道を選択しているのである．次に，1つの軌道を通ることに決まったとしても，同じ手先の位置に対する各関節角度の組み合わせも無数に存在するため，1つに決めることはできない．しかし，脳はなんらかの決まりで，1つの関節角の組み合わせを選択している．さらに，関節角の動きの組み合わせが決まったとしても，それを実現するための筋の張力の組み合わせも無数に存在する．例えば，主動筋と拮抗筋の釣り合いから考えると，主動筋側に10 N（ニュートン）の力を発生させたいとき，主動筋が10 Nで拮抗筋が0 Nでもよいが，主動筋が30 Nで拮抗筋が20 Nでも力としては同じ結果となる．このように筋の張力も無限の解の中から，脳は1つの張力を選択している．

ここで，解が無数にあることは冗長性(redundancy)と呼ばれる．この場合，関節自由度（コラム「自由度」24ページ）の冗長性なので，冗長自由度(redundant degree of freedom)という．また上記の例の順にいうと，軌道の冗長性は「軌道決定の問題」，関節角の冗長性は空間座標から関節座標への変換の問題という意味で「座標変換の問題」，筋張力の冗長性は「制御の問題」とそれぞれ呼ばれる．これらの問題はいずれも冗長性のために解が求まらないが，これを数学の用語でいえば不良設定問題(ill-posed problem)となる．例えば $x + y + z = 10$ という方程式を解くことを考えたとき，変数が3つあるのに式が1つしかないので，無数の組み合わせの解が存在する．つまり解

> **コラム** 自由度（DOF）
>
> 　本書では関節の自由度を指す．自由度（degree of freedom：DOF）は許容される運動軸の数のことであり，肘関節であれば屈曲と伸展方向の軸で1自由度，肩関節であれば屈曲と伸展方向の軸で1，外転と内転方向の軸で1，内旋と外旋方向の軸で1の合計3自由度となる．自由度がたくさんあることを冗長自由度（redundant DOF あるいは DOF redundancy）という．redundant DOF をどう解決するかが，運動制御研究の難しいところである（本文参照）．臨床では，例えば装具で足関節を固定するという方法は，下肢全体の自由度を減らすことで他の関節の制御に集中させることと考えることもできる．

が求まらない．運動制御の場合も同じような不良設定問題になっていると考えることができる．

　運動制御において，不良設定問題となっている冗長自由度の問題を解決しなければならないことを指摘したのは，ロシアの有名な神経科学者 Nicholai Bernstein であった．そのためベルンシュタイン問題と呼ばれることもある．

　では，中枢神経系はどのようにして，ベルンシュタイン問題を解決しているのだろうか？　第1の解決法として Bernstein[1,3,4] は，冗長な自由度を減らすために，いくつかの筋群の間にシナジー（synergy）が存在すると考えた．シナジーとは，ひとまとまりの運動プログラムによって，作用が似た複数の筋（共同筋）が同時に共同して働くことをいう．シナジーが存在することで，1つ1つの筋にばらばらに制御する必要がなくなる．なお，リハビリテーションの分野でもシナジーという言葉があるが，これは中枢神経系の障害などによって，本来は随意運動に隠れて直接観察しにくい共同筋の同時収縮が観察可能になっている状況と考えるとよい．異常な運動制御のもとで観察されるため，異常共同運動という場合もある．

　第2の解決法は，協応（coordination）あるいは肢間協調（interlimb coordination）である．この場合，小脳失調で障害される協調運動ではなく，右手と左手あるいは上肢と下肢のように離れた部位の筋群が協調的に働くことを指す．手を挙上するとき，バランスを取るために下肢や体幹の筋が同時に活動する．あるいは，素早い挙上運動になると，上肢運動に先行して下肢や体幹筋が活動する予測的姿勢調節（anticipatory postural adjustment）が知られている．これらは，共同筋ではなくもっと離れた部位での多数の筋が協調的に活動し，バランスを崩さないようバイオメカニクス的にも安定を保っている．このような筋群ひとまとまりの動きは，冗長自由度を減らし，脳の負担を軽くしている可能性がある．

　第3の解決法は，エングラム（engram）である．シナジーや協応によって，複雑な筋骨格系は脳によって制御しやすくなっているが，実際の随意運動は，さらに多様性に富み，かつ正確である．運動において，1つ1つの筋肉への運動指令が脳の中で別々にスイッチされているとすると，多関節の多様な運動を瞬時に行うことはできないであろう．そこで Bernstein[2] は，運動全体の抽象的な形での記憶が脳に蓄えられていると考え，これをエングラムと呼んだ．シナジーの基にもなる運動プランの原型といってもよい．

　なお，この概念をリハビリテーションに適用したのは Kottke[5] であった．Kottke は，

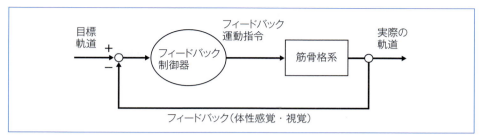

図2 フィードバック制御

多くの筋群への一連の運動指令パターンをエングラムと定義し，あらかじめプログラムされたエングラムが適切なトリガーに反応して発現するようにエングラムを強化することによって，運動の協調が可能になると考えた．エングラムの強化には，数多くの運動の繰り返しが必要であるが，いったんエングラムが確立されれば，複雑な随意運動が協調性を持って実行されることになる．このような概念的理解は，徐々に神経科学を中心に実証されつつある．

2 古典的運動制御仮説

冗長自由度の問題から少し離れて，運動制御理論の歴史を振り返ってみよう．随意運動の最も単純な制御方法は，体性感覚や視覚のフィードバック情報を基に修正しながら運動するフィードバック制御（図2）である．比較的スピードが遅い簡単な運動を行う際には，右にずれそうになったら左，という具合に意識下に修正しながら運動すれば最終的に目標に到達する．しかし，ある程度素早い運動を行おうとすると，フィードバック制御では全く対応できなくなる．その理由は，体性感覚や視覚によるフィードバックには50〜100 msの時間遅れ（feedback delay）が存在するからである．例えばゴルフスイングのような0.5秒程度の速い動作を行う場合に，運動結果の情報が0.1秒遅れでフィードバックされ，その情報を基に修正した運動指令を送ったとしても，制御には間に合わないことは容易に理解できるであろう．

フィードバック情報が脳に到達するには時間がかかりすぎるが，脊髄レベルでの反射をフィードバックに利用すれば時間遅れは小さい．この脊髄レベルの反射弓を制御理論に取り入れたのがサーボ仮説（図3）である．これは，運動指令がγ運動ニューロンに与えられることによって，伸張反射の反射弓を介してα運動ニューロンが活動して随意運動が起こるという仮説[6]である．γ運動ニューロンは筋収縮に伴う筋紡錘の感度調節を行っているが，これを運動制御の主体と考え，α運動ニューロンの方が追従するという興味深い仮説であった．この説が正しいとすると，γ運動ニューロンの活動が常にα運動ニューロンの活動に先行していなければならない．しかし，実際には運動開始時に両者は同時に活動すること（α-γ連関）や，求心遮断しても随意運動が可能であることなどから運動制御理論としては否定されている．

サーボ仮説に代わって運動制御理論として現在に至るまで広く知られている理論

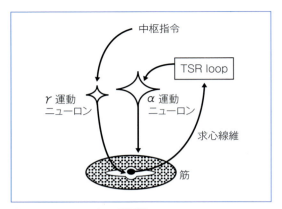

図3　Merton のサーボ仮説

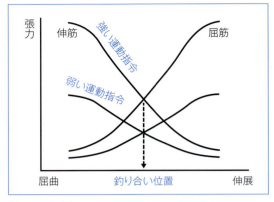

図4　α モデル
〔Bizzi E, Accornero N, Chapple W, et al : Posture control and trajectory formation during arm movement. *J Neuroscience* 4 : 2738-2744, 1984 より〕

が，平衡位置制御仮説[7,8]である．脳が運動指令で規定する平衡位置（仮想軌道）に追従して実際の軌道が形成されるため，仮想軌道制御仮説とも呼ばれる（下記コラム「仮想軌道による制御を直感的に理解」参照）．この理論は，フィードバック制御では不可能な比較的速い運動（フィードフォワードの運動）も説明できる．α モデルと λ モデルの2つの説があるので分けて解説する．

α モデル[7]とは，α 運動ニューロンの活動が筋肉のばね特性を調節して，その釣り合い位置に向けて関節が動く，という仮説である（図4）．筋肉がばね特性を有していることは古くから知られており，運動指令はこの特性（ばねの強さ）を変化させる．単関節を考えると，関節の位置は，主動筋と拮抗筋のばねが釣り合った位置ということになる．運動指令の大きさが違っていても主動筋と拮抗筋の釣り合い位置が同じであれば，関節は動かない．しかし，この釣り合い位置を変化させると，最初の釣り合い位置から次の釣り合い位置に関節は動く．これが随意運動の仕組みと考える説が，終末位置制御仮説（図5）である．目標に向かって運動するとき，中枢神経系は単に目標位置の釣り合い位置に運動指令を送って，筋のばね特性を変化させればよい，という極めて単純な制御理論である．運動指令は最初の位置から目標位置にジャンプするように変化するが，筋骨格系には慣性モーメントや粘性などの物理的要素が存在するため，実際の関節はやや遅れて目標位置に到達する．実現される軌道は計画されたものではなく，結果的に決まるものという説である．脳にとっては複雑な計算も不要な魅

> **コラム　仮想軌道による制御を直感的に理解**
>
> 　仮想軌道制御は目に見えない鋳型を実際の軌道が通るイメージだが，スティフネス（剛性）を含めて実感する方法を考えてみた．平らなマットの上にボールを置く．ボールの近くのマットを指で押すとボールは凹みに引き込まれるように動く．指を動かすとボールはそれに追従して動いていく．このとき，あなたの指＝運動指令，ボール＝手先位置，溝の深さ＝関節スティフネスであり，指と同じ軌道を走らせたい場合には，なるべく溝を深くする（スティフネスを上げる），指を浅くする（スティフネスを小さくする）と軌道から外れやすくなる．仮想軌道制御は，力いっぱい指で押して（スティフネスを高めて），できるだけ速く指を動かし，ボールを追従させるイメージである．

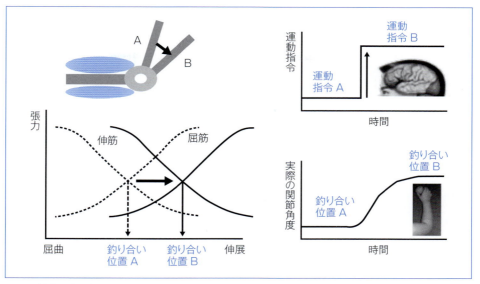

図5 終末位置制御仮説

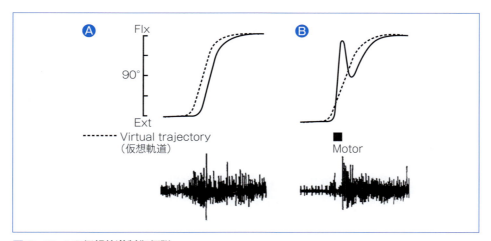

図6 Bizziの仮想軌道制御仮説
Ⓐ 肘を目標まで正確に屈曲する運動を学習した後の軌道．上腕二頭筋には屈曲方向の運動に合わせて筋電が出現する．Ⓑ 自分の腕が見えない状態で同じ運動をさせている最中に，モーターで腕を強制的に目標位置まで動かし，モーターを切る．すると軌道はいったん本来の軌道に戻って，最終的には目標に到達する．このことから，あたかも点線に示す仮想軌道が存在し，脳はそれを鋳型のように運動指令として出力，途中で外乱が入っても，仮想軌道の鋳型に引き寄せられるように腕は追従するという仮説．これは，物理的には高いスティフネスを前提としているため，実際の運動中のスティフネスが低ければこの説は成り立たないことになる．
〔Bizzi E, Accornero N, Chapple W, et al : Posture control and trajectory formation during arm movement. *J Neurosci* 4 : 2738-2744, 1984 より改変〕

力的な理論であるが，Bizzi自身は以下の実験によって理論を修正している（図6）．すなわち，サルが目標位置に手先を動かす運動中に，モーターで強制的に目標位置に動かして再び解放すると，手先はいったんもともとの軌道に戻る．その後は，通常の軌

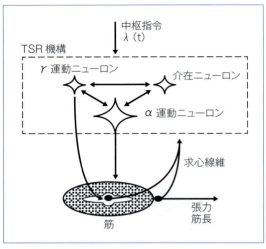

図7 仮想軌道制御モデル（λモデル）

道を通って目標位置に到達する．このことから，脳は単に終末位置だけではなく，途中の軌道も規定していることが分かった．さらにBizziらは，感覚神経を切断したサルでも軌道が維持されることから，仮想軌道が主動筋と拮抗筋のα運動ニューロンの活動特性の釣り合いの位置で制御されているという仮想軌道制御仮説（αモデル）を主張した．脳が決める仮想軌道は実際の実現軌道に近いもので，随意運動は，経時的に変化する釣り合い位置（仮想軌道）に関節が追従することによって発現する．つまり実現軌道が馬で仮想軌道が人参のような関係になっている．

これに対して，脳が緊張性伸張反射の閾値を調節して運動を制御しているという別の仮想軌道制御仮説（λモデル）（図7）がある．Feldman[8]は，緊張性伸張反射における運動ニューロンプールの発火閾値が目標とする筋長（λ）を反映しているとし，脊髄反射の影響を含めたλというパラメーターで仮想軌道を説明する運動制御理論を主張している．αモデルもλモデルも，仮想軌道が実現軌道の鋳型のように単純で，脳は軌道計画しやすく，複雑な逆ダイナミクス（コラム「順と逆」30ページ）などの計算を必要としない，という点で共通している．一方，Latash[9]はλモデルを基本としながら，運動中のスティフネスを測定する実験結果を基に，平衡軌道は実現軌道とは違って，（特に速い運動では）N型をしていること，そしてそれが拮抗筋のλの軌道（つまり運動指令）がN型をしていることによって説明できるという説を主張している．

上記のうち，仮想軌道が運動指令に近く，しかも単純な形であるというαモデルとλモデルの一部の説は，随意運動に関するニューロサイエンスの分野では，長年主流だった．基本的な考えとしては，脳は随意運動の軌道を計画しているが，複雑な逆ダイナミクス計算をする必要はなく，実現軌道と鋳型のような単純な計算しかしていない，ということが根底にある．このような世界の主流の考えに真っ向から挑んだのが，川人らを中心とした計算神経科学である．

3 計算神経科学

　計算神経科学(計算論的神経科学：computational neuroscience)とは，脳と同じ方法で機能を実現できる計算機のプログラムあるいは人工的な機械を作れる程度に，脳の機能を深く本質的に理解することを目指すアプローチと定義される[2]．運動学習し，見事な技を持つロボットがしばしば紹介されるため，ロボットを作るための科学と誤解されることがあるが，今や脳科学の主要分野である．あくまでも，脳の仕組みを理解するための脳科学であり，そのために人間の運動制御と運動学習などの解明を目指す．脳の仕組みが解明されれば，コンピュータープログラムに置き換えることができ，それをインストールしたロボットは，人間と同じように運動を制御し学習するだろう，という方向性が基本にある．

　伝統的な医学生理学のアプローチが，解剖や生理などハードウエアからボトムアップ式に脳を理解しようとしているのに対し，脳の入出力関係やアルゴリズムなどから，それを可能にしている仕組みを解明することによって脳を理解しようという，トップダウン的な方法論である．例えば，コンピューターをばらばらにして顕微鏡やテスタで調べることによってハードウエアの理解はできても，OSやソフトウェアまでは理解できないのと同様である．これらの方法論はどちらか一方が重要というわけではなく，両者を同時進行させることによって，本当の脳の理解が可能になると思われる．

　仮想軌道制御仮説は，中枢神経が複雑な動力学的計算をせずに，軌道を直接調節できるという点で魅力的であるが，実現軌道に似た鋳型のような軌道にわずかに遅れて筋骨格系が追従できるためには，剛性(スティフネス)が高いということが前提にある．つまり「かたい」制御を行っていると仮定している．川人らはこれに疑問を呈した．すなわち，仮想軌道制御仮説が正しいとすると，運動中のスティフネスは高く，計算上求めることができる仮想軌道(平衡位置)は，実現軌道と同じ単純な形でなければならないだろう．これを明らかにするための実験を行い，結果をScience誌に発表した[10]．実際には，運動中のスティフネスは予測より低く，仮想軌道も単純な形ではないことが実証された．理論的には，仮想軌道制御仮説はその論拠を失いつつあるが，Latashの主張するN型の仮想軌道を持つλモデルについては，完全に否定されたわけではない．

　では，仮想軌道ではないとすると，随意運動はどのように制御されるのだろうか？その鍵は小脳にある．小脳皮質は層状の均一な構造をしており，学習が可能な神経回路(ニューラルネットワーク)の集まりであると考えられている．小脳が学習機能を持つことは，Itoら[11, 12]によるプルキンエ細胞の長期減弱の研究などから知られている．運動中の学習によって小脳は，筋骨格系への入出力関係，つまり，運動指令とその結果生じる軌道との関係の情報を蓄える．このような小脳内に保持される運動指令－筋骨格系の情報は内部モデルと呼ばれ，運動指令から軌道を出力する神経回路を順モデル，逆に軌道に見合った運動指令を出力する神経回路を逆モデルと呼ぶ．Allen-Tsukahara[13]の随意運動の制御モデルによれば，大脳皮質連合野が小脳外側部と大脳基底核の助けを借りて運動が計画された後，運動野から運動指令が脊髄を通し

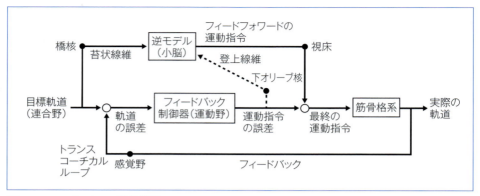

図8　フィードバック誤差学習

て筋骨格系に送られる．体性感覚情報は，小脳傍虫部にフィードバックされ運動の修正を行う．

Kawato[14]は，Allen-Tsukaharaの制御モデルを，神経回路の理論を応用して発展させ，以下のモデルを提案した（図8）．まず連合野から運動野に目標軌道が送られ，運動野から運動指令が脊髄へ伝えられる．実現した運動の情報は，大脳皮質を介するトランスコーチカルループによって運動野にフィードバックされる．このフィードバック回路でも運動は可能だが，フィードバック時間の遅れなどの理由で，速い滑らかな運動はできない．そこで，小脳外側部-赤核系は，目標軌道と運動指令をモニターし，運動に見合った運動指令を出力する内部モデル（逆モデル）を学習によって小脳に形成する．学習が進めば速いスムーズな運動がこの回路を用いて可能になる．小脳は，実現軌道のフィードバック情報と運動指令を受け取ることで，運動指令から軌道を予測する内部モデル（順モデル）を小脳に形成するので，運動前に軌道誤差を予測して運動指令の修正を行うことが可能になる．目標軌道と実現軌道の間の誤差は，誤差信号（教師信号）として下オリーブ核から小脳に伝達され，小脳の内部モデルの修正が行われる．フィードバック情報はリアルタイムで行われる運動の修正に利用されるのでは

> **コラム**　順と逆
>
> 　自動車のたとえ話から考えると分かりやすい．エンジンの出力を増やすとスピードが増す，あるいは，ハンドルを切ると車が曲がる，というように因果関係と同じ方向を順方向，逆に，このくらいの加速度を得るにはどのくらいのエンジンの出力が必要か，あるいは，こう曲がるためにはハンドルをどう切るか，という因果関係と逆の場合を逆方向と覚える．力の要素が入る場合はダイナミクス（dynamics，動力学），力の要素を含まず幾何学的な要素だけの場合はキネマティクス（kinematics，運動学）と呼ぶ．自動車の例を運動で考えると，手に力を入れると手がどのように動くかを計算することを順ダイナミクス（forward dynamics），このように手を動かすにはどのような力を入れるのか，逆算することを逆ダイナミクス（inverse dynamics）と呼ぶ．また，力とは関係ない要素で，関節角がこれなら手先はどこにくるかを計算することを順キネマティクス（forward kinematics），手先がここにくるためには各関節角はどうなるかを逆算することを逆キネマティクス（inverse kinematics）と呼ぶ．

なく，その次の運動のための学習に利用されていることが分かる．これをフィードバック誤差学習といい，運動制御と運動学習を統合した理論といえる．

余談であるが，歴史的な Science 誌の論文が発表された 1996 年は，筆者が川人研究室と Latash の Motor Control Lab. の両方に留学した年であった．いずれも優れた研究者であり，両者とも理論的な深い考察と実験的な根拠から，独自の運動制御理論を構築していた．また，留学中やその後に両者の連絡を取り持つことがあったが，双方ともに大論争のただ中とは思えない紳士的な対応であった．理論的対立と人間的な交流は全く別次元というところに，研究者としての懐の深さを感じた．なお，今現在も仮想軌道か内部モデルかの論争は続いている．

4 冗長性の問題

再び冗長性の問題に戻ろう．運動制御理論の発展と同時に，未解決である随意運動の冗長性の問題を解決しなければならない．Bernstein の提唱した，シナジー，協応，エングラムの 3 者は非常に有用な概念であるが，これらの要素のみで最適な軌道を計算で求めることはできない．そこで，随意運動の最適軌道生成に関する議論のあらましを述べる．考え方としては，解が無限にある不良設定問題を解くためにはなんらかの別の条件が必要で，その条件とは何かという議論である．この条件を運動制御の分野では，拘束条件あるいは評価関数と呼ぶ．

前述したように，最適軌道の解は一意ではない．つまり，どんな軌道を通ることも可能であるのに，実際にはある 1 つの最適な軌道が選択されている．最適軌道は，ほぼ直線の軌跡を通るだけでなく，1 つだけピークを持つベル型の速度波形をしているという特徴を持っていることが分かっている．それでは，どのようなモデルが正しく最適な軌道を予測できるのだろうか？ Flash & Hogan[15]は躍度最小モデルという最適化の理論を提案した．躍度というのは加速度を微分したもので，英語では jerk という．最適軌道はこの躍度が最小になるように計画されているという．この理論は，実験データとよく一致しており，人間が行っている滑らかな運動を理論的に表すことに成功したように見えた．

ところが，Uno & Kawato（宇野，川人）[16]は異論を唱えた．腕には重さ，慣性があり，それにトルクが加わって運動が発現するので，躍度最小モデルのようなキネマティクスのモデルでは不十分で，ダイナミクスの面を含めて考えたモデルであるべきだと主張した．それがトルク変化最小モデルである．トルク変化最小モデルは，各関節のトルクの変化の 2 乗の総和の運動時間分の積分値が最小になるように，軌道が計画されているという理論で，経由点を通る運動，外力がかかる運動などで，躍度最小モデルより実験データをよく予測することができた．

その後宇野らは，筋骨格系が関節トルクを直接モニターすることはできないことから，筋張力変化最小モデルを提案している．さらに Kawato ら[17]は，滑らかさの拘束条件が末梢より中枢にある方が自然ではないかということなどの理由から，運動指令変化最小モデルへと理論を拡張している．

文献

1) Bernstein NA : The Co-ordination and Regulation of Movements. Pergamon Press, New York, 1967
2) 川人光男：脳の計算理論，産業図書，1996
3) Bernstein AN : Dexterity and its developments. In: Latash M, Turvey M(eds) : Dexterity and Its Development, pp.207-235, Mahwah, Erlbaum, 1996
4) ニコライ A ベルンシュタイン(著)，佐々木正人(監訳)：デクステリティ 巧みさとその発達．金子書房，2003
5) Kottke FJ, Halpern D, Easton JKM, et al : Training of coordination. *Arch Phys Med Rehabil* 59 : 567-572, 1978
6) Merton PA : Speculations on the servo-control of movements. In: Malcolm JL, Gray JAB, Wolstenholm GEW(eds) : The Spinal Cord, pp.183-198, Little Brown, Boston, 1953
7) Bizzi E, Accornero N, Chapple W, et al : Posture control and trajectory formation during arm movement. *J Neuroscience* 4 : 2738-2744, 1984
8) Feldman, AG : Once more on the equilibrium-point hypothesis(λ model) for motor control. *J Mot Behav* 18 : 17-54, 1986
9) Latash ML : Control of Human Movement. Human Kinetics Pub, 1993
10) Gomi H, Kawato M : Equilibrium-point control hypothesis examined by measured arm-stiffness during multi-joint movement. *Science* 272 : 117-120, 1996
11) Ito M, Sakurai M, Tongroach P : Climbing fibre induced depression of both mossy fibre responsiveness and glutamate sensitivity of cerebellar Purkinje cells. *J Physiol London* 324 : 113-134, 1982
12) Ito M : Mechanisms of motor learning in the cerebellum. *Brain Res* 15 : 237-245, 2000
13) Allen GI, Tsukahara N : Cerebrocerebellar communication systems. *Physiol Rev* 54 : 957-1006, 1974
14) Kawato M, Furukawa K, Suzuki R : A hierarchical network model for motor control and learning of voluntary movement. *Biol Cybern* 57 : 169-185, 1987
15) Flash T, Hogan N : The coordination of arm movements: An experimentally confirmed mathematical model. *J Neurosci* 5 : 1688-1703, 1985
16) Uno Y, Kawato M, Suzuki R : Formation and control of optical trajectory in human multi-joint arm movement-minimim torque-change model. *Biological Cybernetics* 61 : 89-101, 1989
17) Kawato M : Trajectory formation in arm movements: minimization principles and procedures. In: Zelaznik HN(ed) : Advances in Motor Learning and Control, Human Kinetics Pub, Chanpaign Illinois, 1996

3 古典的運動学習理論

1 シュミットのスキーマ理論

「学習」とは，経験に基づいて新たな知識や技術を習得することであり，その結果として行動の仕方が変容する過程である．しかし「運動学習」においては，そのやり方に関する知識だけで運動スキルを習得することは困難であり，運動反応の反復に基づいて運動スキルを構築していく過程が必要となる．Schmittによって提唱されたスキーマ理論（schema theory）[1]は，一般化運動プログラム（generalized motor programs：GMP）の概念によって特徴づけられる運動制御理論から発展し，運動プログラムを進化させるために必要なフィードバック付与の方法に関する数多くの研究によって，運動学習における練習法や評価法の体系化に大きな貢献を果たした．スキーマ理論に基づく運動学習機構モデルは，中枢神経制御に基づく近代の階層的な運動制御理論に反映されている．

1 スキーマ理論の背景

1. 心理学研究と生理学研究の流れ

「古典的運動学習理論」としてのスキーマ理論の意義を理解するには，行動観察に基づく心理学研究と運動制御に関する神経生理学研究の経緯と両者の関連を捉えておく必要がある．

ⓐ 心理学的背景

心理学における第1の目標は，行動を客観的に観察することによって人間行動の法則性を発見することであり，学習理論は連合説と認知説に大別された．

1）連合説

特定の刺激（stimulus：S）とヒトや動物の反応（response：R）との間につながりができることを学習と考える．S-R理論とも呼ばれる．犬に「ベルの音」を聞かせてからエサを与えることを反復すると，ベルの音に対して唾液反応が見られるようになる（パブロフの条件反射理論）．生体が本来持っている特定の反応（無条件反応：唾液分泌）

が，無条件反応を起こす刺激(無条件刺激：エサ)と本来は無関係であるはずの刺激(条件刺激：ベルの音)を対提示することで，条件刺激によって唾液分泌が起こるようになることを古典的条件づけという．

Thorndikeは，学習の成立過程を刺激状況と反応との関係によって説明し，報酬を与えられた反応は強化され，その後の出現確率が増す試行錯誤説を実験的に検証した．ある刺激状況(S)での反応(R)において満足を伴えば，そのS-R間の結合は強まり，SのもとでRが起こる傾向は強くなる．一方，不満足を伴えば，S-R間の結合は弱まり，SのもとでRは起こらなくなる．これを「効果の法則(low of effect)」と名づけ，目標距離や目標時間に対するパフォーマンス結果の誤差情報，すなわち結果の知識(knowledge of results：KR)を，運動学習を強化する機能を持つ重要な情報として位置づけた．

> **コラム** 運動学習へのKRの適用
>
> Thorndikeは，フリーハンドで一定の長さの線分を引くという運動課題を，KRを与えずに単に反復させる場合と各試行の終了時にKRを与える場合で比較し，KRを付与しない反復練習では誤差は減少しないこと，KRを与えた場合のみ誤差が減少したことから，効果の法則は人間の運動学習にも適用できると結論づけた．

2) 認知説

外界の刺激(sign)を洞察し，意味のある目標対象(significate)に向けた行動変化を学習と考える．S-S理論とも呼ばれる．内的表象，すなわち，記憶，スキーマ，プログラムなどを用いて事象を説明するのが認知説であり，コンピューターの発展に伴って認知心理学では情報科学の考え方が取り入れられている．

認知心理学の分野においてスキーマ(schema)は，思考の源として捉えられている．Bartlett(1932)は，「過去の経験から体制化された抽象的な認知構造」(=スキーマ)が人間の記憶において重要な役割を果たすことを指摘し，認知心理学にスキーマの概念を導入した．新しい事柄を記憶する時に，ヒトは自分の持つスキーマに関連づけて記憶するため，同じ事柄を聞いても個人のスキーマの違いによって，その理解内容は変化し，記憶内容も異なるものとなる．

Piaget(1971)は，スキーマによって外界を解釈し，経験とともにスキーマが変化する過程によって子供の認知発達を説明した．問題に直面した場合，ヒトはスキーマを用いて問題を解決しており，したがって問題解決の是非は，その問題に適したスキーマの呼び起こしと，用いたスキーマの質によって決定される．

Neisser(1976)は，これまでの経験を基に作り出された環境についてのスキーマに基づく知覚的探索行為，環境についての新たな情報の抽出，それを基にしたスキーマの修正というサイクル(知覚循環モデル)によって行動が定位され，「スキーマ」から出発して「環境からの情報」に至る「トップダウン処理」，「環境からの情報」から「スキーマ」へ至る「ボトムアップ処理」の両者が環境を認知する過程として重要であることを主張している(図1)[2]．

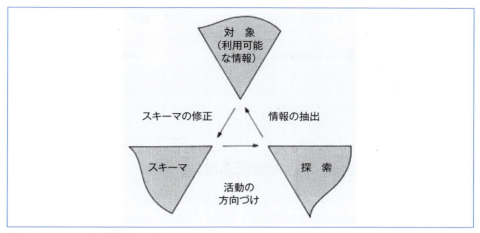

図1　Neisserの知覚循環モデル
〔Neisser U : Perceiving, anticipating, and imaging. Perception & Cognition: Issues in the Foundations of Psychology, Volume 9: Minnesota Studies in Philosophy of Science. p93, 1978 より〕

> **コラム　スキーマとは**
>
> 　スキーマは機能解析のための単位あるいは構造体である．各々のスキーマがどこに局在するかについては問題にされず，行動解析に必要な枠組みの形成のためにスキーマが適用される．一方で，脳機能解析や神経生理学的研究の成果を受けて，スキーマは，その機能をつかさどる脳の局在が同定されたり，そのスキーマの存在や機能が疑問視されたりすることとなる．

❻ 神経生理学的背景

　運動制御に関する神経生理学的研究は，心理学的研究における連合説，認知説と並行する形で，反射による運動制御から，神経系の階層構造（hierarchy）に関する解剖学的・生理学的研究へと展開した．

1）反射型理論

　末梢からの感覚入力によって起こる反射を運動の基本単位とする反射型理論は，近代神経生理学の先駆者であるSherringtonの反射運動に関する研究を基に発展した．運動は反射の連鎖によって形成されると考えて，感覚入力をコントロールすることによって運動制御を試みる．現在の臨床においても神経生理学的アプローチなどの基本的理論となっている．

2）階層型理論

　Jackson（1932）は，神経系の進化（evolution）を単純な自動化された機能から，より複雑で高次な機能への移行であるとし，脳が損傷されることで起こる運動麻痺などの陰性徴候と，反射亢進などの陽性徴候が，それらを制御している中枢神経機能の破綻（一次症状）と，破壊を免れた下位機能の中枢制御の解放（二次症状）を反映することを指摘し，神経制御系の階層的支配を提唱した．神経系の進化過程から，高位中枢は組織化の程度が最も少なく，随意的なものであるため，解体（dissolution）は進化とは逆行する形で，高位中枢から低位中枢へと進展する．例えば失語においては，自動的，

情緒的でない感情言語が保持される一方で，複雑で意図的な知的言語が消失する．

> **コラム** body schema
>
> 　神経生理学に「スキーマ」が導入されたのは，1世紀以上前に遡り，HeadとHolmes(1911)による"body schema"の概念である．身体の意識的運動に参加するすべてのものが一体となり，例えば婦人のパワーがフェザーハットの羽へと進展するかのように，身体運動において用いられる道具(end-effector)も"body schema"の一部に融合することを指摘している．

2. スキーマ理論へ至る運動学習理論の歴史

　初期の実験心理学的研究は，主にS-R理論をよりどころとして展開され，Rとしての行動結果の観察に終始したため，運動反応の変化を捉える必要がある運動学習理論への展開は限定的にならざるを得なかった．この制約から解き放たれていった理由は，生理学的研究との融合とコンピューター技術の出現である．その先駆けが，有名なHenryとRogers(1960)のメモリードラム説である[3]．彼らは，実施するべき動作が複雑になると，同じ単純反応でも反応開始までの時間が延長することを示し，複雑な動作ほど脳内の記憶装置"memory drum"から運動プログラムを呼び出すのに時間を要することを示唆した．その後，運動プログラムは，Keele(1968)によって，末梢からのフィードバック(feedback：FB)の影響を受けずに実施された運動指令として定義づけられた．

　Adams(1971)は，運動スキルの習得に感覚FBが必要であることを指摘し，記憶痕跡(memory trace)，知覚痕跡(perceptual trace)の2つの運動プログラムに基づいて運動学習が進められることを提唱した(図2)[4]．過去の運動経験に基づいて形成され，脳内に貯蔵された記憶痕跡は，運動を選択し，開始する機能を有する．実行された運動反応は知覚痕跡と照合されるが，この段階で誤差が検出されなくても，結果の知識(KR)によって誤差情報が提供されれば，学習者は知覚痕跡を修正する．

　知覚痕跡は運動を比較して，エラーを同定するための内的表象として機能する．すなわち，運動学習は，特定の運動が反復されることで得られる感覚的結果(sensory consequences：SC)に基づいて，運動学的な誤りを練習量依存性に減少させる過程として理解される．しかし，新しい運動プログラムの学習過程を説明できないこと，運動の数だけ存在する運動プログラムを脳に記憶されなければならないこと，などに理論上の問題が指摘された．

> **コラム** 閉ループ制御と開ループ制御
>
> 　閉ループ制御とは，制御対象に関する情報を入力側に帰還(フィードバック)させて目標値と比較し，入力信号(運動指令)を補正する制御法である．一方，開ループ制御とは，出力を帰還させる(ループを形成する)ことなく，期待する出力を予測して入力信号(運動指令)を制御するシステムである．

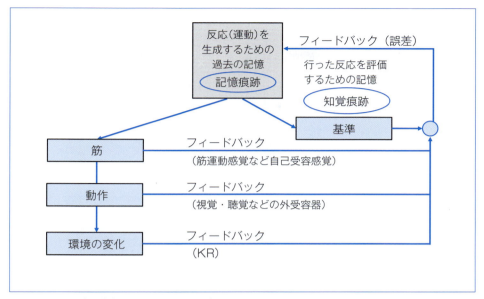

図2 閉ループ理論（closed loop theory）
運動反応を改善するために学習者がKRを利用すると，FBの表象は統合されて安定したものとなる．この表象が知覚痕跡である．学習者の運動反応は，まず知覚痕跡と照合される．この段階で誤差が検出されなくても，KRによって「誤差あり」という情報が提供されると，学習者は知覚痕跡を修正する．学習が進むと，知覚痕跡が内的な参照基準となるので，KRが与えられなくても学習者は誤りに気づき，自ら修正するようになる．このようにKRがなくても自ら誤差修正する過程を「主体的強化」と称する．

〔Adams JA : A closed-loop theory of motor learning. *J Mot Behav* 3 : 111-149, 1971 をもとに作成〕

2 スキーマ理論

　Schmidtは，1974年，北米スポーツ身体活動心理学会（North American Society for the Psychology of Sport and Physical Activity）においてMotor Schema理論を提唱し，その翌年に，"A Schema Theory of Discrete Motor Skill Learning"としてスキーマ理論（Schmidt's schema theory）を発表した[1]．FB機構による修正に依存した閉ループ理論に対して，スキーマ理論では，過去の経験によって形成された運動パターンであるGMPが運動のタイミングや強度を制御する開ループ制御機構として機能する．スキーマとは運動の経験に基づいて変容する記憶のコンポーネントである．このスキーマ理論の発表を契機として，階層型理論に基づく運動学習理論は，運動指令の書き換えをモデル化する手続きによって発展し，運動課題と学習者および環境の相互関係における感覚情報処理と運動記憶保持に関与する脳機能の役割を明確化する試みがさまざまな分野で続けられている．

1. GMP（一般化運動プログラム）

　スキーマ理論において最も重要な概念であり，Adamsの閉ループ理論から逸脱した理念は運動プログラムである．そして，SchmidtがGMPを設定しなくてはならなかった根本的理由は，FBに基づく運動制御ではどうしても説明ができない素早い運

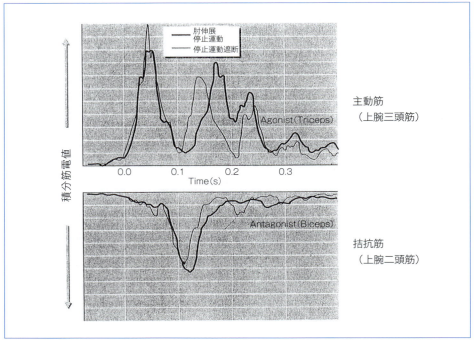

図3 運動プログラム（三相性パターン）
一定の運動範囲での肘伸展運動をできるだけ早く行う課題では，主動筋活動の約 80 ms 後に拮抗筋が活動し，その 50〜60 ms 後に上腕三頭筋が再び活動する三相性パターンが見られる．この筋活動パターンは肘関節運動が起こらないように機械的にブロックしても認められることから，中枢にプログラムされた運動プランの存在が示唆される．
〔Schmidt RA : Motor schema theory after 27 years : reflections and implications for a new theory. *Res Q Exerc Sport* 74 : 368, 2003 より〕

動をシステムの中で具現化することにあった．つまり，スキーマ理論の骨子を形成しているのは，運動に伴う応答によって誘導される FB に基づいた制御では間に合わず，前もって構築され，記憶された運動プログラムによる開ループ制御である．Schmidt は運動プログラムの存在を示す事象として，一定の運動範囲で肘伸展運動を素早く行う際に主動筋と拮抗筋に見られるいわゆる三相性パターンを例示している（図3）[5]．この三相性パターンは，出発肢位で運動を機械的に制止した条件下においても認められることから，素早い運動がダイナミックアプローチに基づく理論（第2章3-2，46ページ参照）では説明できないこと強調している．

2. 再生スキーマと再認スキーマ

運動スキルの習得へと導くスキーマとは，練習や経験によって発展した決まりごとであり，あるプログラムによって達成された成果とそれらの試行において選択されたパラメーターとの間の関係を築くことで構築される "rule" である．1970 年代初期における学習理論の構成には，2つの記憶のコンポーネントが機能しているという概念があり，Adams の閉ループ理論における学習機構で採用されたこの構造がスキーマ理論においても継承されている（図4）[1]．

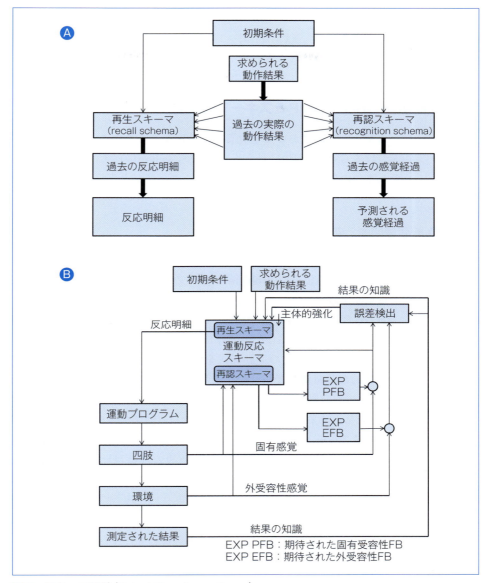

図4 スキーマ理論（Schmidt's schema theory）
〔Schmidt RA：A Schema Theory of Discrete Motor Skill Learning. *Psycholog Rev* 82：236, 238, 1975 より改変〕

①再生スキーマ（recall schema）：言語スキルにおける recall memory に相当する運動スキルのためのプログラムであり，要求されている運動に類似した GMP を発動する機能を有する．

②再認スキーマ（recognition schema）：運動スキルにおける FB や感覚的経験を機能的にするために反応を修正する．

再生スキーマは運動プログラムのパラメーターとそれによって達成された成果との

関係，再認スキーマは運動プログラムによって得た過去のSCと成果との関係に基づいて構築される．運動学習は，これらのスキーマが練習や経験に基づいて発展することとして概念づけられる．スキーマ理論においては，GMPとこれらのスキーマを区別して捉えることが重要となる．

3. 運動学習におけるGMPとスキーマの役割

　スキーマ理論において学習者は，練習から2つのことを学習する．運動形式を定義づけるGMPと環境に対する運動調整(scaling)の2つである．GMPとスキーマは，それまでの運動学習理論において問題となっていた事象を解決するとともに，運動学習の中枢神経機構を検証する上でのモデルとしての役割を果たした．

ⓐ 貯蔵量問題と新奇性問題

　スキーマ理論は，閉ループ制御系における2つの問題点，すなわち，
① 貯蔵量問題(storage problem)：個々の運動プログラムを記憶するには膨大な脳容量を要する．
② 新奇性問題(novelty problem)：新たな運動プログラムを修得する機構がない．
に対する解決法を提供した．

　GMPは，ある特定の運動様式を制御する共通のプログラムであり，運動における相対的な時間構造と相対的な運動強度の構造を規定している．したがって1つのGMPは複数の運動制御に関与することが可能であり，運動の種類とプログラム数が1対1対応とする理論では無限大の個数の運動プログラムを記憶する脳容量が必要となる貯蔵スペース問題を解消した．また，1対1対応の理論ではそれまでに経験したことのない新奇の運動を指令するプログラムは存在しない．しかし，GMPが機能することで，新奇の運動についても，相対的時間と相対的強度の制御が可能となる．再生スキーマは，「過去に行った運動の結果」に基づいて，これから行おうとしている運動に適切なパラメーターを付与すべく，必要なGMPを発動する．このGMP-再生スキーマは，FBを利用できないような速い運動を管理している．

ⓑ エラー同定機構

　スキーマ理論における興味深い特徴の1つがエラー管理機構である．Schmidtは，運動に伴う「実際の感覚的結果(SC)」と運動プログラムによって得られることが「期待されているSC」との比較に基づいて符号化(labeling)されたエラー信号こそが，KRの代わりとなり得る「主体的強化(subjective reinforcement)」情報であり，学習者自身が再生スキーマを更新する方法であると指摘している[1]．再認スキーマが，実際の運動に伴って生じる感覚FBを評価し，練習の反復によってエラー同定能力を高める機能をつかさどっている．再認スキーマによるエラー同定は，GMP-再生スキーマに基づいて実施された速い運動に対して機能しており，一方，FBを利用しながら調整できる遅い運動については，再生スキーマ-再認スキーマによって管理されている．

ⓒ 運動等価性

　GMPによって共通の相対的時間および相対的強度の構造が規定された運動は，どの身体部位を使うかによって影響を受けない．例えば，上肢全体を使って黒板に板書をする場合と前腕を固定した机上での書字では，使用する上肢の部位は大きく異なるが，筆跡の特性は保持される．この運動等価性(motor equivalence)と呼ばれる現象はGMPの特徴として位置づけられており，実際の運動を行う身体部位(end-effector)にかかわらず，運動全体の構造管理に中枢神経系が寄与していることを示唆している．

> **コラム**　運動等価性の中枢機構
>
> 　書字動作における運動等価性には，折れ線書き動作と比較した脳機能評価において，運動視中枢として知られるV5野および視覚運動制御に関与する後頭頂葉皮質が機能していると考えられている[6]．

3 スキーマ理論と運動学習

　Schmidt[1]によれば，GMPは練習によって進化し，そのGMPが支配するカテゴリーに属した運動反応の生成の基礎となる．運動学習におけるスキーマ理論の意義を実証する手続きは，GMPの発展をもたらす学習方法の究明によって展開され，スキーマ学習を検証するために実施されたKR付与法や練習法に関する研究から数多くの重要な運動学習戦略が提唱されている．

1. 保持テストによる学習成果の評価

　運動学習による行動の変化は比較的永続的なものであり，KR付与などを受けながら運動を反復している際のいわゆる学習曲線には，練習中にしか存在しない要因，すなわち，指導者からの助言や動機づけ，疲労などの影響を受ける可能性があることから，習得段階(acquisition phase)と保持(retention)とを区別して学習成果を評価する必要性を強調している[5,7]．

　多くの課題は，過去に経験したことがある運動を応用して行われるため，運動反応の正確性における個人差を評価するために学習前テストを実施する．学習後に行う保持テスト(retention test)は，練習してきた課題を，KRなどを付与せずに，練習終了後十数分程度の休止時間をおいて実施する短期保持テストと，24時間以上後に行われる遅延保持テストを用いて実施する(図5)[8]．

2. KR付与のデザイン

　KRとは，学習者が運動反応を行うことで通常得られるFBに加えて，基本的に言語によって運動終了後に付与されるFBである．KRは運動反応の成果に関する判断を適正化し，エラーを減らして，習得段階におけるパフォーマンスを高める役割を担うが，過剰なKRは，依存性の助長や，処理すべき内在的FBへの不注意を招いて，

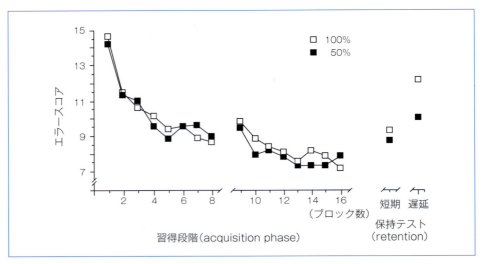

図5 KR付与法と保持テスト
空間運動学習課題におけるKR付与の相対的頻度を100%とした場合と50%に削減した場合での習得段階(1ブロックは平均12試行)および保持テストにおけるエラースコア．KRの相対頻度削減によって練習した方が，遅延保持テストにおいて学習効果が保たれている．
〔Winstein CJ：Knowledge of results and motor learning-implications for physical therapy. *Phys Ther* 71：144, 1991 より〕

保持テストにおける学習効果を低下させる．また，運動反応には学習の習得段階には無関係な神経筋骨格系のノイズによる「ばらつき」があり，学習が進んで真の誤差が小さくなると，運動反応に占めるこの「ばらつき」の割合が大きくなる．この段階で頻回なKRが与えられると，学習者は過剰な修正を強いられて安定した反応を行うことができなくなる．したがって，KR付与のデザインに共通の特性はKRの相対頻度の削減である(図5)[7-9]．KRの与え方には次のような方法がある．

①要約的KR(summary KR)：1試行ごとにKRを与えるのではなく，何試行かをまとめた練習ブロック終了時ごとにそのブロック内の各試行に対するKRを順番に連続的に与える．
②平均的KR(averaged KR)：練習ブロック終了時ごとにそのブロック内の各試行に対するKRの平均値のみを知らせる．
③KRの相対頻度削減(reduced relative frequency of KR)：全試行にKRを与えるのではなく，何パーセントかの試行にのみKRを与える．
④削減的KR(faded KR)：練習の後期に徐々にKRの相対頻度を削減していく．
⑤バンド幅KR(bandwidth KR)：目標となる運動の時間や軌跡に幅を設定し，運動反応の結果がそのバンド幅内の場合には成功，バンド幅を逸脱すれば失敗として，その成否のみを知らせる．練習後期に運動反応が正確性を増してくれば，自動的に削減的KRとなる．

また，どのような内容をどのようなタイミングで与えるかによっても学習効果は異なる．KR付与のタイミングについては，運動反応に関する記憶が消えてしまわない

うちに与える必要があるが，逆に，学習者が記憶を処理するための時間を数秒間取ってから付与(KR遅延：KR delay)すると学習効果が高まる．また，運動記憶とKRに基づく情報との照合に必要な時間として，KRを付与してから次の練習課題を行うまでの間に時間を設けることが勧められている(KR後遅延：post-KR delay)[7]．

> **コラム　内在的FBと外在的FB**
>
> FBは，課題実行時の運動スキルに関する情報が学習者自身の視覚や深部感覚などを通じて入力される内在的FB(intrinsic feedback)と，課題におけるパフォーマンスやその結果がKRなどとして外部から教示される外在的FB(extrinsic feedback)に分類される．

> **コラム　ガイダンス仮説**
>
> 練習中に提供されるFBはガイダンスの役割を果たし，正しい運動反応を選択する点においては学習者に利益をもたらすが，FBがなくても運動を実施する上で必要な課題における情報処理を阻害してしまう可能性がある．このガイダンス仮説に基づく練習課題では，KR付与の頻度を減らすことが推奨される．

3. プログラム学習とパラメーター学習

　同一のGMPに基づく運動は一定の「相対的時間および強度」で行われる特性を有する一方で，実行される個々の運動は，絶対的なタイミングや強度などのパラメーターを，再生スキーマを用いてGMPに割り当てることで生成される．したがってスキーマ理論では，GMPが精緻化されるプログラム学習と，パラメーターの決定における適切性を高めるパラメーター学習によって運動スキルが上達する．これらの学習の区別化は，スキーマ理論の骨格を形成するGMPとスキーマの存在を証明する重要なテーマとなる[5]．

　運動の練習を行う際には，同じ動きを繰り返して練習する(恒常練習：constant practice)ことが多いが，相対的時間や強度におけるエラーを減らし，GMPを精緻化するプログラム学習には，KR付与の頻度を適正に減らした練習が効果的であり[10]，また，練習ブロックの中で異なるGMPに支配された課題をランダムな順序で配置するランダム練習(random practice)の有効性が指摘されている[11]．これらは，同様の運動反応を単純に反復するよりも，次の試行を実施するために学習者が運動反応を再構築しなくてはならないランダム練習の優位性に基づいている[3]．

　一方で，KR削減[12]やランダム練習[11]はパラメーター学習には不向きであり，同一のGMPに基づいた運動課題の練習においてパラメーター学習を進めるためには，運動をさまざまに変化させて練習を行う多様練習(variable practice)の優位性が示されている[13]．同じ動作フォームで行う運動において，絶対的なパラメーターをGMPに割り当てる能力を高めるためには，運動速度や強度をランダムに変えながら実施することが重要である．

　一般に，GMPに応じて再生されたパラメーターを変えることは短期間でできるが，GMPを変容させるためには多くの練習を要する[5]．

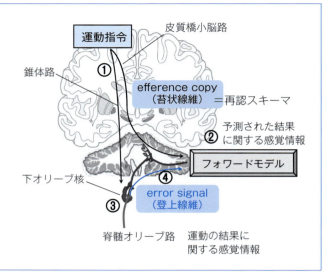

①運動指令は皮質脊髄路を介して実行器官（end-effector）へと伝達されると同時にその運動指令が実現されることで期待される感覚的結果（SC）が"efference copy"として皮質橋小脳路を介して小脳へ送られる．

②フォワードモデルとして"efference copy"は記録されている．

③実際の運動の結果に基づくSCと期待された運動によるSCとが下オリーブ核において照合される．

④照合の結果，登上線維を介して誤差信号が小脳に伝達されてフォワードモデルが書き換えられる．

図6 小脳におけるフィードバック誤差学習
〔長谷公隆（編）：運動学習理論に基づくリハビリテーションの実践 in DVD．p31，医歯薬出版，2008より改変〕

4 スキーマ理論と感覚運動学習

　スキーマ理論は，運動プログラムに基づいたフィードフォワード制御を運動反応におけるエラー情報処理によって構築する運動スキル学習のモデルを想定しており，情報処理理論に基づく感覚運動学習（sensorimotor learning）[14]におけるエラー学習機構の基礎を形成している．経験を通じて形成される再生スキーマは，運動指令の伝達系というよりは，要求されている運動反応へと導く運動指令のパターンを構築する，いわゆる「逆モデル（inverse model）」（30ページ参照）に相当する機構として知られている．再認スキーマは，運動指令によって期待されるSCに基づいてエラーを同定する機構であり，Schmidtは，スキーマ理論を提唱した原著において，フィードフォワード制御を実現するための「efference copy（遠心性コピー）」の重要性を強調している[1]．エラー修正によって運動プログラムを書き換えていくこの運動学習過程は，小脳でのフィードバック誤差学習として確立されている（図6）．

　スキーマ理論は，GMPおよびスキーマの存在とそれらの機能的特性を確認する過程を経ながら，運動学習における中枢神経制御を解明する足掛かりを与えた．スキー

> **コラム　スキーマ理論の限界**
>
> 　身体運動はその連続性から，離散運動（discrete movement）と連続運動（continuous movement）に分類できるが，Schmidtが提唱したスキーマ理論は，その原著の表題（"A Schema Theory of Discrete Motor Skill Learning"）に示されるように，区切られた運動に対する理論であり，車の運転やジャグリングのような継続的運動や，学習者が環境にかかわりながら行う運動には適用できない[3]．

マ理論では説明できない事象についての研究を含めて，運動学習理論の進歩と運動療法における練習法の体系化に多大なる貢献を果たしている．

文献

1) Schmidt RA : A Schema Theory of Discrete Motor Skill Learning. *Psycholog Rev* 82 : 225-260, 1975
2) Neisser U : Perceiving, anticipating, and imaging. Perception & Cognition: Issues in the Foundations of Psychology, Volume 9: Minnesota Studies in Philosophy of Science. pp89-105, 1976
3) Fischman MG, Christina RW, Anson JG : Memory drum theory's C movement: revelations from Franklin Henry. *Res Q Exerc Sport* 79 : 312-318, 2008
4) Adams JA : A closed-loop theory of motor learning. *J Mot Behav* 3 : 111-149, 1971
5) Schmidt RA : Motor schema theory after 27 years: reflections and implications for a new theory. *Res Q Exerc Sport* 74 : 366-375, 2003
6) Wing AM : Motor control: mechanisms of motor equivalence in handwriting. *Curr Biol* 10 : R245-248, 2000
7) Salmoni AW, Schmidt RA, Walter CB : Knowledge of results and motor learning: a review and critical reappraisal. *Psychol Bull* 95 : 355-386, 1984
8) Winstein CJ : Knowledge of results and motor learning-implications for physical therapy. *Phys Ther* 71 : 140-149, 1991
9) Bruechert L, Lai Q, Shea CH : Reduced knowledge of results frequency enhances error detection. *Res Q Exerc Sport* 74 : 467-472, 2003
10) Wulf G, Schmidt RA, Deubel H : Reduced feedback frequency enhances generalized motor program learning but not parameterization learning. *J Exp Psychol Learn Mem Cogn* 19 : 1134-1150, 1993
11) Wulf G, Lee TD : Contextual interference in movements of the same class : differential effects on program and parameter learning. *J Mot Behav* 25 : 254-263, 1993
12) Wulf G, Schmidt RA : Average KR degrades parameter learning. *J Mot Behav* 28 : 371-381, 1996
13) Roller CA, Cohen HS, Kimball KT, et al : Variable practice with lenses improves visuomotor plasticity. *Brain Res Cogn Brain Res* 12 : 341-352, 2001
14) Wolpert DM, Diedrichsen J, Flanagan JR : Principles of sensorimotor learning. *Nat Rev Neurosci* 12 : 739-751, 2011
15) 長谷公隆（編）：運動学習理論に基づくリハビリテーションの実践 in DVD. pp28-32, 医歯薬出版, 2008

2 ダイナミカル・システム・アプローチによる運動制御・学習の研究

1 はじめに

　機能的な動作は，豊富な関節自由度を駆使し各身体部位の運動を協調させることで成り立っている[1]（図1）[2]．

　この関節自由度を操る運動系は，「無数の運動ニューロンによる活動電位−筋収縮−拮抗筋群の調整−多関節運動の合成」といったミクロからマクロレベルにわたる構成要素が，さまざまな時間的空間的スケールにおいて活動を展開して身体行動を生み出している．この過程を「自己組織化」によるものとみなし，動作の生成やその習熟過程について理解を深めようと試みる[3,4]．これが，ダイナミカル・システム・アプローチの基本となる考え方である．

学習の初期段階
自由度を拘束することによって制御を簡略化しようと試みる

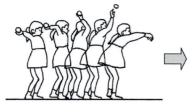
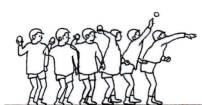

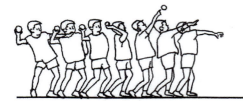

学習の進展
練習や経験を通じて，拘束していた関節自由度を開放し動作形成に参加させることができるようになってくる

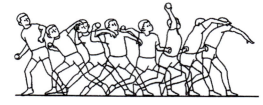

習熟段階
関節自由度を動作形成に積極的に参加させることによって，動きはよりダイナミックなものになってくる

図1　投げ動作の習熟段階別動作様式の変容例
関節自由度の利用という点からみた動作の習得・習熟過程に関して，段階的特徴が認められている．
〔宮下充正（編著）：スポーツとスキル．第4版，pp258-260，大修館書店，1986より図を一部引用〕

> **コラム** 自己組織化
>
> 　自然界の現象，例えば，渡り鳥の群れの飛行，African termite と呼ばれる白アリの集団による巣づくり[5]，ラッシュ時の駅の人混みなどでは，「前を飛ぶ鳥による気流を利用する」，「他の白アリが発するフェロモンに誘発される」，「衝突を避ける」など，個々の行動は，単純な行動基準あるいは本能的性質を基礎として成り立っている．そして，これら個々の行動が，「飛行隊列の編成」，「アリ塚の形成」，「多方向へ交錯する群集の流れ」といったマクロレベルの秩序を生み出している．生体の運動系にも同様の性質がうかがえる．すなわち，個々の神経細胞による活動電位を基礎として，多関節運動が構成され目的を達成する．

2　自己組織化は拘束因子によってもたらされる

　動作形成の自己組織化に影響を与える要素（拘束因子：constraints）として，①動作を生成する主体，②動作が展開される環境，③運動課題の特質に起因するものが考えられている[3]．例えば，ボールをラケット上でバウンドさせる課題について考える[6,7]（図2）．

　この物理モデルの興味深い点は，課題に固有の物理的特性から「安定したバウンドの条件」を導いていることである．人間のバウンド動作でも，①バウンドのばらつきが小さいパフォーマンスではラケットの減速局面で衝突していた，②上達（バウンドのばらつきの減少）に伴い，ラケットの減速局面での衝突を示すようになった[7,8]．これは，課題の物理的特性に起因する拘束因子を利用して動作が組織化されていることを示す．その他，拘束因子の例を表1にまとめる．

3　自己組織化をどのように研究するのか？

　自己組織化を扱うには，ミクロレベルの運動系の活動（例：各運動ニューロンの活動）を記述することによって，マクロレベルで展開される活動（例：多関節運動）を把握・理解しようとすることは有効・合理的とはいえない．マクロレベルでの特徴を捉えるための巨視的な分析が必要となる[9-11]．そのために身体運動現象を，ロコモーションに代表される「周期的運動」，あるいは動作が「開始-終了」の局面で成り立つ「断続的運動」（例：テーブルのカップに手を伸ばしてつかむ）として抽象化する．抽象化した運動を表すモデルについてシミュレーションするとともに，実際の動作を計測する．そして，「実際のパフォーマンスの特徴をモデルが表現できる」ことを確認することによって，対象となる身体運動の性質を解明できたことを示す．

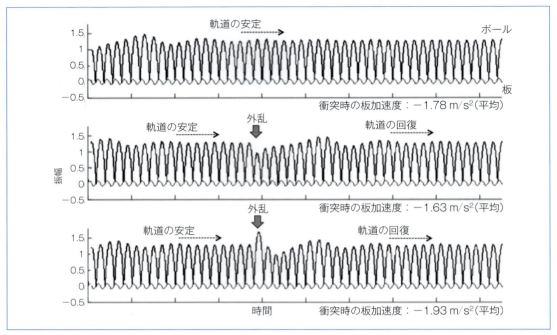

図2　弾性衝突と重力に基づいて「周期運動する板の上で弾むボールの運動」のモデル
「ボールが板の上昇軌道における減速局面で衝突する」という条件を満たすバウンドを繰り返していれば，一定のボールの運動に収束するとともに，外乱に対しても軌道を回復できる．
モデルは，ボールの軌道に応じた「衝突の強さ加減・板の動き・関節運動と筋収縮の調整」は必要とせずに，バウンドが一定の軌道を得ることを示している．

表1　拘束因子の例

拘束因子	例
生体	関節–骨格筋–腱の神経生理学的・バイオメカニクス的特性 身長・体重をはじめとした個人の体格および体力・運動能力 発育・発達・加齢による身体機構の特徴 障害による動作の制限：パラリンピックの競技者は，健常者と全く同じ動作や競技形態・ルールによって競技することはできないものの，その身体の特性や特製の装具・用具を駆使して，独自の動作および競技様式を形成し，最大限のパフォーマンスを達成することができる
課題	スポーツにおいてはルールが動作の可能性を規定している ボールのジャグリングは，ボールの数に対するパフォーマンスを行う手の数に応じて，手にボールを保持し投射する局面とボールが空中にある局面の時間割合の点から，ジャグリングを成功させる条件が規定される 投げ動作における投擲物の重さ・形状・大きさに応じた異なる動作様式の形成（砲丸投げ，槍投げ，各種球技でのパス動作，野球の投球）
環境	重力：姿勢や動作中のバランスの維持，投げる・打つなどで投射した物体や跳躍運動による身体の軌道 地面の摩擦：凍った道路上で，転倒を警戒しながら歩くための動作様式 テニスの試合では，グラス/クレイ/オムニなど異なるコートでのボールのバウンドの違いがプレイ・スタイルに影響する 空気抵抗・風：自転車競技において空気抵抗を最小限にするための姿勢，空中を移動するボールの軌道の変化に影響 障害物：混雑の中での移動・作業動作，ハードルを飛び越えながら疾走する際の走法

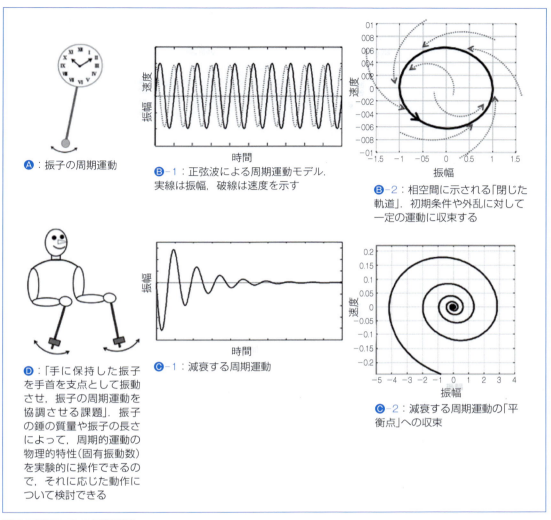

図3 振子による周期運動

4 振子モデルのダイナミクスが表す周期運動パフォーマンスの特徴

　　周期的運動のモデルとして，振子の運動を考える(図3)．
　　振子の周期運動は，物理的特性(振子の長さ・錘の質量)により決定され，振動開始時の位置や初速度(初期条件)にかかわらず一定の周期・振幅に収束する(平衡状態)．また，外乱により軌道に乱れが生じても緩衝され，もとの周期運動を取り戻す．この運動は正弦波によってモデル化でき，相空間(phase space)では"閉じた軌道"となる[5,12-14](図3 B-2)．初期条件や外乱にかかわらず平衡状態に収束するということは，運動の秩序・安定性を意味している．より安定した運動ほど再現性が高く，ばらつきが少ないだけでなく外乱に対しての高い回復力を示す．例えば，安定した歩行運動は，一定のリズミカルな動作を示し，路上の障害物につまずいても，すぐに動作を再組織

> **コラム** 時計の振子運動の持続性
>
> 振子の回転軸に生じる摩擦によりエネルギーが消失すると，運動は減衰して停止する（平衡状態）．これは，相空間上のある1点（平衡点）に収束する軌道として現れる（図3 **C-2**）．時計の振子は「減衰せずに周期運動を継続する」，「時間を刻む」ためのコントローラーを必要とせず，組み込まれている歯車（ガンギ車）と振子との接続（脱進機）による「物理的な仕組み」によってそれらを可能にしている．これは，「ダイナミクスは系に固有の物理的特性から生起する」例といえる．これは「生体・課題・環境の拘束因子に応じて，あるいはそれを利用して動作を組織化する」というダイナミカル・システムの考え方に通じる．

化できる．

ダイナミクスとは，シミュレーションの値や計測値が「時間の経過とともに変化する様子」を意味し，相空間上の軌道として表現できる[14]．ダイナミクスは，計測またはさまざまな条件設定でのシミュレーションを繰り返す中で変動する．それらは相空間上の異なる軌道を示すので，軌道の集合体を得ることができる．巨視的観点からの分析は，この集合体全体の傾向を見出すことを目的とする．その傾向が機能的あるいは意味のあるものであれば，ある規則性・秩序を示す．その最も単純なダイナミクスの特徴が，上記の「閉じた軌道」や「平衡点」への収束である．「身体運動のダイナミクスを分析し，その秩序性を見出そうと試みる」というのがダイナミカル・システム・アプローチの研究方法である．

人間の周期運動が，振子の物理特性に応じて組織化されていることを検討するために，図3 **D** に示す動作パラダイムが用いられている[5, 9, 10, 15]．一連の研究によれば，被験者が生成する周期運動は，物理振子の固有振動に対応しており[16-20]，固有振動に一致するように動作を行うほど安定性を示した[5, 15, 18-22]．これらの知見は，「実際の四肢による周期運動は，四肢に固有の物理的特性を利用するように組織化されている」ことを示している[16]．

5 身体運動を"ポテンシャルの場に展開するダイナミクス"として捉える

ダイナミクスを直感的に捉えるために，ポテンシャルの場の「井戸」（potential well）にあるボールの軌道をイメージしてみる[14, 15]（図4）．

井戸の形状やボールの初期地点は，拘束因子の影響を意味し，それに応じたボールの軌道（ダイナミクス）が決定される．

> **コラム** ダイナミクスが示す秩序・安定性
>
> 相空間上で系の動態が収束する「平衡点」や「閉じた軌道」は，系をそこへ向かって「引きつける」アトラクター（attractor）と定義され，「平衡点」をポイント・アトラクター（point attractor），「閉じた軌道」をリミット・サイクル（limit cycle）と呼ぶ[14]．ある系の動態は，その変動が大きく複雑なため，一見すると単なるノイズに見えるが，そこに複雑ながらも秩序性を示すものがある．このような系の動態はカオス（chaos）と呼ばれ，科学の諸分野において発見されており，研究されている[23, 24]（本文中の「平衡状態」や「ポテンシャルの井戸」は，アトラクターと同義語である．本項では，自己組織化について直観的に捉えるために，そのような表現を多用している）．

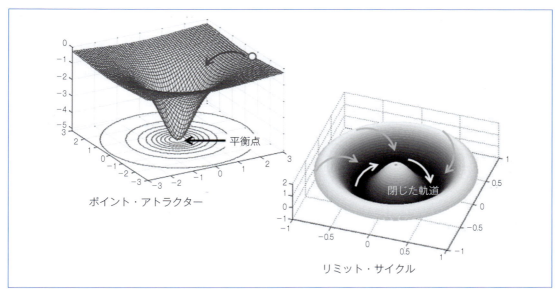

図4　ポテンシャルの「井戸」（potential well）
井戸の任意の位置は，系が取り得るあらゆる初期条件を意味する．初期条件に応じて，ボールは井戸の斜面に沿って低い方へ向けて転がり出す．このボールの転がりを，ポテンシャルの高い方から低い方へと引きつけられる「系の軌道」とみなす．ボールは井戸の最も低い地点に到達して「平衡点」に落ち着く．
この平衡点にあるボールに小さな外乱を加え振動させても，ボールはすぐにもとの平衡点に戻る．これは，系の動態は安定し，秩序性があることを示している．

　　安定性とともに機能的な動作の特徴としてダイナミカル・システムが着目するのは「目的・動作条件・状況などに応じた，ある動作様式から別の様式への切替え」である．ロコモーションでは，歩行，ジョグ，スプリント，あるいはスキップなどの異なる様式が実行可能であるとともに，それらを運動の目的や状況変化に対応して切り替えることができる．拘束因子が変化すればダイナミクスも質的に変化する．ポテンシャルの井戸の形状変化が大きいと，今までの動作は不安定なものとなり，修復し安定化を図るために動作は再組織化され，別の安定した動作様式へと転移する[9,10]．この概念は，図5に示す両手指を同期（同位相）あるいは交互に（逆位相）周期運動させる動作[9,25,26]による実験結果[10,27]に由来している．

　　断続的運動として，「標的に手を伸ばしてつかむ」動作を考える．その特徴は，動作開始時の手の位置・上肢の関節角度（初期条件）や，動作中の障害物・外乱にかかわらず，手の軌道は最終的に標的に到達するように組織化される．この動作のモデルでは，標的の位置を平衡点と捉え，そこに収束するダイナミクスを考える[28]．別のモデルでは，動作の展開を「動作開始時の姿勢」から「終了時の姿勢」への移り変わりと捉え，ポテンシャルの場の「ある平衡点から別の平衡点へ移動するダイナミクス」を考える[29,30]．また，立位姿勢の重心動揺は，不規則な軌跡を示すが，このダイナミクスには高次元のアトラクターが見出されている[31,32]．

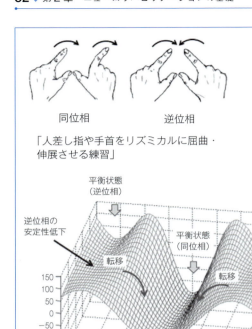

図5 動作様式の転移（phase transition）

6 拘束因子としての動作生成の意図と習得された動作の記憶

　図5の運動課題において，被験者が「同位相から逆位相への切替え」を「意図的に努力」した場合，通常，逆位相から同位相への転移を起こす臨界周波数を上回る場合でさえ切替えが可能であった[33]．この結果を基に，「ある特定の動作様式を意図的に選択し，実行しようとする」といった，「動作生成の意図」は，目的とする動作様式の組織化を導くための「行動情報（behavioral information）」という拘束因子の1つとして概念化されている[34]．行動情報が規定するダイナミクスを「外因性ダイナミクス（extrinsic dynamics）」と定義するのに対して，固有振動数のように動作主体に固有の拘束因子が規定するものを「内因性ダイナミクス（intrinsic dynamics）」とする[34-36]．外因性ダイナミクスが生成しようとする動作様式と，内因性ダイナミクスが規定する動作様式とが異なる場合，外因性ダイナミクスは内因性ダイナミクスが形成するポテンシャルの井戸を変形させる「力」として作用する．その結果，形成されたポテンシャルの井戸に応じた動作様式が生起する[34, 36]．

7 ダイナミカル・システムの概念からみた運動学習

　外因性ダイナミクスの内因性ダイナミクスへの作用は，課題動作の練習にもうかが

える．両手のタッピング動作によって10種の異なる相対位相のリズムを生成する課題の練習では，最も上達した動作は，練習開始前から既に安定性を示している同位相と逆位相であった．興味深い点は，他の位相では同位相あるいは逆位相のうち近い方への偏りを示すとともに，課題位相が同位相や逆位相から逸脱するほどばらつきの増大を示した[37]．また，図5の動作を用いた90°の相対位相（例：右手の運動が3/4周期，左手の運動に先行する）の練習では，練習した位相だけでなくそれと対称の270°位相でもパフォーマンスの向上を示した（正の学習効果の転移）[38, 39]．外因性ダイナミクスが，内因性ダイナミクスが規定するポテンシャルの場全域に作用したために，課題動作だけでなくそれに類似した動作を規定するポテンシャルの井戸の形成をもたらしたと解釈できる．

運動の学習過程について，外因性・内因性ダイナミクスの概念からは以下のように考える．「動作生成の意図」を意味する行動情報は，課題動作を練習する場面においては「学習目標と，それを習得しようとする意志」に相当し[15, 34, 36, 38-41]，「既に獲得されている動作様式や学習過程を通して新たに獲得された動作様式」は「記憶されている動作様式」（記憶情報：memorized information）[36]として概念化される．これに対して，「生得的に備わっている動作を生み出す能力」によって生起する動作様式は内因性ダイナミクスによるものと捉える．練習の過程で，行動情報・記憶情報は内因性ダイナミクスが規定するポテンシャルの井戸を変形させる「力」として作用し，それに応じた動作様式を形成する．その様子については図6のような段階を考える．

この考え方によれば，「運動課題は無の状態から習得されるのではなく，個人の過去の経験や既に習得した動作様式のレパートリーの影響を受けて，課題となる動作様式へ向けてダイナミクスが形成される」と概念化できる．その他の運動学習における現象について，ダイナミカル・システムによる解釈を表2にまとめた．

8 運動学習を促進するための指導の指針

ダイナミカル・システムの概念に基づいて「課題動作の指導」を考える場合，「すべての人に共通な"理想の動き"」を想定しない．指導とは，「"手本となる動き"の詳細を模倣することを課する」のではなく，また，練習者を「"理想的な動き"の鋳型にはめ込もうとする行為」でもない．むしろ，「練習者が課題達成に適した"動作を見出す"ことを促す行為」である．したがって，指導すべきことは，「どのように動くか」ではなく，種々の拘束因子を設定あるいは操作してやり「学習者がどのように動いたらよいかを探る」ように仕向けることである．そこで，「拘束因子の設定・操作の仕方」は，学習過程を促進するための重要ポイントとなる．

「学習の停滞」（局所的な平衡点に陥ってしまって抜け出せない状態：表2）を打破して，より高度な秩序と安定性の探求を促すには[42]：

①拘束因子（例：練習課題や状況設定）を操作して，ポテンシャルの井戸の配置・形状を変化させる．それによって，現在はまり込んでいる平衡状態を不安定化させることで，新たな平衡状態を探求させる．

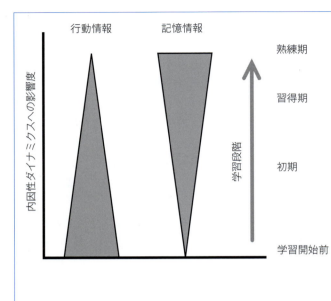

図6 学習段階に応じて異なる外因性ダイナミクスの内因性ダイナミクスへの影響
運動学習の効果は，この影響により生起する動作様式の変化として現れる．

②学習者を，現在陥っている平衡点から押しやる．すなわち現段階での動作様式が成り立たないような拘束因子（例：練習環境・課題）を設定する．

これらの方法では練習動作に変動や失敗の増加を生むことも予測されるが，動作が未習熟なために不安定な時期は，動作習得の過程において意味あるものと捉える必要がある[43]．

完全に学習者任せで「自身による適切な動作の発見」を展開させることは，必ずしも効率的とはいえない．学習者が動作を探求するための手掛かりを与え，方向づけをするといった手助けは，学習を効率よく促進させる．ビデオや実演などで見本を教示するといった「観察学習」の目的は，「示された動作を模倣させる」ことではなく，「学習目標達成に適した動作を探索するためのヒントを与える，あるいは方向づけをしてやる」ことにある．そのための教示方法は，「どのように身体を動かさなければならないのか」といった「動き方の処方」ではなく，「適した動きを見出そうとする活動」を促すような教示が求められる[43]．この点から，視覚情報や言語による教示は拘束因子の1つとみなすことができる．

9 まとめ

カオスは，科学の諸分野で発見され，その複雑な動態に潜む秩序について研究されている．この理論と研究手法を運動制御・学習の研究に応用したものが，ダイナミカル・システム・アプローチである．自己組織化やアトラクターの概念とそれを分析す

表2 ダイナミカル・システムからみた運動学習における諸現象

運動学習に見られる特徴	ダイナミカル・システムの概念による解釈
運動スキルの難易度	行動情報が規定する学習目標内容が，内因性ダイナミクスや記憶情報により決定される動作様式とかけ離れるほど，獲得しようとする運動スキルの難易度は高くなる
目標とされる動作様式と獲得される動作様式との不一致	学習開始段階で形成されている動作様式は，その時点での内因性ダイナミクスによるとともに，その後は記憶情報の影響を受けながら動作が形成されていく
学習の個人差	内因性ダイナミクスの質や，各学習段階での内因性ダイナミクスと記憶情報による動作形成への作用は個人により異なる
機能的柔軟性：課題を達成するための解決策としての動作は，必ずしもある特定の運動器に限られるものではない（例：右手が不自由な場合，左手を使って作業する）	「拘束因子が規定する平衡状態を探りながら動作を組織化する過程は，より抽象的なレベルでの動作課題達成のための解決策を見出す活動による」と捉えることができる
学習の保持力：習得した動作を再現できる度合い	動作様式を規定する「ポテンシャルの井戸」の傾斜の大きさと深さの点から概念的に解釈できる
プラトー（plateau）：「学習の停滞」現象	「局所的にみると平衡状態を示すポテンシャルの井戸に落ち着いてしまうがために，そこから抜け出して広域的にポテンシャルの場をみた場合に存在する"より高度な秩序性や安定性を示す井戸"への移転が難しい状態」と解釈できる
文脈干渉効果（contextual interference effect）：一定の動作スキルを繰り返し練習する場合（ブロック練習）と，異なる動作スキルを取り混ぜてランダムに練習していく場合（ランダム練習）では，学習の保持と転移の効果はランダム練習の方が高い	ランダム練習により異なる動作を練習しなければならない状況では，「異なる動作が課題となることによって，外因性ダイナミクスが練習ごとに異なる状況」，言い換えれば「平衡状態を探る活動に対して外乱が頻繁に与えられる状況」と解釈できる．そのため，ポテンシャルの場の平衡状態について，広範囲にわたって探ることを強いられる．結果として「より高い秩序性と安定性（より深くて急な井戸）を示す動作を見出す」ことで，高い「学習の保持効果」を得るとともに，「複数の井戸をポテンシャルに形成する」ことで「学習の転移」を獲得することができる
学習効果の転移：練習の効果が練習していないパフォーマンスにも影響する	練習効果は，ポテンシャルの場を変化させるので，練習対象となる動作様式以外についても平衡状態を示す動作様式を形成することがあり得る（正の転移）．行動情報が規定する外因性ダイナミクスが，練習開始以前の内因性ダイナミクスと相いれない場合，正の転移は阻害され，2つのダイナミクスが共通するほど正の転移は促進されると考えられる

る手法について理解を深めることによって，より効果的かつ適正にこの研究手法を扱うことができる．

文献

1) Newell KM : Coordination, control and skill. Goodman D, Wilberg RB, Franks IM (eds) : Differential Perspectives in Motor Learning, Memory, and Control, pp295-317, Elsevier Science, Amsterdam, 1985
2) 宮下充正（編著）：スポーツとスキル．第4版, pp258-260, 大修館書店, 1986
3) Newell KM : Constraints on the development of coordination. Wade MG, Whiting HTA (eds) : Motor Development in Children. Aspects of Coordination and Control, pp341-360, Martinus Nijhoff, Dordrecht, Netherlands, 1986
4) Newell KM, Kugler PN, van Emmerik REA, et al : Search strategies and the acquisition of coordination. Wallace SA (ed) : Perspectives on the Coordination of Movement, pp85-122, Elsevier Science Pub., North-Holland, 1989

5) Kugler PN, Turvey MT : Information, Natural Law, and the Self-assembly of Rhythmic Movement. Erlbaum, Hillsdale, NJ, 1987
6) Schaal S, Atkeson CG, Sternad D : One-handed juggling: a dynamical approach to a rhythmic movement task. *J Mot Behav* 28 : 165-183, 1996
7) Sternad D, Duarte M, Katsumata H, et al : Bouncing a ball: tuning into dynamic stability. *J Exp Psychol Hum Percept Perform* 27 : 1163-1184, 2001
8) Sternad D, Katsumata H : Dynamic stability in the acquisition and performance of a rhythmic skill: an example for a perception-action approach. *J Hum Kinet* 4 : 57-73, 2000
9) Kelso JAS : Elementary coordination dynamics. Swinnen S, Heuer H, Massion J, et al (eds) : Interlimb Coordination: Neural, Dynamical, and Cognitive Constraints, pp301-318, Academic Press, New York, 1994
10) Kelso JAS, Schoner G : Self-organization of coordinative movement patterns. *Hum Mov Sci* 7 : 27-46, 1988
11) Tufillaro NB, Abbott T, Reilly J : An Experimental Approach to Nonlinear Dynamics and Chaos. Addison-Wesley, Redwood City, CA, 1992
12) Abraham RH, Shaw SD : Dynamics: The Geometry of Behavior. 2nd ed, Addison Wesley, 1992
13) Kelso JAS : Dynamic Patterns: The Self-Organization of Brain and Behavior. MIT Press, Cambridge, MA, 1995
14) Strogatz SH : Nonlinear Dynamics and Chaos: with Applications to Physics, Biology, Chemistry, and Engineering. Addison-Wesley, Reading, MA, 1994
15) Wallace SA : Dynamic pattern perspective of rhythmic movement: an introduction. Zelaznik HN (eds) : Advances in Motor Learning and Control, pp155-194, Human Kinetics, Champaign, IL, 1996
16) Amazeen PG, Amazeen EL, Turvey MT : Dynamics of human intersegmental coordination: theory and research. Rosenbaum DA, Collyer CE (eds) : Timing of Behavior: Neural, Computational, and Psychological Perspectives, pp237-259, MIT Press, Cambridge, MA, 1998
17) Bingham GP, Schmidt RC, Turvey MT, et al : Task dynamics and resource dynamics in the assembly of a coordinated rhythmic activity. *J Exp Psychol Hum Percept Perform* 17 : 359-381, 1991
18) Hatsopoulos NG : Coupling the neural and physical dynamics in rhythmic movements. *Neural Comput* 8 : 567-581, 1996
19) Hatsopoulos NG, Warren Jr WH : Resonance tuning in rhythmic arm movements. *J Mot Behav* 28 : 3-14, 1996
20) Sternad D, Amazeen EL, Turvey MT : Diffusive, synaptic, and synergetic coupling: an evaluation through in-phase and antiphase rhythmic movements. *J Mot Behav* 28 : 255-269, 1996
21) Schmidt RC, Shaw BK, Turvey MT : Coupling dynamics in interlimb coordination. *J Exp Psychol Hum Percept Perform* 19 : 397-415, 1993
22) Sternad D, Turvey MT, Schmidt RC : Average phase difference theory and 1:1 phase entrainment in interlimb coordination. *Biol Cybern* 67 : 223-231, 1992
23) Gleick J : Chaos: Making a New Science. Penguin Books, New York, 2002
24) Prigogine I, Stengers I : Order Out of Chaos: Man's New Dialogue with Nature. Bantam Books, New York, 1984
25) Kelso JAS : On the oscillatory basis of movement. *Bull Psychon Soc* 18 : 63, 1981
26) Kelso JAS : Phase transitions and critical behavior in human bimanual coordination. *Am J Physiol Regul Integr Comp Physiol* 15 : R1000-R1004, 1984
27) Haken H, Kelso JA, Bunz H : A theoretical model of phase transitions in human hand movements. *Biol Cybern* 51 : 347-356, 1985
28) Saltzman E, Kelso JA : Skilled actions: a task-dynamic approach. *Psychol Rev* 94 : 84-106, 1987
29) Schöner G : Dynamic theory of action-perception patterns: the time-before-contact paradigm. *Hum Mov Sci* 13 : 415-439, 1994
30) Zaal FT, Bootsma RJ, van Wieringen PC : Coordination in prehension. Information-based coupling of reaching and grasping. *Exp Brain Res* 119 : 427-435, 1998
31) Newell KM, van Emmerik REA, Sprague RL : Stereotypy and variability. Newell KM, Corcos DM (eds) : Variability of Motor Control, pp475-496, Human Kinetics, Champaign, 1993
32) Yamada N : Chaotic swaying of the upright posture. *Hum Mov Sci* 14 : 711-726, 1995
33) Scholz JP, Kelso JA : Intentional switching between patterns of bimanual coordination

depends on the intrinsic dynamics of the patterns. *J Mot Behav* 22 : 98-124, 1990
34) Schöner G, Kelso JAS : A dynamical pattern theory of behavioral change. *J Theor Biol* 135 : 501-524, 1988
35) Jeka JJ, Kelso JAS : The dynamic pattern approach to coordinated behavior: a tutorial review. Wallace SA (ed) : Perspective on the Coordination of Movement, pp3-45, Elsevier Science, North-Holland, 1989
36) Schöner G, Kelso JA : A synergetic theory of environmentally-specified and learned patterns of movement coordination. I. Relative phase dynamics. *Biol Cybern* 58 : 71-80, 1988
37) Yamanishi J, Kawato M, Suzuki R : Studies on human finger tapping neural networks by phase transition curves. *Biol Cybern* 33 : 199-208, 1979
38) Zanone PG, Kelso JA : Evolution of behavioral attractors with learning: nonequilibrium phase transitions. *J Exp Psychol Hum Percept Perform* 18 : 403-421, 1992
39) Zanone PG, Kelso JA : Coordination dynamics of learning and transfer: collective and component levels. *J Exp Psychol Hum Percept Perform* 23 : 1454-1480, 1997
40) Schöner G : Learning and recall in a dynamic theory of coordination patterns. *Biol Cybern* 62 : 39-54, 1989
41) Schöner G, Zanone PG, Kelso JA : Learning as change of coordination dynamics: theory and experiment. *J Mot Behav* 24 : 29-48, 1992
42) Newell KM : Change in movement and skill: learning, retention, and transfer. Latash ML, Turvey MT, Bernstein NA (eds) : Dexterity and its Development, pp277-303, Lawrence Erlbaum, Mahwah, NJ, 1996
43) Davis K, Button C, Bennett S : Dynamics of Skill Acquisition: A Constraints-Led Approach. Human Kinetics, Champaign, IL, 2008

4 最近の基礎研究

1 はじめに

近年，動物を用いたさまざまな中枢神経損傷モデルが開発されたことにより，回復に伴って起こる脳や神経の詳細な変化が明らかになりつつある．ここではわれわれが行っているサル運動野損傷モデルを用いた研究を中心に，運動機能にかかわる脳損傷後の脳・神経の変化を明らかにした最近の研究を紹介する．

2 第一次運動野損傷動物モデルを用いた脳の機能回復メカニズムの研究

1. 訓練群と非訓練群の回復の比較

私たちは運動が機能回復にもたらす効果を検証するために，ヒトと脳構造や筋骨格構造が似ているサルをモデル動物に用いて，第一次運動野損傷後の運動訓練の有無によって把握動作の回復に違いがあるかを調べた[1, 2]．大脳半球の第一次運動野（図1Ⓐ）の手の運動に関係する領域に損傷を作製した．第一次運動野には，顔や手など身体の各部位に関係する領域が存在することが知られている．第一次運動野の神経細胞に弱い電気刺激を与えて誘発される筋活動から運動野の手の領域を調べ（図1Ⓑ），薬物を投与して損傷を作成した．薬物を注入した第一次運動野の手領域の神経細胞は永続的に破壊され（図1Ⓒ 右），損傷半球と反対側の手に損傷直後から弛緩麻痺が認められた．私たちはつまみ動作（精密把握：図1Ⓓ）の回復に注目し，把握動作の運動訓練がつまみ動作の回復に及ぼす効果を調べた（精密把握は母指と示指で物をつまむ動作である．人間と一部のサルで見られる動作で，精密把握ができる動物は第一次運動野から脊髄の運動神経細胞への直接結合をもつことが知られている[3]．運動訓練群は麻痺手のつまみ動作の訓練（図1Ⓔ：孔からエサを取る課題）を1日1時間・週5回実施し，非訓練群には損傷後の訓練を実施しなかった．

運動訓練個体（図2Ⓐ 上段線グラフ）では，損傷約1か月半後に，簡単な最大直径の孔と難しい最小直径の孔の両方の課題成功率が損傷前と同程度に回復した．回復過程の把握方法の変化を調べた結果（図2Ⓐ 下段棒グラフ），損傷後3週間頃は母指の外側面で保持する「代償的な把握」が見られたのに対し，損傷後1か月半には損傷前と

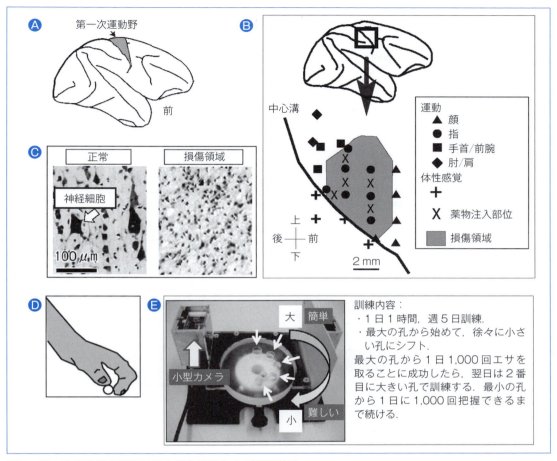

図1　第一次運動野の機能地図と損傷領域および課題装置
Ⓐ サルの脳の模式図．グレー部分は第一次運動野を示す，Ⓑ 電気刺激により第一次運動野の機能地図を調べた結果と損傷領域，Ⓒ 第一次運動野の神経細胞の様子．正常の星型の細胞が神経細胞(矢印)損傷領域では神経細胞がなく，小さなグリア細胞の増殖が見られた，Ⓓ つまみ動作(精密把握)の模式図，Ⓔ 課題装置と訓練内容．
〔村田　弓：「運動」と「脳の可塑的変化」―動物モデルによる脳損傷後の機能回復メカニズム解明への試み(特集 作業療法のための最新脳化学入門)．OTジャーナル 44：286, 2010 より〕

　同様に主に母指と示指の先端で把握する精密把握が回復し，訓練を2か月間中止した後に再びテストしても精密把握の使用が続いていた．
　一方，非訓練個体では，最大の孔の成功率は回復したが，最小の孔の成功率は回復しなかった(図2Ⓑ 上段線グラフ)．把握方法は1か月半が経過しても，代償的な把握を使用し(図2Ⓑ 下段棒グラフ)，その傾向は損傷後3か月以上経過しても変わらなかった．回復過程で稀に精密把握が見られることがあったが，定着はしなかった．以上のことから，代償的な把握のように自然回復する動作と，精密把握(つまみ動作)のように回復するために訓練が必要な動作があることが分かった(図2Ⓒ, Ⓓ)．
　では，単に運動を行うことで回復が促進されるのだろうか？　神経回路のネットワークを変えるためには，運動の質と量が大切であると考えられる．Plautzらが行った健常リスザルを用いた実験では，単純な動作(大きな孔からエサを取る)の繰り返し

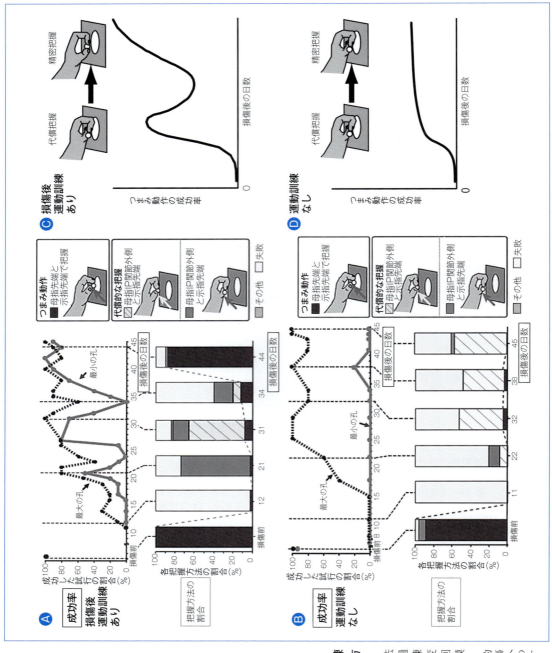

図2 運動訓練個体・非訓練個体の成功率と把握方法の変化

A 訓練群の成功率と把握方法の変化，B 非訓練群の成功率と把握方法の変化，C 訓練群の回復過程と把握方法の変化の模式図，D 非訓練群の回復過程と把握方法の変化の模式図．
[村田 弓：「運動」と「脳の可塑的変化」─動物モデルによる脳損傷後の機能回復メカニズム解明への試み (特集 作業療法のための最新脳化学入門)．OT ジャーナル 44：287，2010 より]

だけでは第一次運動野の機能地図に変化が起こらず，小さな孔からエサを取る動作を学習した場合に第一次運動野の手指の領域が拡大することが報告されている[4]．これは健常な動物の結果であるが，同様の変化が損傷後にも起こっていると考えられ，課題の内容や難易度の違いによっても脳に与える影響が異なる可能性がある．

2. 脳損傷後の脳機能の変化

運動野損傷後のつまみ動作の回復に関連する脳の変化を調べるために，PET（陽電子放出断層撮影）を用いて脳血流を測定し，脳損傷前後の把握動作時のサルの脳活動を調べた．損傷前は動作手と反対側の大脳半球に活発な脳活動が認められた．一方，損傷後のつまみ動作中には，両半球の広い範囲で脳活動が上昇し，活動が高い脳領域の１つに運動前野腹側部が認められた．運動前野腹側部は，脳卒中患者が麻痺手でグーパー運動を行っているときに活動が上昇する脳領域の１つとして報告されている[5]．またこの領域には，把握対象となる物体を見たときや把握動作中に活動が高まる神経細胞があるため[6]，物体の形に適した把握方法を選ぶ役割をもつと推測されている[7]．第一次運動野から発し，対側の脊髄前角に至る皮質脊髄路が脳からの主要な運動出力経路であると考えられているが，運動前野腹側部も脊髄への下行路をもつことが知られていることから[8]，第一次運動野損傷後の回復期には，この領域がもつ下行路を代償経路として使用していた可能性がある．

3 動物モデルを用いた脳損傷後の機能回復にかかわる脳研究

私たちの研究以外にも，動物を用いた運動野損傷および脊髄損傷モデルによる研究が行われている．これらの中から，特に運動機能の回復にかかわる神経メカニズムに関する報告をいくつか紹介する．

1. 運動野損傷モデル

LiuとRouillerは，運動機能の回復に運動前野腹側部（ventral premotor area：PMv）と運動前野背側部（dorsal premotor area：PMd）の両方が寄与する可能性を示した（図3)[9]．この研究では，サルの第一次運動野と第一次体性感覚野の手領域を含むような損傷を作成し（図3 Ⓑ），精密把握動作を評価するためにブリンクマンボード課題を用いた（図3 Ⓒ)[33]．第一次運動野損傷の約１年後に，第一次運動野と体性感覚野の機能地図の変化を両半球で調べ（図3 Ⓐ），さらに損傷から約１年半後に機能回復（機能代償）にかかわる脳領域を特定するために薬物（ムシモール：抑制性神経細胞の神経伝達物質であるGABAの作動薬）を用いて一時的に神経活動を抑制する実験を行った．その結果，運動前野腹側部と背側部の両方を抑制すると課題の遂行が困難となった（図3 Ⓔ）．

一方，非損傷半球の第一次運動野を抑制すると若干の課題成績の低下が見られたが，運動前野の抑制よりも影響が小さかった．また，第一次運動野において，筋活動を起こすために必要な電気刺激の強度（閾値）を損傷前後で比較した結果，損傷後の回復時

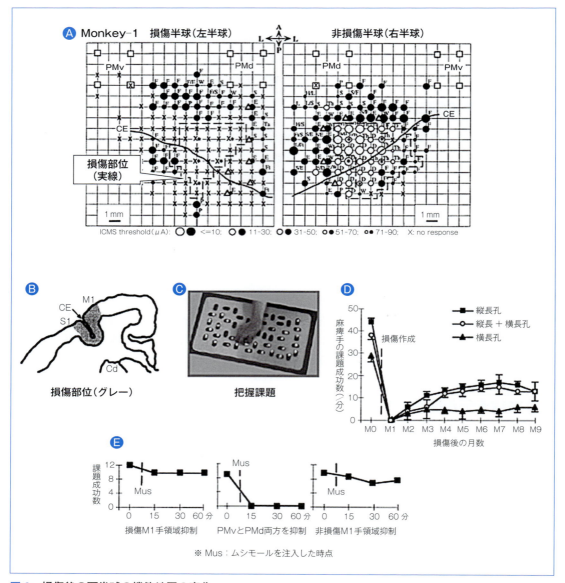

図3 損傷後の両半球の機能地図の変化
Ⓐ 第一次運動野損傷後の第一次運動野と体性感覚野の機能地図（アスタリスク：M1の手領域のムシモール注入部位，白い四角：運動前野のムシモール注入部位），Ⓑ 損傷部位の模式図（冠状断面），Ⓒ 把握課題の写真，Ⓓ 課題成績の回復曲線，Ⓔ 第一次運動野や運動前野背側部および腹側部の活動を抑制した時の課題成功数の変化，CE：中心溝，M1：第一次運動野，S1：第一次体性感覚野，Cd：尾状核，PMd：運動前野背側部，PMv：運動前野腹側部．
〔Liu Y, Rouiller EM：Mechanisms of recovery of dexterity following unilateral lesion of the sensorimotor cortex in adult monkeys. *Exp Brain Res* 128：152, 154, 155, 1999 より一部改変，Bashir S, Kaeser M, Wyss A, et al：Short-term effects of unilateral lesion of the primary motor cortex(M1) on ipsilesional hand dexterity in adult macaque monkeys. *Brain Struct Funct* 217：66, 2012 より一部改変(Ⓒ)〕

期(損傷後約2か月)では刺激閾値が上昇する傾向が見られ,刺激強度を上げると手首に加えて指の動きが起こる部位が認められた[10].この結果は,運動野損傷後には運動野の神経細胞が損傷前よりも広い範囲の筋の動きの支配にかかわるように変化した可能性を示唆していると推察される.

さらに,運動野損傷サルモデルと脊髄損傷サルモデル(C7レベル半切)の回復の違いを比較した研究では,孔からエサを取り出すときに,運動野損傷群では手首の尺側屈曲と回外との動きを使って取り出す様子が認められたが,脊髄損傷群では手首の尺屈や回内外の代償的な動きの使用が少なかったことを報告しており[11, 12],損傷部位による機能回復過程の代償動作の違いがサルモデルにおいても見られることが推測される.また,運動野損傷モデルにおいて,非麻痺手の機能と麻痺手の機能回復の程度に相関があることを報告している[13].この結果は,回復過程において,損傷半球と非損傷半球が関連しており,損傷は片側のみであっても非麻痺側もなんらかの損傷の影響を受けていることを示唆している.

また,Aizawaらはサルの第一次運動野損傷後に,指でボタンを押す直前の補足運動野(supplementary motor area:SMA)の神経活動が,損傷前よりも上昇することを報告した[14].この結果は第一次運動野損傷後に補足運動野における神経の再組織化(reorganization)があることを示唆しており,機能回復に補足運動野がかかわる可能性が推測される.

運動野損傷後の脊髄内においても機能回復にかかわる変化があることが推察される.Combsらは頭部外傷サルモデル(運動野と運動前野の一部に損傷を作成)を用いて,損傷後の脊髄において神経の可塑的変化を促進する機能をもつ蛋白の1つである,脳由来神経栄養因子(brain-derived neurotrophic factor:BDNF)の発現が上昇することを報告した[15].これは,脊髄の中でも神経の可塑的な変化が起こっている可能性を示唆していると考えられる.

Tsuboiらはサルを用いて,脳損傷後によく見られる麻痺手の随意運動に伴って,反対側の手足が不随意に動いてしまうミラームーブメントに第一次運動野がかかわることを報告した(このミラームーブメントは,リハビリテーションで用いる用語の連合反応に近い動作の可能性がある).損傷のないサルの第一次運動野に神経活動を抑制する薬物を投与して一時的に神経活動を抑制した後,抑制した第一次運動野(右半球)が支配する左手(疑似的な麻痺手)を使ってつまみ動作を行うときに,抑制した運動野と同側の右手(疑似的な非麻痺手)が左手の動きと一緒に動いてしまうミラームーブメントが起こる[16]ことを報告した.この結果は,ミラームーブメントが第一次運動野の活動が障害されることによって起こることを示唆しており,その背景としては,脳梁や脳幹,脊髄などのレベルにおいて,両半球の運動野の間にある相互抑制の関係性が失われるためではないかと推測している[16].

2. 脊髄損傷モデルを用いた研究

運動野損傷と並んで,近年研究が進んでいるのが脊髄損傷モデルである.ここでは

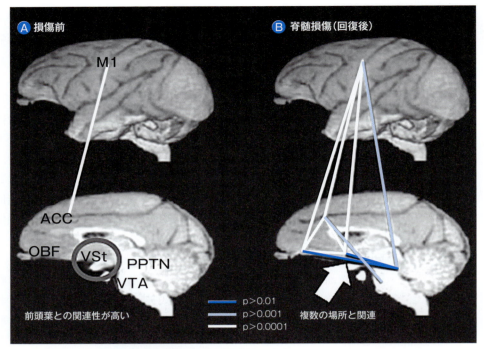

図4　脊髄損傷損傷前後の脳領域間の活動関連性の変化
ACC：anterior cingulate cortex（前帯状皮質），OBF：orbitofrontal cortices（眼窩前頭皮質），PPTN：pedunculopontine tegmental nucleus（脚橋被蓋核），VTA：ventral tegmental area（腹側被蓋野），VSt：ventral striatum（腹側線条体）．
〔Nishimura Y, Onoe H, Onoe K, et al：Neural substrates for the motivational regulation of motor recovery after spinal-cord injury. *PLoS One* 6：2, 5, 2011 より一部改変〕

脊髄損傷動物モデルを用いた研究をいくつか紹介する．
　Nishimuraらは，サルの片側の皮質脊髄路を損傷したモデルを使用してPETを用いて脳活動を調べ，損傷後は「麻痺手の支配半球の運動前野」や「麻痺手と同側の第一次運動野」が活動してつまみ動作を行っていることを示した[17, 18]．この結果から，損傷を受けた脊髄内だけでなく大脳皮質においても機能代償のために脳活動の変化が起こることが示唆された．また，皮質脊髄路損傷後のつまみ動作の回復には，脊髄内の固有ニューロンがかかわることを報告している[19]．さらにPETを用いた脳活動測定の結果から，脊髄損傷後に腹側線条体（側坐核を含む領域）と運動関連領野の活動の関連性が高まることを報告した（図4）[20]．この結果から，やる気やモチベーションにかかわる側坐核と運動関連領野との関連性の強化が運動の回復にかかわる可能性が推察される．さらに，脊髄損傷サルモデルを用いて，脊髄損傷によって第一次運動野と上肢の筋活動の間の関連性（コヒーレンス coherence）が変化することを報告した（図5）[19]．コヒーレンスとは，2つの神経細胞の間，または第一次運動野の神経と筋活動の間の活動の関連性を示す．その背景には，第一次運動野と筋（脊髄運動ニューロン）との結合関係があると考えられている．
　第一次運動野と筋活動の間に関連性（コヒーレンス）があることの機能的な意義は

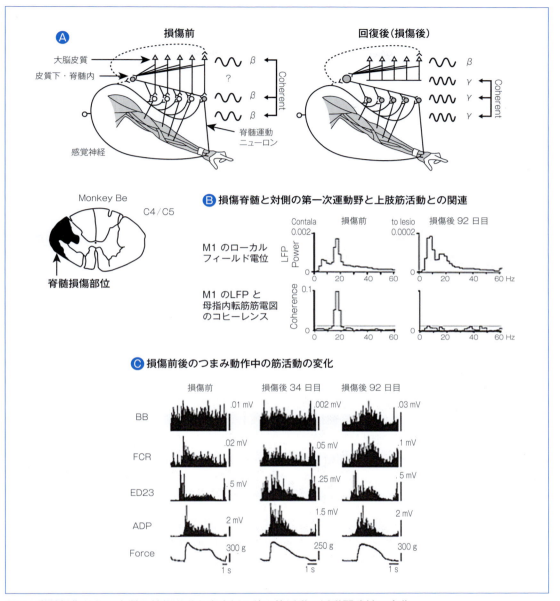

図5　脊髄損傷前後の皮質の神経活動と麻痺側上肢の筋活動の活動関連性の変化
Ⓐ 損傷前後の「損傷脊髄と対側の大脳皮質」と「皮質下・脊髄の介在ニューロン」の間の神経の結合関係とコヒーレンス(coherence)の違いを示す模式図．Ⓑ 損傷前後の第一次運動野のローカルフィールド電位(上)と第一次運動野と母指内転筋の間の活動の関連性(下)．ローカルフィールド電位(local field potential：LFP)とは神経細胞の集団活動の結果生じる電位のこと．M1：第一次運動野．Ⓒ 損傷前後のつまみ動作中の筋活動の変化．BB：上腕二頭筋，FCR：橈側手根屈筋，ED23：2・3指の指伸筋，ADP：母指内転筋，Force：母指と示指のピンチ力の時間経過．
〔Nishimura Y, Morichika Y, Isa T : A subcortical oscillatory network contributes to recovery of hand dexterity after spinal cord injury. *Brain* 132 : 71, 716, 719, 2009 より一部改変〕

議論があるが，脊髄損傷患者でコヒーレンスの出現が減弱することが報告されている[21]．正常ではサルの第一次運動野と筋活動の間に関連した活動関係（β；ベータ帯域 14～30 Hz）が見られたが，脊髄損傷後は第一次運動野と上肢の筋活動の関連性がほとんど見られなかった．一方，脊髄損傷後は上肢の筋同士が別の周波数帯域（γ；ガンマ帯域 30～46 Hz）で関連して活動する様子が認められた．

以上の結果から，脊髄損傷後は第一次運動野からの投射が失われたために皮質下もしくは脊髄内に存在する介在ニューロンのもつ神経結合が強化され，上肢の筋活動を調整している可能性が推測される（図5 Ⓐ）．

脊髄内の介在ニューロンについて Takei と Seki は，健常サルを用いて，つまみ動作中の脊髄内の介在ニューロンの神経活動を記録し，運動の開始時や運動の継続時に活動する神経細胞があること，個々の脊髄介在ニューロンは，単一の筋肉の活動を支配するのではなく，複数の筋活動を協働させる効果をもっていることを報告した[22, 23]．損傷後の回復過程においては，このような脊髄内の介在ニューロンがもつネットワークが機能回復にかかわる可能性が推察される．

Schmidlin らは脊髄損傷サルモデル（C7/8 レベル半切）を用いて，損傷後に起こる第一次運動野の電気刺激に対する神経活動応答の回復過程を調べた[24]．トレーニングには孔から指でエサを取り出す課題を使用し，第一次運動野を刺激したときに手の運動が誘発される反応が回復した時期と把握運動の成功率の回復が関連して起こることを報告した（図6）．この結果から，第一次運動野から脊髄への下行路の機能的な変化が機能回復にかかわることが推察される．

Sugiyama らはサル脊髄損傷モデル（C4/5 レベル皮質脊髄路損傷）を用いてトレーニングの開始時期と把握機能の回復の関連性について報告した．損傷後 1 か月から把握運動トレーニングを開始した場合は，損傷の翌日からトレーニングを行った場合よりも，課題成績の回復が低いことを示した〔リハビリテーション訓練には，1 cm 程度のスリットからサイコロ状のエサを把握する把握課題を用いた（1日30分，週5日）〕[25]．この結果は，損傷後早期からリハビリテーションを行う重要性を示唆していると考えられる．

一方で，Humm らはラットの運動野損傷モデルを用いて，麻痺手の過剰使用と損傷範囲の関係を調べ，損傷直後に麻痺手を使った運動を過剰に行うと損傷が拡大することを示した[26]．損傷が拡大した背景には，損傷直後は損傷周辺領域で興奮性の神経伝達物質であるグルタミン酸の濃度が高まり，さらに過剰な運動を行うと神経細胞が過剰興奮状態になり，神経細胞自体が死滅してしまうためだと考えられている[26, 27]．この結果から，早期に過剰な強度の運動を与えた場合には機能回復に逆効果を与える可能性が推測される．

また，運動機能の回復にかかわる脳機能の変化の背景には，神経細胞の中で起こる変化があると考えられている．Yamamoto らは脊髄損傷後（C4/5 レベル皮質脊髄路損傷）の第一次運動野で *SPP1*（secreted phosphoprotein 1）遺伝子が増えることを示した[28]．*SPP1* の皮質内での機能は不明な点が多いが，ミエリンにかかわる機能をもつといわれており，神経軸索での活動電位の伝導速度を上昇させることにより機能代償にかか

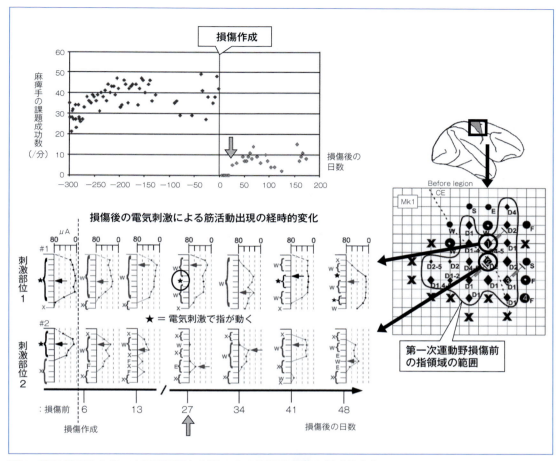

図6 脊髄損傷後の第一次運動野電気刺激による筋活動出現の経時的変化
損傷後30日頃に課題の成功数が増加し，その同時期に損傷脊髄と対側の第一次運動野の電気刺激によって麻痺手の指の筋活動が誘発された．
〔Schmidlin E, Wannier T, Bloch J, et al : Progressive plastic changes in the hand representation of the primary motor cortex parallel incomplete recovery from a unilateral section of the corticospinal tract at cervical level in monkeys. *Brain Res* 1017 : 174, 176, 179, 2004 より一部改変〕

わる可能性が推測される．

　Higoらは脊髄損傷後の回復時期に神経の可塑的変化にかかわる蛋白の1つであるGAP-43(growth-associated protein 43)の遺伝子発現が損傷半球の第一次運動野や運動前野腹側部で増加することを示した[29]．この結果は，脊髄損傷後は脊髄内の変化だけでなく，大脳皮質の神経細胞内の遺伝子レベルで回復にかかわる変化が起こっていることが推測される．

　運動野から情報を伝えるためには，皮質から脊髄への神経投射が重要な役割を果たしていると考えられる．Yoshino-Saitoらは，健常のサルの第一次運動野から脊髄への下行路を解剖学的トレーサーを用いて調べ，第一次運動野から脊髄への投射(皮質に細胞体があり，脊髄に軸索を伸ばす神経細胞)は，錐体交差して反対側に行く経路がほとんどだが，同側を下行する経路も少なくない(10%程度)ことを報告した(図7)[30]．

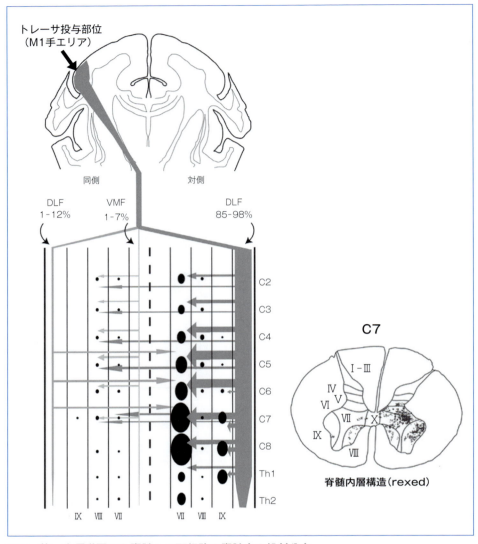

図7　第一次運動野から脊髄への下行路の脊髄内の投射分布
DLF：dorsolateral funiculus（脊髄背外側索），VMF：ventromedial funiculus（脊髄腹索）．
〔Yoshino-Saito K, Nishimura Y, Oishi T, et al : Quantitative inter-segmental and inter-laminar comparison of corticospinal projections from the forelimb area of the primary motor cortex of macaque monkeys. *Neuroscience* 171 : 1172, 1177, 2010 より一部改変〕

　Rosenzweigらは，サル脊髄半切損傷モデル（C7レベル）を用いて，交差せずに同側の脊髄内を下行する皮質脊髄路の変化について調べた〔トレーニングとして，縦長の孔からレーズンを取り出すトレーニング課題（週2回・1日10試行）を使用した〕．その結果，損傷脊髄と同側の第一次運動野から正常脊髄を下降し，脊髄内で対側に投射する神経線維のシナプス結合部位が太くなる，シナプス結合が増えるなどの変化が起こっていることを報告した（図8）[31]．この結果から損傷後の機能回復には一次運動野から脊髄へ投射する下行路においても構造的な変化が起こっている可能性が示唆される．

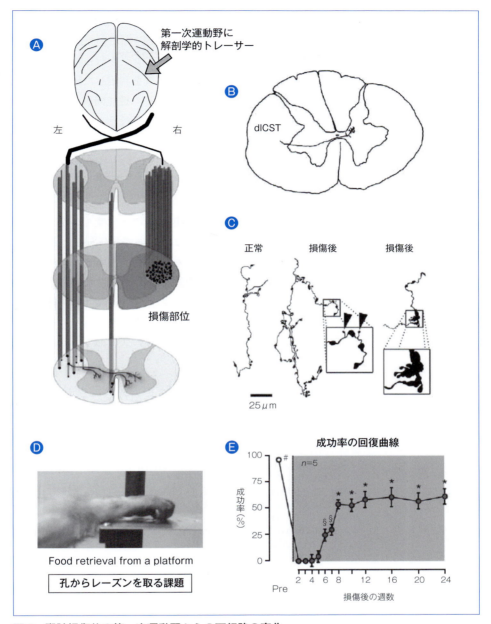

図8 脊髄損傷後の第一次運動野からの下行路の変化
Ⓐ 脊髄損傷後の第一次運動野からの下行路の変化, Ⓑ 脊髄内を損傷側へ再交差する皮質脊髄経路の例, Ⓒ 脊髄で見られる皮質脊髄路の終末の形状例, Ⓓ トレーニングに使用した課題, Ⓔ 課題成功率の経時的変化. dlCST：dorsolateral corticospinal tract.
〔Rosenzweig ES, Courtine G, Jindrich DL, et al：Extensive spontaneous plasticity of corticospinal projections after primate spinal cord injury. *Nat Neurosci* 13：1506, 1508, 2010 より一部改変〕

能動的な運動と他動的な運動による運動機能の回復の違いについて，Courtine らは，ラットの脊髄損傷モデル（T4/5レベル半切）を用いて調べた．ラットに体重免荷用のハーネス装置を付けて二足歩行のトレーニングを行った．その結果，トレッドミルを用いた他動的な歩行よりも，アシスト装置を利用した随意的な歩行を行った方が損傷側脊髄を支配する運動野の神経活動が高く，機能回復がよいことを示した[32]．この結果は，能動的な運動を用いたトレーニングを行うことが，運動機能回復を促進することを示唆している．

4 まとめ

動物モデルの結果をそのまま臨床に応用することは難しいが，中枢神経損傷後の機能回復過程にはヒトと動物の間に共通のメカニズムがあると考えられるため，動物モデルの研究結果はヒトの脳機能回復メカニズムを理解するのに役立つと考えられる．神経には「神経活動が高まると構造的な変化が促進する性質（活動依存的可塑性：activity-dependent plasticity）」があり，この性質が運動と脳・神経の変化を結びつける1つの鍵になっている．このような神経がもつ変化する能力を引き出すことが，リハビリテーションによる治療の背景にあるメカニズムの1つであると考えられる．

文献

1) Murata Y, Higo N, Oishi T, et al : Effects of motor training on the recovery of manual dexterity after primary motor cortex lesion in macaque monkeys. *J Neurophysiol* 99 : 773-786, 2008
2) 村田 弓：「運動」と「脳の可塑的変化」―動物モデルによる脳損傷後の機能回復メカニズム解明への試み（特集 作業療法のための最新脳科学入門）．OTジャーナル 44 : 285-291, 2010
3) Porter R, Lemon R : Corticospinal function and voluntary movement. *Monogr Physiol Soc* 45 : 1-428, 1993
4) Plautz EJ, Milliken GW, Nudo RJ : Effects of repetitive motor training on movement representations in adult squirrel monkeys: role of use versus learning. *Neurobiol Learn Mem* 74 : 27-55, 2000
5) Ward NS, Brown MM, Thompson AJ, et al : Neural correlates of motor recovery after stroke: a longitudinal fMRI study. *Brain* 126 : 2476-2496, 2003
6) Murata A, Fadiga L, Fogassi L, et al : Object representation in the ventral premotor cortex (area F5) of the monkey. *J Neurophysiol* 78 : 2226-2230, 1997
7) Fagg AH, Arbib MA : Modeling parietal-premotor interactions in primate control of grasping. *Neural Netw* 11 : 1277-1303, 1998
8) Dum RP, Strick PL : Motor areas in the frontal lobe of the primate. *Physiol Behav* 77 : 677-682, 2002
9) Liu Y, Rouiller EM : Mechanisms of recovery of dexterity following unilateral lesion of the sensorimotor cortex in adult monkeys. *Exp Brain Res* 128 : 149-159, 1999
10) Wyss AF, Hamadjida A, Savidan J, et al : Long-term motor cortical map changes following unilateral lesion of the hand representation in the motor cortex in macaque monkeys showing functional recovery of hand functions. *Restor Neurol Neurosci* 31 : 733-760, 2013
11) Hoogewoud F, Hamadjida A, Wyss AF, et al : Comparison of functional recovery of manual dexterity after unilateral spinal cord lesion or motor cortex lesion in adult macaque monkeys. *Front Neurol* 4 : 101, 2013
12) Friel KM, Nudo RJ : Recovery of motor function after focal cortical injury in primates: compensatory movement patterns used during rehabilitative training. *Somatosens Mot Res* 15 : 173-189, 1998
13) Kaeser M, Wyss AF, Bashir S, et al : Effects of unilateral motor cortex lesion on ipsilesio-

nal hand's reach and grasp performance in monkeys: relationship with recovery in the contralesional hand. *J Neurophysiol* 103 : 1630-1645, 2010
14) Aizawa H, Inase M, Mushiake H, et al : Reorganization of activity in the supplementary motor area associated with motor learning and functional recovery. *Exp Brain Res* 84 : 668-671, 1991
15) Nagamoto-Combs K, McNeal DW, Morecraft RJ, et al : Prolonged microgliosis in the rhesus monkey central nervous system after traumatic brain injury. *J Neurotrauma* 24 : 1719-1742, 2007
16) Tsuboi F, Nishimura Y, Yoshino-Saito K, et al : Neuronal mechanism of mirror movements caused by dysfunction of the motor cortex. *Eur J Neurosci* 32 : 1397-1406, 2010
17) Nishimura Y, Onoe H, Morichika Y, et al : Time-dependent central compensatory mechanisms of finger dexterity after spinal cord injury. *Science* 318 : 1150-1155, 2007
18) 西村幸男, 伊佐 正 : 手の巧緻運動を支える皮質脊髄路とその損傷後の機能回復. 実験医学増刊 脳機能研究の新展開 24 : 200-207, 2006
19) Nishimura Y, Morichika Y, Isa T : A subcortical oscillatory network contributes to recovery of hand dexterity after spinal cord injury. *Brain* 132 : 709-721, 2009
20) Nishimura Y, Onoe H, Onoe K, et al : Neural substrates for the motivational regulation of motor recovery after spinal-cord injury. *PLoS One* 6 : e24854, 2011
21) Hansen NL, Conway BA, Halliday DM, et al : Reduction of common synaptic drive to ankle dorsiflexor motoneurons during walking in patients with spinal cord lesion. *J Neurophysiol* 94 : 934-942, 2005
22) Takei T, Seki K : Spinomuscular coherence in monkeys performing a precision grip task. *J Neurophysiol* 99 : 2012-2020, 2008
23) Takei T, Seki K : Spinal interneurons facilitate coactivation of hand muscles during a precision grip task in monkeys. *J Neurosci* 30 : 17041-17050, 2010
24) Schmidlin E, Wannier T, Bloch J, et al : Progressive plastic changes in the hand representation of the primary motor cortex parallel incomplete recovery from a unilateral section of the corticospinal tract at cervical level in monkeys. *Brain Res* 1017 : 172-183, 2004
25) Sugiyama Y, Higo N, Yoshino-Saito K, et al : Effects of early versus late rehabilitative training on manual dexterity after corticospinal tract lesion in macaque monkeys. *J Neurophysiol* 109 : 2853-2865, 2013
26) Humm JL, Kozlowski DA, Bland ST, et al : Use-dependent exaggeration of brain injury: is glutamate involved? *Exp Neurol* 157 : 349-358, 1999
27) Michaels RL, Rothman SM : Glutamate neurotoxicity in vitro: antagonist pharmacology and intracellular calcium concentrations. *J Neurosci* 10 : 283-292, 1990
28) Yamamoto T, Oishi T, Higo N, et al : Differential expression of secreted phosphoprotein 1 in the motor cortex among primate species and during postnatal development and functional recovery. *PLoS One* 8 : e65701, 2013
29) Higo N, Nishimura Y, Murata Y, et al : Increased expression of the growth-associated protein 43 gene in the sensorimotor cortex of the macaque monkey after lesioning the lateral corticospinal tract. *J Comp Neurol* 516 : 493-506, 2009
30) Yoshino-Saito K, Nishimura Y, Oishi T, et al : Quantitative inter-segmental and interlaminar comparison of corticospinal projections from the forelimb area of the primary motor cortex of macaque monkeys. *Neuroscience* 171 : 1164-1179, 2010
31) Rosenzweig ES, Courtine G, Jindrich DL, et al : Extensive spontaneous plasticity of corticospinal projections after primate spinal cord injury. *Nat Neurosci* 13 : 1505-1510, 2010
32) van den Brand R, Heutschi J, Barraud Q, et al : Restoring voluntary control of locomotion after paralyzing spinal cord injury. *Science* 336 : 1182-1185, 2012
33) Bashir S, Kaeser M, Wyss A, et al : Short-term effects of unilateral lesion of the primary motor cortex (M1) on ipsilesional hand dexterity in adult macaque monkeys. *Brain Struct Funct* 217 : 63-79, 2012

5 脳計算論における運動学習理論

1 はじめに

　生まれたばかりの脳は身体をうまく動かすことができず，半年程度過ぎてやっと寝返りが打てるようになり，次第に滑らかで素早い動きができるようになっていく．また，生まれてから体重は約20倍程度，身長は約4倍程度と大きく変わる．身体のダイナミクスの変化により必要な関節トルクが変わるにもかかわらず，無意識のうちに力の出し方を調整していく．脳科学研究の進歩により脳に関するさまざまな知見が増えているが，現在までにどのように身体を制御しているかは明らかになっていない．また，どうやって身体の動かし方を学習しているのかについても明らかになっていない．本項では，計算論的な研究に基づく腕の運動制御・学習機構について，現在提案されているいくつかの仮説に基づいて解説する．

2 計算論とは

　計算論的神経科学(computational neuroscience)とは，神経科学の問題をコンピュータを使って解析するということではなく，神経（あるいは脳）を情報処理システムであると捉え，その機能をモデルなどを用いて解明しようとする研究を指す．

　神経細胞の電気的な発火を微分方程式を用いてモデル化する研究や，パーセプトロンや人工神経回路モデルの学習の収束性や安定性などの議論を通して，脳を学習機械と捉えて解明する研究などがある[1,2]．

　特にMarrの視覚の計算論的研究[3]においては，計算理論，アルゴリズムと表現，ハードウェアによる実現という3つのレベルの研究の必要性を述べている．また，川人は「脳の計算理論」[4]において，「脳の機能を，その機能を脳と同じ方法で実現できる計算機のプログラムあるいは人工的な機械を作れる程度に，深く本質的に理解することを目指すアプローチを計算論的神経科学と呼ぶ」と説明している．

　運動学習，制御に関する計算論的研究は，1980年代以降盛んに行われるようになり，ヒトでの運動に特徴的なパターンが存在すること，また，その特徴を簡単な原理で説明可能であることが示されている[5-8]．

　例えば，上肢の運動において，ある点からある点へ腕を動かす単純な動作であっても，それを実現する関節角度の組み合わせは無限に存在する．さらに，関節角度が一

意に決まったとしても，その姿勢を実現する筋肉の発生する張力の組み合わせも無限に存在する．このように，脳が運動を生成しようとすると，その原因である筋肉への運動指令を生成する必要がある．この時，無限の可能性の中から1つの解を選ぶ必要がある．このように，解が複数あり一意に決められない問題は，不良設定問題とよばれている（「第2章2 運動制御理論」22ページ参照）．

脳から手先までを考えると複数の脳の神経が発火し，それが脊髄のα運動ニューロンを活動させ，筋肉にその指令が伝わり関節にトルクが生じ運動が発生する．この流れは自由度という観点からは，多数から少数への変換となり，自由度は減少する方向である．しかし脳は，最も数の多い脳の神経活動を調整し運動を発現させる必要があるため，これら各レベルに存在する多自由度の無限の組み合わせの中から最適な解を選ぶ必要がある．これはBernstein問題とよばれている[9]．

この問題を，自由度を減らすことで解決しようとするシナジーという考え方がある[10]．複数の筋肉が独立して動くのではなく，運動を行う時に協調して動く筋肉が存在すれば，実際には自由度を減らしていることになる．シナジー以外にも，なんらかの制約条件を付け加えることでその評価関数の最適化問題を解く方法も考えられる．

3 運動学習理論

生まれてから自由に歩き回るようになるまでに，われわれはさまざまな身体の動かし方を学習する．例えば寝返りを打つ動作は，大人になってもやり方を説明することが難しい動作である．にもかかわらず，生まれて半年程度で誰にも教わることなく独力で学習をする．しかし，記述する，あるいは説明することが難しいことから分かるように，いわゆる「身体で覚えた」ことであるため，学習過程だけでなく技術を獲得した後も，なぜできるようになったのか，どのように動かしているのかは，本人にも分からないことである．

計算論的に運動の学習を考えると，何を目標に脳は行動を決定しているかを考えることが重要である．日常生活でも，手でお菓子をつまみ，口まで持っていき食べるという動作を例に考えると，「お菓子の位置まで手を伸ばす動作」，「お菓子をつまむ動作」，「お菓子を口まで運ぶ動作」に分類することができる．最終的なゴールは「お菓子を食べる（口に入れる）」ことであるが，手が口まで正確に制御できなければ食べることはできない．赤ちゃんがまだ手の制御がうまくできずに，口の周りを汚しながら食べていると，実際に食べる物を口の中に入れられないため，食べる量が減ってしまっている．また，こぼしながら食べていると親にしかられるため，できるだけこぼさず，口の周りも汚さずに食べようと努力することになる．手の軌道や関節の曲げ方を考えて動作を学習するのではなく，目標を達成するために運動を学習するという立場に立ってこの問題を考えていく．

1. 学習理論

学習には，教師なし学習，教師あり学習，強化学習などの方法が知られている．学

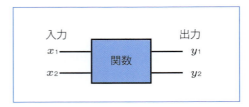

図1 学習

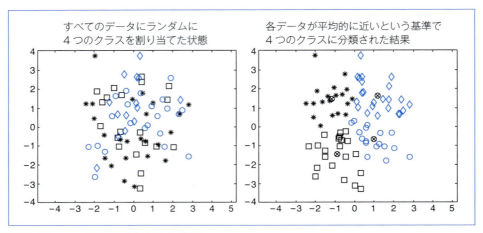

図2 K-means法による教師なし学習

習というとイメージがつかみにくいため，何か入力を与えると適当な出力に変換する関数があると仮定する（図1）．

この時，この関数をうまく調整することをここでは学習とよぶことにする．

ⓐ 教師なし学習

教師なし学習は何も正しい解を与えなくても学習できてしまう．なぜ学習できるかといえば，例えば，入力された信号の統計的な性質などを用いて分類するためである．簡単にするため，2次元の入力 (x_1, x_2) を考える．図2の点はさまざまな入力をプロットしたものである．また，図2の右は，最終的にデータの偏りからA〜Dという4つのクラスとしてラベルづけされた例である．統計的な情報などにより，どのデータがどのクラスに属しているかを教師を与えることなく分類する方法である．図2では，図1の関数の出力 y を4つにし，AからDは，その出力のどれか1つが1になったときと考えることができる．

K-means法では，与えられたデータ $(x(j))$ を適当にK個のクラス (C_i) に分け，それぞれの代表点をそのクラスに含まれるデータ点 (N_i) の平均から求める．

$$\mu_i = \frac{1}{N_i} \sum_{j \in C_i} x(j) \tag{1}$$

データを適当に分けただけであるが，その平均により求められたK個の代表点は各

クラスを表す特徴となる．次に，すべてのデータを先ほど計算した K 個の代表点からの距離によりクラス分けをし直す．これにより，適当に分けられたデータが，K 個の代表点に近いという基準で選ばれ直されたことになる．K 個の代表点は適当に選ばれた点の平均であったため，もう一度，新しいクラス分けされたデータの平均を求め K 個の代表点を決め直す．この操作を繰り返すと K 個の代表点が変化しなくなる（あるいは変化量が小さくて無視できるほどになる）．このようにして，どのデータがどのクラスであるのかという教師データを与えずに，データを K 個のクラスに分類できる．

例えば脳の視覚野ではこのような教師なし学習のアルゴリズムを用いて，その機能を説明する試みがある．

> **コラム** 教師なし学習の補足
>
> 例えば昆虫を分類する際に，図鑑を見ながら 1 つ 1 つ種類を確定させたとする．これは図鑑という教師があるので教師あり学習ということになる．一方，図鑑がなくても，虫の形，体節，足，羽などさまざまな特徴から分類することができる．これが教師なし学習である．ここでは類似性や頻度などがかかわってくるが，統計的には主成分分析などの手法であり，似た者同士を分類するのでクラスタリングともいわれている．概念的には以上のように理解できるが，ここではそのような分類過程を理論的に実現する方法として K-means 法を例に解説している．どう分類するかということについて予備知識がなくても，このような方法で K 個の分類ができてしまう．教師なし学習には，他に自己組織化マップなどがある．（道免和久）

❺ 教師あり学習

先ほどの例で，x_1 を色，x_2 を形と考え，丸くて赤いものはリンゴ，丸くて黄色いものはミカン，三角で赤いものはイチゴのように，ラベルを教えられて学習する方法を教師あり学習とよぶ．教師あり学習の例としては，3 層の神経回路モデルを考える（図 3）．

1 つの神経は複数の他の神経から入力を受け取り，なんらかの計算を行い信号を出力する．

$$Out_j = f(\sum_{i=1}^{N} w_{ji} In_i) \tag{2}$$

ここで，x_i は入力信号，y は出力信号，w は入力信号を重みづけする値である．計算論では仮に関数 f として入力信号をそのまま出力する線形の関数や，重みづけ入力信号の大きさを 0 から 1 までの間に変換するシグモイド関数などが用いられる．ま

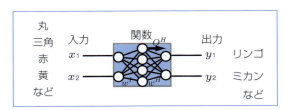

図 3　人工神経回路モデル

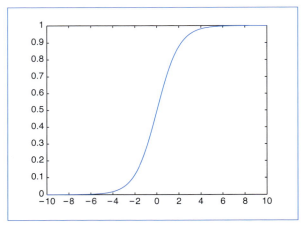

図4 シグモイド関数

た，重みづけ入力信号の総和を $net_j = \sum_{i=1}^{N} w_{ji} In_i$ と書く．シグモイド関数は，

$$f_{sig}(x) = \frac{1}{1+e^{-x}} \tag{3}$$

のように与えられる（**図4**）．シグモイド関数は微分可能な関数であり，

$$f'_{sig}(x) = \frac{e^{-x}}{(1+e^{-x})^2} = f(x)(1-f(x)) \tag{4}$$

と，元の関数の値を用いて計算することができる．

　一般的に教師あり学習のモデルとして用いられている3層の人工神経回路モデルでは，1層目が入力層，2層目が中間層，3層目が出力層とよばれ，中間層の数が無限にあれば，任意の関数が表現できることが証明されている（小脳のニューラルネットワークの構造はこれにあたる）．

　それぞれの層の出力は，

$$O_j^H = f(\sum_{k=1}^{N^I} w_{kj}^I x_k) = f(net_j) \tag{5}$$

$$y_i = f(\sum_{j=1}^{N^H} w_{ji}^H O_j^H) = f(net_i) \tag{6}$$

となる．学習の時には，3層目の出力（小脳ではプルキンエ細胞）の正解（y^d）（下オリーブ核からの登上線維）が与えられるため，誤差（E）は，

$$E = \frac{1}{2}\sum_{i=1}^{N^O}(y_i^d - y_i)^2 \tag{7}$$

のように計算できる．誤差を2次関数で定義しているため，**図5**のような放物線になり，極小値が存在する．

　また，誤差の重みによる微分（$\frac{\partial E}{\partial w}$）を計算し，この勾配に従って各神経の重み（$w$：例えばシナプスの伝導効率の変化で実現される）を矢印の方向に調整して誤差が最小

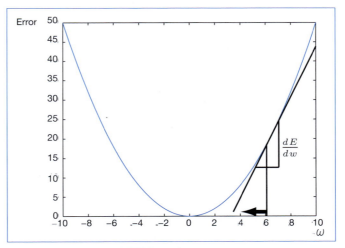

図5 重みの変化による誤差の減少

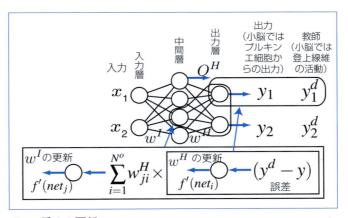

図6 重みの更新

になるようにする．このような方法を最急降下法とよぶ．

重みの更新は，勾配$(\delta w = -\frac{\partial E}{\partial w})$を使って

$$w^{(n+1)} = w^{(n)} + \eta \delta w \tag{8}$$

図6のw^Hの更新は，出力の誤差信号を用いて重みの更新量を決定している．

$$\frac{\partial E}{\partial w_{ji}^H} = \frac{\partial E}{\partial y_i}\frac{\partial y_i}{\partial net_i}\frac{\partial net_i}{\partial w_{ji}^H} = (y_i^d - y_i)f'(net_i)O_j^H \tag{9}$$

w^Iの勾配は，

$$\frac{\partial E}{\partial w_{kj}^I} = \sum_{i=1}^{N^O} \frac{\partial E}{\partial y_i}\frac{\partial y_i}{\partial net_i}\frac{\partial net_i}{\partial O_j^H}\frac{\partial O_j^H}{\partial net_j}\frac{\partial net_j}{\partial w_{kj}^I}$$

$$= \sum_{i=1}^{N^O} (y_i^d - y_i)f'(net_i)w_{ji}^I f'(net_j)x_k \tag{10}$$

のように計算される．図6の w^I の更新は，w^H の更新量（出力層の誤差）を基に中間層での誤差を計算していることになる．同様のことが脳内のニューラルネットワークで起こっているとすれば，教師あり学習が理論だけでなく現実の脳内の現象ととらえることができる．

> **コラム　教師あり学習の補足**
>
> 数式が多くわかりにくいかもしれないが，教師あり学習によって，確かに入出力関係が学習されることを理論的に示している．小脳内に存在すると考えられている3層のニューラルネットワークにおいて，各層における入力，出力，シナプスの重みづけを数式化でき，誤差を減らす方向でシナプスの重みづけが一定の法則で変化（シナプス可塑性）することによって学習が進む．実際のニューロンも伝達効率の変化という可塑性変化によって，筋骨格系の内部モデルが学習されることがわかる．学習する脳の機能を理解するために「意志」や「小人」のような脳内脳を仮定することなく，ニューロン単独でみれば極めて単純に重みづけを変化させているだけであり，それを数式によって明確に説明できることが示されている．（道免和久）

ⓒ 強化学習

前項の教師あり学習は，運動の過程を含めて「正確さ」を学習する方法であった．しかし，強化学習は，正しい解が与えられなくても，その行為の結果がよければ報酬を，悪ければ罰を与えるだけで，目的を達成する行動を学習する方法である．与えられる報酬はスカラー値（例えば0から1の値：よければ1，悪ければ0）だけであるが，将来にわたって報酬を最大化させる行動を獲得できる．将来の報酬は

$$R_t = r_{t+1} + \gamma r_{t+2} + \gamma^2 r_{t+3} + \cdots = \sum_{k=0}^{\infty} \gamma^k r_{t+k+1} \tag{11}$$

と書くことができる．γ はディスカウントファクタ（$0 < \gamma < 1$）とよばれる値であり，将来の報酬を割り引く（今すぐにもらえる報酬だけを重視するなら r は小さく，将来もらえる報酬を気長に待てるなら r は大きく設定される）ようになっている．

例えば，図7のように，現在の1,000円と1年後の1,000円の価値を考えると，γ が0.9であっても，1年後には400円程度になっている．γ が0.5になると，半年後にはほとんど価値は0になっている．このように，同じ報酬を与えられても γ によって将来得られる報酬の和が大きく異なる．強化学習は，この報酬の総和を最大にするように行動を学習するため，同じ報酬を与えても γ の違いにより獲得される行動も変わってしまう．この点が教師あり学習と大きく異なるものであり，気の長い（γ が大きいことに相当）人と気が短い（γ が小さいことに相当）人では，獲得される行動が異なる原因かもしれない．

$$R_{t+1} = r_{t+2} + \gamma r_{t+3} + \gamma^2 r_{t+4} \cdots \tag{12}$$

と書けるので，

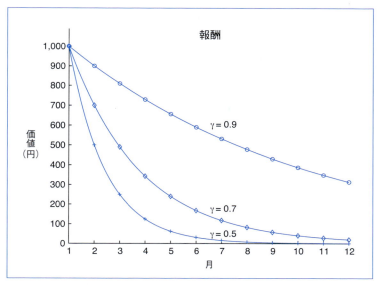

図7 γによる報酬の違い

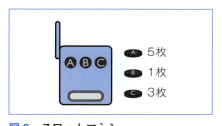

図8 スロットマシン

$$R_t = r_{t+1} + \gamma(r_{t+2} + \gamma r_{t+3} + \gamma^2 r_{t+4} \cdots)$$
$$= r_{t+1} + \gamma R_{t+1} \tag{13}$$

と再帰的に書くことができる．ここで，現在の状態の善し悪しを決める評価関数として，状態価値関数を考える．状態価値関数は報酬の総和の期待値であるとすると，

$$V(s_t) = E\{R_t | s = s_t\} \tag{14}$$

と書くことができる．ここで，$E\{\}$は期待値を計算するという意味である．したがって，

$$V(s_t) = E\{r_{t+1} + \gamma V(s_{t+1}) | s = s_t\} \tag{15}$$

具体的に状態価値関数とは何を表すのかを例を使って説明する．3つのボタンA, B, Cがあり，それぞれのボタンを押すとボタンに応じたコインが出てくるスロットマシンを考える(図8)．どのボタンを押すと何枚のコインが得られるかは分からないので，試しにすべてのボタンを押してみて，何枚獲得できるかを確認する．しかし，一般的には平均である枚数が出てくるように設定されており，一度の試行だけでは何枚出てくるのかは分からない．このため，すべてのボタンを等しい確率でしばらくは押し続

けて，それぞれのボタンから平均何枚出てくるかを確認する．例えば，Cボタンを押してコインが3, 4, 2, 5, 1, 3と順番に出てきたとする．この時，このボタンの期待値は，

$$R_c = \frac{3+4+2+5+1+3}{6} = 3 \tag{16}$$

となる．一般的には平均が5枚，1枚，3枚のコインが得られ，毎回得られる枚数にはばらつきがあると考えるが，ここでは，簡単にするため，いつも決まった数が得られるとする．今回の例では，それぞれのボタンは，5枚，1枚，3枚のコインが得られるとする．

前記のように，事前にボタンを押すと何枚のコインが得られるか分からない場合，方策としてはボタンをランダムに押して，何枚のコインが得られるかを平均して考える．しばらくランダムに押しながら，どのボタンが何枚出るかの関係を学習すれば，その後は，一番枚数が出るボタンを押し続けるだろう．しかし，問題が難しい場合は，すぐにどのボタンを押すかということが分からないため，しばらくランダムな試行を繰り返し，その後，方策を変更し，またしばらくその方策に従って行動を選択するというやり方を繰り返しながら最適な方策を決定する．

将来の報酬 (R_t) を計算する時のディスカウントファクタ (γ) は1とする．また，試行の回数は30回とする．ランダムにボタンを押すという方策では，各ボタンを押す確率は1/3となるので，状態価値関数 (報酬の期待値) は，

$$V(s_t) = E\{R_t | s = s_t\} \tag{17}$$

$$= \left(\underbrace{\frac{1}{3}}_{\text{行動の確率}} \times 5 + \frac{1}{3} \times 1 + \frac{1}{3} \times 3 \right)^{\overbrace{\phantom{\frac{1}{3} \times 5 + \frac{1}{3} \times 1 + \frac{1}{3} \times 3}}^{\text{1回の行動で得られるコインの枚数の期待値}}} \times 30 = 90 \tag{18}$$

となる．「ランダムにボタンを押すという方策」を取った時はコインの平均獲得枚数が90枚になるということである．しかし，よりよい方策がないわけではない．別の方策を取った時にはもっと多くのコインを獲得できる．強化学習により新しい方策を獲得する方法について説明する．

まず，よりよい行動を見つけるために，あるボタンを押した後，「ランダムにボタンを押すという方策」を取り続けた時の評価関数を計算する．

- Aボタンを押した場合

Aボタンを押した後，残りの29回はランダムにボタンを押したとする．

$$V_A(s_t) = 5 + \left(\frac{1}{3} \times 5 + \frac{1}{3} \times 1 + \frac{1}{3} \times 3 \right) \times 29 = 92 \tag{19}$$

- Bボタンを押した場合

Bボタンを押した後，残りの29回はランダムにボタンを押したとする．

$$V_B(s_t) = 1 + \left(\frac{1}{3} \times 5 + \frac{1}{3} \times 1 + \frac{1}{3} \times 3\right) \times 29 = 88 \tag{20}$$

- Cボタンを押した場合

  Cボタンを押した後，残りの29回はランダムにボタンを押したとする．

$$V_C(s_t) = 3 + \left(\frac{1}{3} \times 5 + \frac{1}{3} \times 1 + \frac{1}{3} \times 3\right) \times 29 = 90 \tag{21}$$

すなわち，Aボタンを押すという行動は，すべてランダムにボタンを押した時に得られる報酬の総和の期待値(90枚)よりも多くのコインを得られるため，「ランダムにボタンを押す」という現在の方策よりも良い行動だということになる．逆にBボタンを押すという行動により得られる報酬の期待値は90枚よりも少ないため，悪い行動ということになる．

各ボタンを1度押し，その後はランダムにボタンを押した時の報酬と，すべてランダムにボタンを押した時の報酬の差は，

$$TD_{error} = \{r_{t+1} + V(s_{t+1})\} - V(s_t) \tag{22}$$

と書くことができ，TDエラー(temporal difference error)とよばれている．例で示したようにTDエラーが正になった時にはその行動が期待よりも多くの報酬を獲得できたことを意味するため，良い行動を行ったと考える．逆に，負であった行動は，思ったよりも少ない報酬しか得られないことになるため，悪い行動だったと考える．また，TDエラーは，状態価値関数の誤差であるため，この誤差を0にするように学習することで，正しい価値関数を獲得することが可能となる．この学習方法は誤差に基づいて学習を行うため，教師あり学習になる．

先ほどのTDエラーを基に行動を変更することを考える．TDエラーが正であった行動「Aボタンを押す」の確率を高め，TDエラーが負であった行動「Bボタンを押す」の確率を低くするとどうなるであろうか．新しい方策としてAボタンを11回，Bボタンを9回，Cボタンを10回押すとする．状態価値関数は

$$V(s_t) = \left(\frac{11}{30} \times 5 + \frac{9}{30} \times 1 + \frac{10}{30} \times 3\right) \times 30 = 94 \tag{23}$$

となり，ランダムにボタンを押すという方策の時よりも報酬の総和は大きくなった．この方策のもとで，また，各ボタンを1回押した後，今回の方策を続けていった時の総報酬の期待値を計算してみる．この時，各ボタンを押す確率は，それぞれ，11/30, 9/30, 10/30 となる．

$$V_A(s_t) = 5 + \frac{11}{30} \times 5 + \frac{9}{30} \times 1 + \frac{10}{30} \times 3 \times 29 = 95.87$$

$$V_B(s_t) = 1 + \frac{11}{30} \times 5 + \frac{9}{30} \times 1 + \frac{10}{30} \times 3 \times 29 = 91.87$$

$$V_C(s_t) = 3 + \frac{11}{30} \times 5 + \frac{9}{30} \times 1 + \frac{10}{30} \times 3 \times 29 = 93.87 \tag{24}$$

したがってTDエラーは，

$$TD_{error_A} = 95.87 - 94 = 1.87$$
$$TD_{error_B} = 91.87 - 94 = -2.13$$
$$TD_{error_C} = 93.87 - 94 = -0.13$$

となり，Cボタンを押すという行動も悪い行動ということが分かる．したがって，Aボタンを押す確率をさらに増やし，B，Cボタンを押す確率を減らすことがよりよい方策だということが分かる．先ほどは，Aボタンを押す回数を1回増やし，Bボタンを押す回数を1回減らしたが，実際には，TD誤差に応じて行動を変化させることになる．例えば，Aボタンの押す回数を3回増やし，Bボタンは2回減らし，Cボタンは1回減らすと，報酬の総和はより大きくなる．

今回の例は，最も単純な例の1つであったが，状態価値関数やTD誤差が何を表していて，どのように方策を更新するのかについての概要はひと通り解説した．

> **コラム　強化学習の補足**
>
> 　強化学習の解説のポイントは，1回の行為で得られる報酬rだけでなく，「将来にわたる報酬の総和R」を最大化することが重要という点である．しかし，将来にわたる報酬の総和は，得られた後でないとわからないため，その期待値V（状態価値関数とよんでいる）で議論を進めている．3つのボタンをランダムに押す例は，3台のスロットマシンのようなゲームと考えてもよい．リハビリテーションでいえば，3つの動作パターンのどれを選択すれば手が目標に近づくか，という課題に置き換えられる．
> 　そして，強化学習では，単なる報酬の大きさではなく報酬予測誤差（TD誤差）がプラスになることが重要である．つまり，1つのボタンを押すことによってその後得られる報酬の期待値が予測より大きくなることが大切であり，その時得られる一時的な報酬の大きさとは必ずしも一致しない．TD誤差がプラスであれば，その方策をより多く行うようにすることで，最終的に最も報酬の総和が大きくなるように学習していく．（道免和久）

2. 大脳基底核とTD誤差

　大脳基底核の線条体にはドーパミン性の入力を受けるドーパミンニューロンがあり，Schultzらの研究によりその活動が調べられた[11]．また，Bartoは，その活動がTD誤差に対応することから，Actor-Critic型の強化学習が大脳基底核で行われているのではないかという考えを提案した[12]．もし，ドーパミンニューロンの活動がTD誤差を表していると仮定すると，エサをもらうことを学習したサルがエサをもらえるタイミングでエサをもらえないとするとTD誤差が負になることから，ドーパミンニューロンの活動が低下するのではないかと予測し，実際の計測結果もこの予測を支持したため，強化学習が脳（大脳基底核）での学習方法として注目を集めるようになった（図9）[11]．

　例えば，自転車の運転を覚える時に，何度も転びながらハンドルの切り方やペダルのこぎ方を覚えたように，どのようにハンドルを切ったらよいのかという「教師信号」を与えられなくても試行錯誤により学習する機会は多い．このような学習方法は強化学習を用いて説明することが可能である．

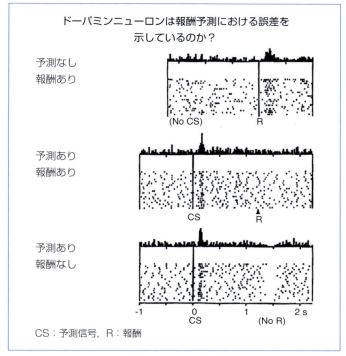

図9　ドーパミンニューロンの活動比較
〔Schultz W, Dayan P, Montague PR：A neural substrate of prediction and reward. *Science* 275：1593-1599, 1997 より〕

　さらに，技能を習得する時なども，お手本となる先生の動きは観察することが可能であるため，身体の動かし方の「教師信号」は与えられることもある．しかし，力の入れ具合などは分からないため，やはり試行錯誤により獲得することになる．

　このように，教師あり学習や強化学習は普段の生活でも実際に行っていると実感できる場面が多い．このような考え方から，どのように脳は運動を学習しているのかを考えることは，リハビリテーションなど，新たな技能を獲得する場合に参考になると思われる．

4　腕の運動学習

　目標のある運動であれば，最終目標を達成できれば（終端地点に腕が到達するなど），途中の軌道が毎回少しくらいずれていても支障はない．終端（例えば口に物を運ぶ時は，口）の位置が重要であり，その地点からのズレを最小限に抑えようとする．したがって，位置を正しく実現することが途中の運動にもまして重要な要素となる．口の位置で腕を静止させるためには，どのようなことを考えればよいのであろうか．

1. フィードバック制御とフィードフォワード制御

　産業用のロボットなどは，毎回同じ動きをすることが多いため，決められた軌道に

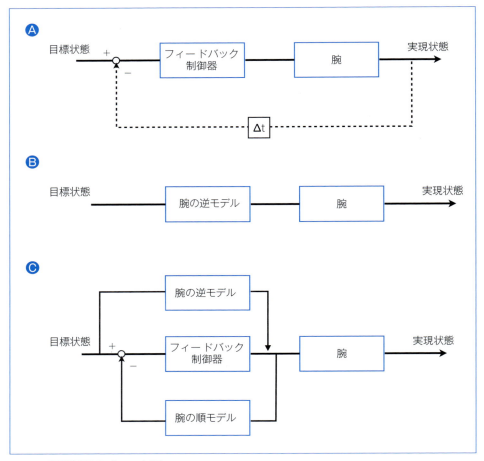

図10　運動制御のブロック図

従い運動しているかどうかを調べ，もしズレが生じていれば，そのズレを補償する運動指令を生成する．このような制御方法をフィードバック制御とよぶ（図10 Ⓐ）．

ロボットであれば，関節のセンサーから，例えば1秒間に1,000回程度の角度の情報が計測できるため，目標軌道に合わせてフィードバック制御を行えば，目標軌道どおりの運動を生成することが可能である．

しかし，ヒトの神経の伝達速度や遅れを考えると，現在の腕の位置や速度の状態を素早く脳に戻し，目標軌道との差を計算し，その差を打ち消すための運動指令を計算することが難しいため，ロボットのようなフィードバック制御を行うことはできない．ヒトは滑らかで速い運動を行うためにはフィードフォワード制御が必要になる（図10 Ⓑ）[13]．もちろん，外乱などの影響があり目標どおりに腕を動かすことができない場合もあるため，フィードバック制御も行われている（図10 Ⓒ）．

フィードフォワード制御を行うための運動指令を生成する計算モデルとして，Kawatoらのフィードバック誤差学習を用いた逆ダイナミクスモデルの学習理論[14]が提案されている．この理論では，なんらかの方法で（例えばトルク変化最小規範），得

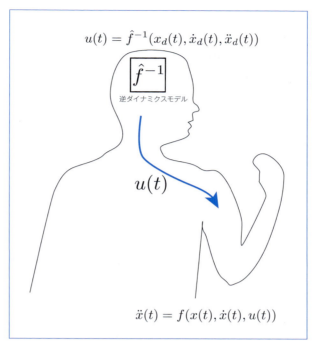

図11 腕の逆ダイナミクスモデルによる運動指令生成

られた軌道を入力として，制御対象の逆ダイナミクスモデルを用いて運動指令を直接計算する．

制御対象のダイナミクスを $\ddot{x} = f(x, \dot{x}, u)$ とすると，運動指令 u により現在の状態 x（位置），$\dot{x}$（速度）が $\ddot{x}$ だけ変化することになる．この時，逆ダイナミクスモデル $u = f^{-1}(x, \dot{x}, \ddot{x})$ を用いると，現在の状態 x（位置），$\dot{x}$（速度），$\ddot{x}$（加速度）が分かれば，その運動を生成する運動指令 u が計算できる（図11）．熟達した運動であれば，このように最適で滑らかな運動が生成できるかもしれないが，運動を初めて覚える時は，腕をどのように動かしたらよいかも分からない．試行錯誤を通じて身体のダイナミクスを覚えるだろうし，腕がどのように動くかも，徐々に分かっていくと思われる．このような学習過程を考えたモデルとして，われわれは終端位置制御仮説を拡張したモデルを提案している[15]．

終端位置制御仮説は始点と終点の釣り合い位置を急に変化させるだけで運動が生成できる．途中の軌道は特に考えなくてもよい．各点における姿勢を決めるだけなので，逆ダイナミクスモデルは必要なく，さまざまな姿勢における筋活動を決めるだけでよいため，静的なモデルといえる．静的なモデルであっても1つの関節は2つ以上の筋肉で制御されているため，その張力の組み合わせは無限に存在する．この問題を解決するためにわれわれは，川人らの提案したフィードバック誤差学習を用いて，釣り合い位置を実現する筋張力の組み合わせを学習している[14]．

フィードバック誤差学習を用いるためには，フィードバック信号を計算する必要がある．姿勢を制御するためには，ある姿勢で，速度が0の状態を目標状態とする．し

かし，ヒトのフィードバックループには遅れが存在するため，このままでは安定した制御を行うことができない．そこで，腕の順モデルを仮定して，筋肉への運動指令と同じ遠心性コピーを入力とし，腕の将来の状態を推定することができると考えた．これにより，実際の体性感覚からのフィードバック情報を用いずに，フィードバック制御を行うことができる（図10 C）．ブロック図としては，逆ダイナミクスを用いた運動制御と同じであるが，目標状態が位置だけという点が異なる．

腕の順ダイナミクスモデルは $\ddot{x} = f'(x, \dot{x}, u)$ と腕と同じ入出力関係を持っている．また，関数 f' を学習するためには，脳の中にメモリがあり，制御入力 u に対して，手がどのように動いたかを保存しておけば，それらの情報を基に教師あり学習により獲得することが可能である．順ダイナミクスモデルが学習できれば，腕が目標位置に近づくようにフィードバック制御器を作成すればよいが，どのように脳がフィードバック制御器を作成しているかは明らかにはなっていない．われわれの提案しているモデルでは，強化学習を用いて学習していると仮定している．

> **コラム** 終端位置制御仮説を拡張した小池モデル
>
> 終末位置（終端位置）制御仮説は，Bizzi 自身によって否定されて，仮想軌道制御仮説に発展し，さらに仮想軌道制御仮説がフィードバック誤差学習によって否定された，という歴史を振り返った（29 ページ）．しかし，ここに紹介されているモデルは，終端位置制御仮説を再登場させ，順モデルの遠心性コピーと逆モデルの両方を利用することによってフィードバック誤差学習を融合させている．目標位置に到達することを報酬とした強化学習も含まれており，トルク変化最小のような評価関数による軌道計画の必要もないため，シンプルで実際の運動制御に則した理論といえる．（道免和久）

2. 軌道計画は必要か

これまでの計算論的研究では，運動開始前に軌道を計画し運動指令を作成していると考えられてきた．しかし近年，Todorov らが提案した最適フィードバック制御仮説[16]では，軌道計画は必要なく，そのつど，最適なフィードバック制御器を設計することで目標の運動が生成できると主張している．Kambara ら[15]も順モデルを用いた予測情報を用いたフィードバック制御と，腕の釣り合い位置を基にした逆モデルを用いたフィードフォワード制御と組み合わせた制御方法を提案している．本項では，この理論を用いて運動学習と制御について考える．

視覚などの感覚器の遅れや筋肉などのアクチュエータの遅れを補償するために，脳は将来の状態を予測していると考えられている[13]．このため，運動や道具を新しく学習するためにはまず順モデルを学習する必要があると考えられる．Todorov らは，運動ごとに最適なフィードバック制御器を設計していると考えている．しかし，運動ごとにこのような最適な制御器を作製するとなれば，脳は行動を起こす前の短時間で最適な制御器の設計を行う必要がある．脳の計算能力が高くなければ実時間で動くシステムを構築するのは困難であると思われる．このため，なんらかの簡易的（あるいは汎用的）なフィードバック制御器がさまざまなタスクに共通して用いられると考え

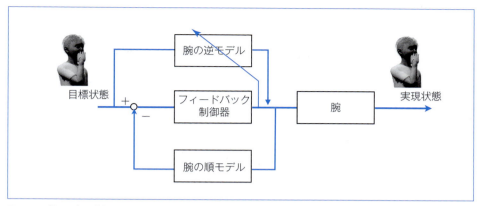

図12　逆モデル（静的な釣り合い位置を構成する筋活動）の学習

ることもできる．しかしながら，脳がどのように制御器を設計あるいは学習により獲得するのかについては分かっていない．われわれは，強化学習を用いて学習する方法を提案している．この時，なんらかの報酬を基に学習を行うことになるため，報酬の設定により獲得される行動が変化することになる．この意味で，ヒトの運動の特徴を再現するためには共通した報酬が用いられると推察できる．さらに，エネルギー消費量など，さまざまな要因が考えられるため，複数の報酬をどのように重みづけするかも個々の運動生成に影響を与えるものと思われる．目標のある運動であれば，目標の位置に精度よく止まるということが最も重要な要素であるため，位置が近くなればなるほど大きな報酬が得られるように設定するのがよい．また，運動指令が滑らかであるという報酬は与えていないが，筋肉自体にその張力が滑らかになる要素があるため，滑らかさの報酬を与えなくても生成される運動は滑らかになっている．

　最初に述べたように，逆ダイナミクスモデルを用いたフィードフォワード制御ではなく，静的な釣り合い位置を再現する筋活動を出力する逆モデルを用いたフィードフォワード制御と順ダイナミクスモデルを用いて予測した将来の姿勢に対するフィードバック制御により，滑らかで比較的速い運動が再現できた．ブロック図（図12）を見て分かるように，川人らのフィードバック誤差学習（図13）とほとんど同じ制御機構である．一番大きな違いは，目標軌道をどのように設定するかである．われわれの方法は，終端の姿勢だけであるが，川人らの方法は，位置，速度，加速度である．これらの運動軌道を生成するために，トルク変化最小規範を用いずに，われわれのモデルを用いて生成した運動軌道を用いて逆ダイナミクスモデルを学習により獲得することも可能であるため，対立する考え方ではなく，われわれの方法は，熟達した運動を学習するより前の，赤ちゃんが最初に運動を学習する方法に近いといえる．

　計算機シミュレーションにおいても，まずは腕の順モデル，次にフィードバック制御器，最後に逆モデルの順番で獲得されていく．これは，どんな情報を学習に用いるか，また，学習の方法は何かによる．赤ちゃんはしばらくすると腕をばたばた動かすようになる．まだ，目的を持った運動をしているというより，単に身体を動かしているだけのように見える．図14のように動かした時の運動指令と，その時の動きを記

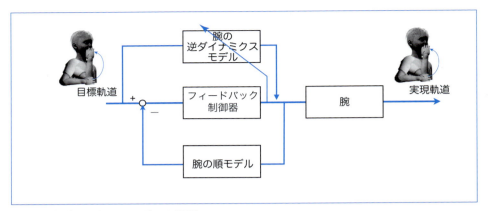

図13　逆ダイナミクスモデルの学習

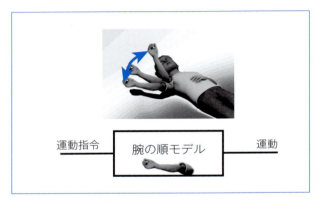

図14　順モデルの学習

憶することができれば，腕の順モデルは教師あり学習で獲得することが可能である．

　順モデルが獲得できると，将来の状態が予測できるようになり，予測した状態に対してフィードバック制御を行うことができる．この時のフィードバック制御器は，Actor-Critic型の強化学習を仮定している．子供が自分で何か食べるようになると，食べ物を口まで運ぶ必要がある．位置の誤差が大きければうまく物が食べられないことになる．このため，手先の位置誤差をできるだけ少なくする必要があるが，例えばうまく食べられたかどうかという報酬だけでも強化学習によりフィードバック制御器を学習することが可能である（図15）．

　さらに，フィードバック制御器が獲得できれば，この出力を基にフィードバック誤差学習により逆モデルを獲得することができる．

　運動の初期段階，あるいは普段あまり行わないような運動であれば，終端位置で腕を静止させる筋活動の組み合わせ（静的な逆モデル）さえ獲得できれば，腕をその姿勢に保つことが可能である．単なる2点間の運動であれば，終端での仮想位置（釣り合いの位置）とスティフネスを調整することで運動が生成できる（図12）．

　一方，図13のように，目標状態を目標軌道と置き換えて考えると，逆ダイナミクスモデルの学習も可能となる．例えば，繰り返し同じ運動を行うことがあれば，速い

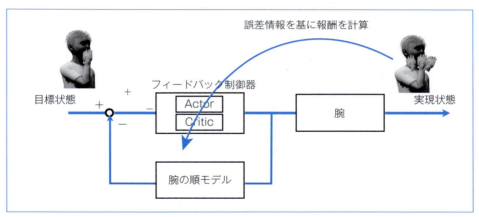

図 15 フィードバック制御器の学習

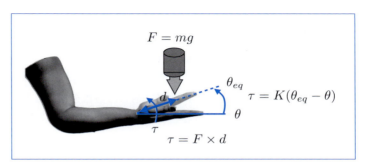

図 16 力制御

運動など別の目的に合った運動も学習することが可能となる．これは，先ほどの静的な逆モデルだけを用いて行っていた運動軌道(位置，速度，加速度情報)を基に，フィードバック誤差学習を行えば，腕の逆ダイナミクスモデルも獲得することが可能である．

終端位置制御仮説は提案者の Bizzi らが自ら否定した仮説ではあるが[17]，順ダイナミクスモデルを仮定し遠心性コピーを入力として将来の状態を予測するモデルを付け足すことで，彼らの実験結果を終端位置制御モデルにより説明することを可能とした[18]．また，この考え方は力制御である．物を持つ場合にも容易に拡張可能である．なぜなら，姿勢だけを目標とするので，物体を持つ途中の力の軌道を考える必要がない．その代わりに，手をどの位置で保持させたいかと，そのためには平衡位置をどのように決めるかを考えるだけでよい(**図 16**)．

腕がバネ的な性質を持っていると仮定すれば，目標姿勢と現在の姿勢との差と腕の剛性を用いて，バネの張力を計算するように，物体の重さと釣り合う関節のトルクも計算することができる．このため，姿勢制御と力制御を平衡位置という同じ変数により同時に扱うことができるという意味でもリハビリテーションに応用するには，都合のよい理論であるといえる．

5 まとめ

　本項では，脳の運動制御機構を学習の面と制御の面に分けて概説した．学習は無意識で行われ，身体で覚えた技能はたとえ獲得しても自分自身で言葉で説明することが難しい．このため，単純な2点間到達運動でさえどのようにヒトはこの運動を学習したのかを説明できない．さらに，自分の身体の一部であるにもかかわらず，どの筋肉を使って制御しているのかも分からない．

　脳卒中片麻痺の状態から元の身体のように自由に動かせるようになるためには，なぜ動きにくくなったのか，どの機能が失われているのか，あるいは残存しているのか，などを見極めて，適切な指導を行う必要があると考えられる．

　しかし，先ほどの例のとおり，実際に行うには，より具体的な指標が必要である．計算論的なモデルを用いることで，順モデルやフィードバック制御器の出力にノイズが加わった場合の運動軌道を計算することが可能となる．脳のどの部位の損傷がブロック図のモジュール（順モデルや逆モデルなど）に対応するのかは不明ではあるが，異常な軌道がどのように生成されるかを考えるヒントになる．また，モジュールがどのように学習しているのか，順番なども含め計算機シミュレーションにより分かっているため，モジュールごとに学習に適した情報を知ることができる．この情報を基にリハビリテーションを行うことで，効率のよいリハビリテーションが可能になるかどうか調べていきたい．

　さらに，平衡位置制御は，運動だけではなく力の制御も統一的に考えることができる理論であるため，物体を持って操作する時の力の入れ具合といった「技能」についても解明できる可能性がある．力はスティフネスと平衡位置の2つのパラメーターにより決められている．このため，どちらのパラメーターを変化させても，同じ力を発生させることができる．スティフネスだけ，あるいは平衡位置だけを変化させるやり方だけでなく，両方のパラメーターを調整して力を発生させる方法も考えられる．タスクとしては力を制御することであるので，どちらのパラメーターを調整するかは個人ごとに異なる可能性がある．この場合は，力の入れ方を教える時のやり方も異なることを示唆している．

　計算論的な研究は，理論を基に現象を説明しようとするが，今後は，さまざまな症例を統一的に説明できる理論を構築するというボトムアップ的な研究も行いながら，より精緻なモデルと制御方策について調べていく必要がある．

文献

1) Fitzhugh R : Impulses and physiological states in theoretical models of nerve membrane. *Biophys J* 1 : 445-466, 1961
2) Rumelhart DE, Hinton GE, Williams RJ : Learning representations by back-propagating errors. *Nature* 323 : 533-536, 1986
3) Marr D : Vision: A Computational Investigation into the Human Representation and Processing of Visual Information. Freeman, 1982
4) 川人光男：脳の計算理論．産業図書，1996
5) Abend W, Bizzi E, Morasso P : Human arm trajectory formation. *Brain* 105 : 331-348, 1982

6) Bizzi E, Accornero N, Chapple W, et al : Posture control and trajectory formation during arm movement. *J Neurosci* 4 : 2738-2744, 1984
7) Flash T : The control of hand equilibrium trajectories in multi-joint arm movement. *Biol Cybern* 57 : 257-274, 1987
8) Uno Y, Kawato M, Suzuki R : Formation and control of optimal trajectory in human multijoint arm movement: minimum torque-change model. *Biol Cybern* 61 : 89-101, 1989
9) Bernstein N : The Coordination and Regulation of Movements. Pergamon, 1967
10) d'Avella A, Saltiel P, Bizzi E : Combinations of muscle synergies in the construction of a natural motor behavior. *Nat Neurosci* 6 : 300-308, 2003
11) Schultz W, Dayan P, Montague PR : A neural substrate of prediction and reward. *Science* 275 : 1593-1599, 1997
12) Barto AG : Models of Information Processing in the Basal Ganglia, chapter 11. pp215-232, MIT Press, Cambridge, MA, 1995
13) Kawato M : Internal models for motor control and trajectory planning. *Curr Opin Neurobiol* 9 : 718-727, 1999
 opinion in neurobiology *Curr Opin Neurobiol* 9 : 718-727, 1999
14) Kawato M, Furukawa K, Suzuki R : A hierachical neural-network model for control and learning of voluntary movement. *Biol Cybern* 57 : 169-185, 1987
15) Kambara H, Kim K, Shin D, et al : Learning and generation of goal-directed arm reaching from scratch. *Neural Netw* 22 : 348-361, 2009
16) Todorov E, Jordan M : Optimal feedback control as a theory of motor coordination. *Nat Neurosci* 5 : 1226-1235, 2002
17) Bizzi E, Mussa-Ivaldi A, Giszter S : Computations underlying the execution of movement: a biological perspective. *Science* 253 : 287-291, 1991
18) 神原裕行, 金　載烋, 佐藤　誠・他：強化学習とフィードバック誤差学習を用いた腕の姿勢制御. 電子情報通信学会論文誌 J89-D 5 : 1036-1048, 2006

6 運動学習理論の臨床的考察

1 脳科学を臨床的に応用する前の注意点

　脳科学の急速な進歩により，脳科学的な真実が分かっているのであれば臨床ですぐに応用すべきではないか，というやや拙速な意見を聞くことがある．ある課題を行うことで「脳が活性化」するから，その課題をすぐに日常生活で実践すべきというメディアの論調も少なくない．筆者も臨床でのさまざまなチャレンジや試行錯誤は重要と考えているが，だからといって，簡単に臨床現場を一変させるには慎重でなければならないと思う．その好例と思われる脳科学的研究とその報道について紹介する．
　歩行や咀嚼のような周期的反復運動は，投球やリーチングのような単発の運動（離散運動）をつなげ，繰り返すことによって生成されると考えられていた．つまり，脳にとって周期的反復運動は離散運動の応用であるという考え方が主流であった．ところが，運動中の脳活動を超高磁場機能的磁気共鳴装置（fMRI）で測定すると，離散運動を時々行う方が，周期運動より広い範囲の脳が活動することが明らかになった[1]．これは，周期的反復運動は離散運動を要素としているのではなく，周期的反復運動の方がより簡単な脳の回路で実現可能であることを示唆している．記者会見では以上のような内容での発表であったが，これを報道した2つのメディアが，全く反対の趣旨で伝えた．毎日新聞は，「連続より断続運動で活発化　京都の研究所など解明」との見出しで，「脳情報研究所の大須理英子主任研究員は『脳の機能回復のため，離散運動を積極的に導入することで，効果的なリハビリに応用できる』と話している」と伝えた．一方，産経新聞は，「散歩やガムは脳に『優しい』　負担少ない反復運動，リハビリに応用も　日米共同研究グループ発見」と伝えた．リハビリでは，脳に負担が少ない運動から始め，徐々に難しい課題に進むのがよいというのが，研究者の真意であったが，前者のメディアでは全く逆に伝えている．おそらく，「脳が活性化」する課題ほど脳のためになるとの先入観があったためと思われる．もちろん，臨床的にどちらが正しいかは別の議論が必要であるが，少なくとも1つの科学的事実から全く逆の「臨床応用」への解釈が可能であることを示している．
　したがって，脳科学的真実の解釈は慎重であるべきで，臨床応用は実際に患者に適用した場合のメリットやデメリットを十分に検討しつつ，エビデンスを蓄積する形で進めていくべきであろう．このような真摯な態度なしに，ある1つの治療法の正当性

を脳科学に求めようとした時，むしろ比較的容易に脳科学的「根拠」を見出すことができるかもしれない．上述の例のように，解釈を工夫すれば，結論はどちらの方向にも導くことが可能だからである．結論ありきの脳科学ではなく，脳科学の臨床への出口は多方面に柔軟かつ慎重に考えるべきであろう．

2 運動制御理論の対立から融合

運動制御の項(25ページ)で解説したように，基礎研究の分野では，1980年代から随意運動制御についての研究が盛んになり，仮想軌道制御仮説[2]やλモデル[3,4]が世界的に有力な理論として考えられていた．これらは，脳は複雑な軌道計算をするのではなく，実際の軌道の鋳型のような軌道を規定しているにすぎないという説であり，基本的に脳は単純な計算しかしていないという立場である．この世界の流れに真っ向から挑んだのが，川人らの内部モデルによる制御理論(フィードバック誤差学習理論[5])である．そして1996年Science誌に掲載された歴史的な論文[6]によって，仮想軌道制御仮説が否定されるに至った．Kawatoらは，脳が随意運動制御で行っている計算は単純ではなく，小脳にある筋骨格系の内部モデルを使ってフィードフォワード運動指令を計算していると主張した．

しかし，この論争はOsuらの研究[7]により「止揚」されることになる．上記の論争で，最も計測したい指標は，運動学習中のリアルタイムの関節スティフネスである．しかし，実際に計測することは極めて難しい．なぜならば，Gomi & Kawato論文で計測されたスティフネスは何百回ものリーチング運動を繰り返した後に計測した値であるため，運動学習はほぼ終了して完成された熟練運動だからである．そこでOsuらは，運動学習過程における関節スティフネス(に相当する指標)を，リアルタイムに表面筋電図から求める方法を考案した．これを利用して，運動学習過程を観察したところ，運動学習が進むとともに関節スティフネスは徐々に低下することが確認された(図1)[7]．スポーツでも，力みがなく力が抜けるほど熟練した運動であることは，直感的には理

> **コラム** 二大論争の裏話
>
> ここで述べたように，仮想軌道制御仮説と内部モデル制御理論の対立は，運動学習とその戦略の観点から止揚されたと考えている．私事ではあるが，1996年という歴史的な年に，これらの両方の研究室に留学し，その論争のただ中にいた筆者としては，感慨深いものがある．ペンシルバニアのMotor Control Lab.(Latash研究室)に到着した時，ちょうど出たばかりのGomi & Kawatoの論文が載ったScience誌が研究室の机上にあった．Latash先生は，「あ，出ているねぇ」と言いながら論文を手に取っていたが，これはこれで1つの見方，という感じであった．夜お酒を飲みながら議論している時も，「内部モデル？ そこまでのことは神の領域だね」というニュアンスのことを言っていた．2～3年後にLatash先生をATR研究所に招いた時は，礼儀をわきまえると言って，全く別のタイトルで講演していたが，質疑では，λモデルと内部モデルの議論が沸騰．それでも真摯に質問に答え，Latash版のλモデルは否定されるに至らなかった．今現在はどうかといえば，ISMC(International Society for Motor Control)の会では，内部モデルは存在しない，と主張する人が数多くいる．いまだにむしろ主流かもしれない．このあたりの議論は実はこれからなのである．

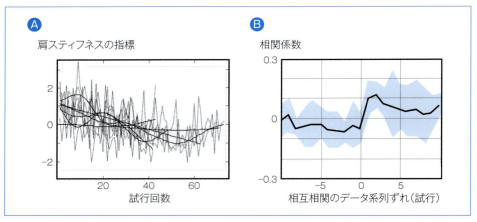

図1　運動学習に伴うスティフネスの減少
Ⓐ 運動学習とともに筋電から推定した肩関節のスティフネスの指標が低下する．各症例のデータを正規化して回帰曲線とともに重ね書きしたもの．試行ごとのばらつきが大きいものの，全体として減少方向の傾向が見える．Ⓑ パフォーマンスエラーと肩関節のスティフネスとの相関関係．2変数のデータを1試行ずつ前後にずらして相互相関係数を求めたところ，2〜3試行ずれたところに有意な相関を認めた．この結果から，任意の試行におけるエラーの大小が，それに続く2〜3試行のスティフネスの大小と関連があるという結論になる．Ⓐのスティフネスの試行ごとのばらつきは，単なるノイズではなかったことが分かる．
〔Osu R, Franklin DW, Kato H, et al : Short- and long-term changes in joint co-contraction associated with motor learning as revealed from surface EMG. *J Neurophysiol* 88：991-1004, 2002 より改変〕

解できるので，この事実は自明のことにも思えるが，同じ軌道の運動で定量的に示した研究としてはこれが最初である．

さて，運動学習過程の関節スティフネスは，図1Ⓐのように試行ごとにかなり変化する．当初，随意運動の変動性を示したものとしてノイズのようにも思われた．実際，試行ごとのパフォーマンスエラーとスティフネス指標の相関を計算したが特に関連はなかった．ところが，相互相関（cross-correlation）を取ってみると，驚いたことにパフォーマンスエラーと2〜3試行後のスティフネス指標との間に相関を見出した（図1Ⓑ）．この事実の解釈は次のとおりである．運動学習とともに内部モデル的な制御が優位になっていくために，長期的に関節スティフネスは漸減するが，この変化は単調減少ではない．すなわち，ある試行において誤差が大きくなるとその2〜3試行後にはスティフネスが上がり，逆に誤差が小さくなるとその2〜3試行後にはスティフネスが下がることを意味している．スティフネス上昇の意味は，仮想軌道的な制御を優先させることを意味し，スティフネス低下は内部モデル的な制御の優位を意味している．換言すれば，運動学習過程は長期的には内部モデル的な制御を目指しているが，短期的変動に対する対応として，脳は必要に応じて仮想軌道的な戦略を用いている（図2）．スティフネスが高い仮想軌道的な運動は，理想的なやわらかい運動からは離れてしまうが，課題の難易度を下げ，誤差を減らすことに役立っている．しかも，脳は運動学習過程においてこれらの戦略を無意識的に切り替えていることが分かった．

運動学習過程と仮想軌道制御および内部モデル制御との関係を図3にまとめた．2つの制御のどちらか一方だけが正しいのではなく，それぞれ運動制御の別の側面であ

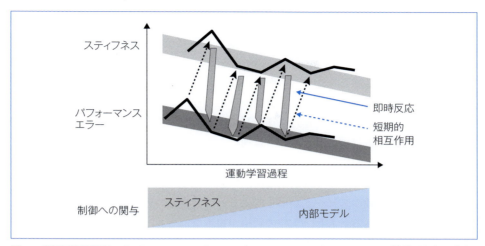

図2 運動学習過程におけるスティフネス，パフォーマンスエラー，および制御戦略の変化
運動学習過程において，全体としては，スティフネスの減少，パフォーマンスエラーの減少に向かう．その制御様式はスティフネスが高い仮想軌道的な制御から内部モデル的な制御に変わる．しかし，短期的にみると，ある試行においてエラーが増加すると，その2～3試行後のスティフネスを即時的に上げることで，難易度を下げ，エラーを減少させる．エラーが減少すると，スティフネスが下がる．このように，必要に応じて運動制御の戦略を変化させていると考えられる．

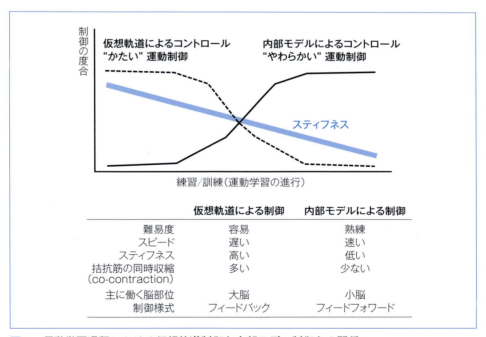

図3 運動学習過程における仮想軌道制御と内部モデル制御との関係

ることが分かる．これを念頭に日常の運動について考察すると面白い．例えば，バイオリンなどの弦楽器，テニスなどのスポーツ，あるいは家事における包丁でもよい．初心者は，速く滑らかな運動を遂行することはできず，まずはゆっくりとフィードバックを意識しながら，力が入ったぎこちない動作から始める．上手な人から見ると，無駄な力が入った固さが目立つであろう．これらは，まさに仮想軌道的な制御を使って，難易度を下げて運動を遂行しようとしていると考えられる．そして，練習を重ね，上達するにつれ，スピードは速くなり無駄な力も抜けてくる．これは，その運動の内部モデルが学習によって獲得されてきたことを示している．

運動がゆっくりなうちは，仮想軌道と実際の軌道は近いが，内部モデル制御によって運動のスピードが増してくると，計算上の仮想軌道は実際の軌道とかけはなれた場所を通る．もし，実際の軌道が複雑な形であったとすると，それを正確に制御するために仮想軌道はさらに複雑かつ自在に空間内で制御されているはずである（この場合，仮想軌道は脳が直接制御しているパラメーターではなく，内部モデルによって結果として出力されている軌道なので，平衡軌道と呼んだ方が正確かもしれない）．実現軌道が目に見える身体の一部であるとすると，仮想軌道は身体を引っ張って動かす目に見えないバネと考えるとよいだろう．しかもそのバネは時々刻々と強さも長さ（位置）も自在に変化しているイメージである．例えば，体操の床運動で，前後左右にひねりを加えながら運動するが，この時の重心位置の軌道はかなり複雑な経路を通っているであろう．さらに，それを実現している仮想軌道は，もっと複雑で素早く空間上を自在に飛び回っているようなイメージになるであろう．

仮想軌道制御仮説と内部モデルによる制御のいずれもが別々の側面では正しかったと理解することによって，臨床の様々な論点も思い浮かぶようになる．例えば，片麻痺の運動学習の初期ではどうしても，いわゆる「筋緊張」が高くなってしまうが，単にそれを避けるのではなく，脳が運動学習を進めるための戦略と考えることはできないだろうか．もしうまく運動学習を誘導させることができれば，内部モデル的なやわらかなコントロールができるようになるという仮説も成り立つ．

> **コラム** 弦楽器は右手の脱力から
>
> バイオリンなどの弦楽器において，レッスンで最初の方に教わることは，右手を脱力しなさいということである．大きな音を出したいのに脱力するとはどういうことなのだろうか．これも無駄な力は入れず，弦を弓で押さえつけることなく，腕の重みを弓にかけ，それを弦に置く感覚を表現したものであろう．本書の文脈で最も適切な表現は，腕全体のスティフネスを小さくして弓を弦に置く，ということかもしれない．腕の重みはある程度あるため，平衡位置は弦の位置より深いところにくるが，スティフネス（ばね定数）が小さければ，弦の振動を止めることなく，弦の上を移動できるからである．弓で弦を弾くことは，小さなピチカートの連続といわれているので，その弓がピチカートを止めてしまわないように，スティフネスを調整しなければならない．弦楽器奏者はそんな高度な技術を修得しているのである．

3 フィードバック誤差学習の脳科学

　仮想軌道か内部モデルかという論争と運動学習との関係から多くの考察を行った．ここでは脳科学におけるフィードバック誤差学習について簡単に解説する．

　フィードバック誤差学習（「第2章2　運動制御理論」の図8⇒30ページ）は，教師あり学習といわれるが，実際の小脳で教師信号に当たるのは，下オリーブ核から登上線維を経てプルキンエ細胞に伝えられる誤差情報である．体性感覚や視覚によるフィードバックを最大限効果的に使ったとしても，神経系がそれを脳に伝えるには約50～100 msecの時間遅れ（feedback delay）が生じる．したがって，フィードバック誤差学習モデルでは，いったん始まった運動をリアルタイムに調整するのではなく，運動中から運動直後までの誤差情報を教師信号として，小脳の可塑性を利用して内部モデルの修正を行う．つまり，フィードバックされた誤差情報はその時の運動ではなく，次の運動に生かされるというわけである．そして学習を繰り返すことによって，正確な内部モデルが構築され，誤差が減少する．

　フィードバック誤差学習理論が正しいことは，すでに多くの研究から支持されている．平行線維入力によって発火するプルキンエ細胞の単純スパイク発火頻度（運動指令を表す）の変化が理論の予測と一致していること[8]が示され，登上線維入力によりプルキンエ細胞に生じる複雑スパイクが運動指令の誤差情報を表していること[9]が報告されている．また，内部モデルが小脳に存在することを直接証明する注目すべき結果が最近報告された．Imamizuら[10]は，機能的MRIによって，運動学習初期に小脳の広い範囲が活動し，学習後期にはその範囲が狭まることを示した．この事実のみでは，小脳が運動学習に関与しているが，内部モデルが小脳に存在するという証拠にはならない．そこで，運動学習中の小脳の領域を，その活動が誤差に比例する部分とそうでない部分に分け，その活動の変化を解析した．その結果，限局された範囲に内部モデルを反映する活動領域が存在することを証明した（図4）．

　内部モデルが学習により獲得される過程で最も重要な小脳の可塑性とは何であろうか．これはプルキンエ細胞における長期抑制（long-term depression：LTD）と呼ばれ

> **コラム　筋緊張の亢進とは？**
>
> 　臨床で最も安易に使われる言葉の1つが，この「筋緊張の亢進」である．一般的には，痙縮との区別すら曖昧に使われている．筋肉のスティフネスが変化する理由から考えてみよう．まず痙縮．これは脊髄反射の亢進，特に，伸張反射の亢進を指し，そこに腱反射の亢進，被動抵抗の亢進，クローヌスなどを含む．次に，屈曲反射，運動出力の異常（Werniche-Mannの肢位，共同運動，連合反応），同時収縮などが「筋緊張」を変化させるだろう．これらすべてをよく分析せずに「筋緊張の亢進」と呼んでしまい，無意識のうちに痙縮と混同していることが多いのではないだろうか．したがって，漠然と筋緊張というのではなく，筆者はまず被動抵抗を診て，痙縮か固縮かゲーゲンハルテンなのかなどを判別する．次に，伸張を加え，そのスピードを変え，腱反射を含めて，伸張反射の亢進を記述する．そして，あとは運動時の観察と病態から，拮抗筋の同時収縮，感覚障害などなんらかの原因による運動出力の亢進などの順に考察し，どのような種類の「筋緊張の亢進」なのかを記述する．その上で，どうすれば運動機能改善につながるかを考察し，治療を進めるようにしている．

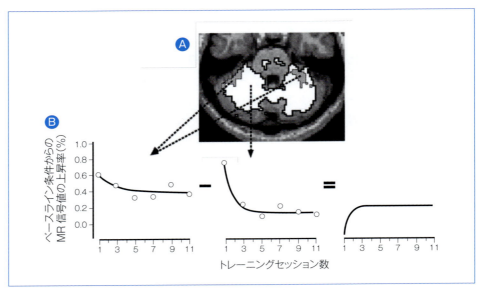

図4　誤差を反映する活動と内部モデルを反映する活動
Ⓐ パソコンマウスの回転変換を学習する課題において，斜線の領域は，トレーニングセッションにおいて，トラッキング誤差と信号値の間で相関が有意であった領域を示す．白く塗りつぶした領域は，誤差の統制実験において，内部モデルの活動と信号値の間で相関が有意であった領域を示す．Ⓑ 左の曲線は，斜線の領域における信号値の変化を，中央の曲線は，白く塗りつぶした領域における信号値の変化を示す．右は，左の曲線から中央の曲線を差し引いた値（内部モデルを表す）を示す．
〔Imamizu H, Miyauchi S, Tamada, T, et al：Human cerebellar activity reflecting an acquired internal model of a new tool．*Nature* 403：192-195, 2000 より〕

コラム　プリズム学習とフィードバックのタイミング（第3章8，256ページも参照）

　プリズム学習は意外に内部モデルとフィードバック誤差学習の理解につながるので紹介する．プリズム眼鏡をかけると視野が一定角度左右にずれて見える．これは視覚的な認知のズレであるから，運動とは関係ないと思われがちである．もしも純粋に認知の問題であれば，右手で学習したことが左手に転移するはずである．これを両手間転移という．
　プリズムによって視野を一定角度平行にずらすと視覚目標に向かって手を伸ばす運動（リーチング運動）に，初めは誤差を生じるが，試行とともに改善する（プリズム適応）．その後，プリズムを外してリーチング運動を行うと今度は逆方向に誤差を生じる．これを，運動の速度を変化させたり，左手と右手で検討した結果，以下のようなことが分かった．
①ある速度の運動で適応した効果は，違う速度の運動には限られた効果しかもたない．
②右手で適応した効果は左手には無効である．
③運動終了直後 50 msec 以内の誤差に関する視覚情報が特に重要である．
　プリズム適応が運動指令（あるいは運動のダイナミクス）の出力に近い部分で生じていること，おそらくは，右手，左手，速度の違い，それぞれが別々の内部モデルとして構築されていることが分かる．さらに運動指令の時間パターンと戻ってくる誤差信号の時間的に緊密な相互作用（50 msec 以内のフィードバック）を通じて進行する．フィードバック誤差学習の予測どおり，しばらく時間を置いてフィードバックされても，内部モデルの構築には役立たない．以上のように，心理学では視覚あるいは体性感覚の「知覚」の変化として説明されてきたプリズム適応がむしろ「運動学習」であることを示唆している．

るシナプス可塑性である．プルキンエ細胞には平行線維からの入力(運動指令)と登上線維からの入力(誤差信号)があるが，これら2つの入力がほぼ同時に到達する時LTDが生じると考えられている．これは，いわゆるHebbの学習則と呼ばれるもので，「シナプス前細胞と時間的に一致してシナプス後細胞が興奮した時に，そのシナプスの伝達効率が増強される」現象を指す．さらに詳しい検討[8]によれば，平行線維入力と登上線維入力が，ある時間幅でプルキンエ細胞に到達すると，プルキンエ細胞の棘突起(スパイン)内のカルシウム濃度が上昇し，PKC(プロテインキナーゼ)が活性化されることにより，平行線維入力を受け取るAMPA受容体の数が減少するといわれている．これがLTDをもたらす．そして，2つの入力のタイミングについては，平行線維入力(運動指令)の92 msec後に登上線維入力(誤差信号)が到達する時にカルシウムの流入が最大になることが分かっている．このタイミングは生理的な状況において，運動指令後に感覚や視覚フィードバックによって登上線維から誤差信号が到達する時間差に近い．つまり，生理的状況下でのフィードバック情報はLTDによる運動学習に最適のタイミングであると考えられる．

4 フィードバック誤差学習の臨床

　内部モデルによる教師あり学習は，川人らのフィードバック誤差学習に代表される運動制御と運動学習の理論であり，主に運動時間が短い素早い熟練した運動の制御・学習の理論である．ここで，内部モデルは運動指令と実現される結果に関して筋骨格系を含む入出力関係である．

　片麻痺のように錐体路線維の減少による筋出力の低下，異常な共同運動，痙縮などによって，運動指令と筋出力の「入出力関係」(すなわち内部モデル)が壊れてしまった場合，運動療法は内部モデルの再構築という側面を持つ．内部モデルはニューラルネットワークによる学習で構築されるため，ある程度多様な種類の運動を繰り返すことが大切である．臨床でも，この内部モデルの再学習という考え方を意識すれば，1, 2度の運動で終了ということはなく，何十回以上というオーダーで，動作訓練を行う必要があることが分かる．

　入出力関係の変化ということでいえば，脳損傷による麻痺だけでなく，脊髄損傷，末梢神経障害，筋骨格系の外傷でも，同様に入出力関係の再学習が必要であることが分かる．さらにこれは，装具療法やボトックス療法にも言えることである．すなわち，末梢において装具の角度や重さなどの力学的な状況や，痙縮の状態などの生理学的な状況が変化することは，運動指令と筋骨格系の入出力関係が変化することにほかならない．したがって，これらの治療の即時的な効果はもちろんだが，新たに内部モデルを再構築するための運動学習という観点も必要である．つまり，すぐに効果が出なくても，装具などを利用してリハビリを実施すれば，最終的にどこに到達するかという見通し(機能予後予測)のもとに治療を行わなければならない．

　では，入出力関係の再学習以外の面について，内部モデルによる教師あり学習と臨床について考えてみよう．フィードバック誤差学習は，フィードフォワード運動と学

習を説明する理論であるが，文字どおり，フィードバックされる誤差によって学習が進む．したがって，この学習で最も重要な情報は，誤差情報ということになる．臨床ではエラーレスラーニングなどという言葉も耳にするが，エラーがないところに学習はあり得ない．フィードバック誤差学習では，体性感覚や視覚情報が誤差情報として重要である．しかも，そのタイミングは運動中～直後（100 msec 以内）が重要といわれている．したがって，臨床で考えるなら，運動後しばらく経ってから，患者に言葉で誤差を伝えるようなフィードバック方法は（フィードバック誤差学習に限っていえば）役立たない．運動の結果を瞬時に患者が認識できるような環境や，訓練課題を工夫することが望ましい．例えば，セラピストだけが認識している関節角度や姿勢などについて時間差をおいて言葉でフィードバックするより，患者自身が課題を達成しようと直接的に認識できるようにする方がよいと考えられる．具体例を挙げると，ピンチ動作のために必要な手指の関節角度をセラピストが観察するだけでは患者には分かりにくいが，実際に積み木をつまんで持ち上げる課題は患者にも分かりやすく，積み木が落ちてしまうことは瞬時に伝えられる誤差情報である（150 ページ：課題指向型訓練参照）．

このようにフィードバック誤差学習では，誤差情報が最も重要であるため，それが伝えられない状況では学習が難しくなる．深部感覚障害によって関節位置覚などの情報がフィードバックされない場合，内部モデルによる学習は相当困難になることが予想される．その他，フィードバック誤差学習に関わる神経回路全体の健常性が保たれているかどうかは意識しておくとよい．これらの神経回路のどこかに障害があれば，内部モデルの構築がうまくいかないことを考慮に入れる．ただし，脳科学と臨床との関連で難しいことは，脳には代行（substitution）や代償（compensation）機能が豊富に

コラム　フィードフォワード運動訓練からCI療法へ

筆者らは，以前ニューロリハビリテーションの第一歩として，フィードフォワード運動訓練を考案した．フィードフォワード運動訓練とは，熟練動作を繰り返して学習することにより，小脳に内部モデルを再構築するようなコンセプトで作成した機器を用いて実施する．これは，水平面を摩擦なく動かせるアームの先端を握り，手先を開始位置から目標位置に素早く動かす運動を行う機器である．その際，始点と終点だけでなく，経由点，運動時間なども指定でき，運動直後に課題が成功したかどうかのフィードバックがなされる．さらに，躍度，角躍度，トルク変化など運動の滑らかさの値もフィードバックされる．予備的検討を行った結果，フィードフォワード運動訓練は慢性期の脳卒中患者でも運動学習が可能であることを示した．その学習効果は日を置いた検討でも保持されるなど，一定の成果があった．ところが，リハビリに応用するためには，大きな問題があった．それは機器の上での課題は上達するが，日常生活動作（activities of daily living：ADL）には汎化しない，ということである．水平面の機械の上では目に見えて改善しても，三次元空間で物品を操作するような通常のADLに対する改善効果は見られなかった．これは患者自身からみた生活の質（quality of life：QOL）の向上を目指すべきリハビリ医療としては大きな壁に思えた．そしてこの結果を米国のSociety for Neuroscienceで発表[11]している時，1人の世界的研究者が筆者のポスターに目を止めてくれた．彼曰く「これはまさに麻痺側上肢の強制使用による改善ではないか」と．それが，CI療法の創始者の1人であるSteven L Wolfであった．これがきっかけとなって，数年後から筆者らが日本においてCI療法を導入することになった．CI療法については，第3章で詳しく述べる．

あるので，神経回路の一部が障害されていても，電気回路のような断線状態にはなりにくいということである．したがって，脳科学の予想どおりの症状が出現するとは限らず，病巣とフィードバック誤差学習の障害の関連については，現在のところ，それをすぐに実証できるデータは存在しない．

次にフィードバック情報の種類についての考察である．生理学的には体性感覚や視覚情報が重要であるが，それ以外に多様なフィードバック手段は臨床的に意義があることかもしれない．以前に試みたフィードフォワード運動訓練では，滑らかさ指数の提示を行った．当時は数値のみを示したが，これをグラフなどの直感的な方法で瞬時にフィードバックすることは検討してよいと思われる．また，関節スティフネスをリアルタイムに球体に表示するVRバイオフィードバックを試作したが，これもフィードバック情報に関する新たな視点である．深部感覚以外の感覚情報や聴覚などへの応用もこれからの課題である．

次に，内部モデルによる学習の観点から臨床にも結びつきそうな研究を紹介する．ある1つの運動だけを固めて行って，それが終了後に別の運動を固めて行うような学習をブロック学習と呼ぶ．一方，複数の種類の運動をランダムに混在させて学習する方法をランダム学習という．2種類の運動課題の学習において，どちらの学習効果が高いかを検討した結果を示す(図5)[9]．課題Aだけを学習し，その後課題Bだけを学習するブロック学習では，初日の各課題終了時にはどちらもエラーが小さくなり，一見学習が効率的に進んだように見える．ところが，翌日になると前日の学習効果は保持されておらず，再度同じ学習過程をたどることになる．一方，ランダム学習の方では，課題AとBを同時に学習するため，学習曲線はやや鈍く，初日の終了時にもエラー

> **コラム** 日常の運動で考察してみる
>
> 運動する時に，実際の手足の位置と仮想軌道(平衡位置)がどこにあるかを意識しながら生活すると面白い．筋肉はスティフネス(ばね定数)が時々刻々変化するばねであり，平衡位置はばねの自然長なので，実際の位置と平衡位置の距離が大きければ大きいほど，ばねが発生する力は強くなる．空手で瓦を割る人を見ていると，割れない人は平衡位置が(おそらく)瓦のすぐ傍にあるので，手が当たった瞬間の力は弱く見える．瓦を割る達人は，平衡位置が瓦のはるか下にあるので，一気に瓦を突き抜けてそこに向けて手を振り下ろしているようである．野球のバットスイングでもゴルフでも，フォロースルーが大切だというが，これはちゃんと先の先まで平衡位置が移動し続けていることの重要性を物語っている．フォロースルーは打った後の(打撃に無関係の)現象を見ているのではなく，打つ瞬間の平衡位置の残像を見ているのである．だから正しい打ち方ができた時のフォロースルーは美しい．自宅のヘアドライヤーのスイッチは横に滑るタイプで，「切，弱，強」の3段階あるが，いつも「強」から「弱」にする時に，通り過ぎて「切」に行ってしまう．力の方向は間違っていないが，平衡位置が「切」にまで届いてしまっているため，途中で止まらないからである．そういう時は，目いっぱい手のスティフネスを上げて，平衡位置を「弱」にイメージして，慎重に力を入れ続けると，ぴったり止まる．そんなことを考えて髪を乾かす人はめずらしいかもしれない．また，部屋を歩いている時にいすの足を蹴ってしまい悲鳴を上げるほど痛いことがある．大したスピードでもないのになぜこんなに痛いのかと思って考えてみると，おそらく実際の足の位置よりもはるか先に平衡位置があり，その差が大きいために大きな力がかかるのではないかと思う．その意味では，遊脚期の初期(加速期)の方が，より前方に平衡位置が移動しているはずだから，痛みも強いと思われるが，とてもそれを実証する気にはなれない．

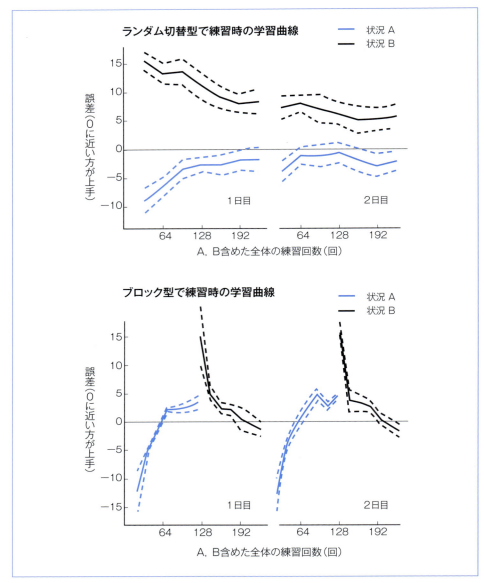

図5　ランダム学習とブロック学習の違い
〔Osu R, Hirai S, Yoshioka T, et al : Random presentation enables subjects to adapt to two opposing forces on the hand. *Nat Neurosci* 7 : 111-112, 2004 より〕

が残る．しかし，翌日の学習開始時には，前日の学習を保持しており，前日の最終のレベルから引き続いて学習が進む．これを内部モデルで説明すると，ランダム学習では，課題Aの内部モデルと課題Bの内部モデルの両方が獲得されるが，ブロック学習では課題Aの内部モデルが獲得された後に，課題Bが続くので，課題Bの内部モデルで上書きされてしまうと考えられる．したがって，翌日には再度，新規に内部モデルを構築する必要がある．以上の結果を臨床に応用するならば，1つの動作を集中的に行って，1日の最後に短時間だけ歩行するような方法より，ある程度(現実的に

可能な範囲で)動作訓練にもランダム性を持たせた方がよいとも考えられる．あるいは，1日に1時間の理学療法を続けて行うより，例えば午前40分と午後20分の訓練に分けて実施するような方法も考えられる．なお，理論上明らかになったことを臨床で実践すべきかどうかを確定させるためには，全く別の臨床研究(できればRCT)が必要であることはいうまでもない．

最後に，小脳失調症の治療について考えてみたい．小脳の内部モデルの役割を考慮すれば，内部モデルが機能しなくなった時の障害として，運動の滑らかさ(smoothness)の障害が考えられる．振戦などの臨床症状がこれに当たる．フィードバック誤差学習理論で考えると，内部モデルが機能しない状態では正確なフィードフォワードの運動指令が生成できない．したがって，この状況ではフィードバックに頼らざるを得ないため，修正しようとするほどに運動の変動が増強(振戦)すると考えられる．小脳症状としての低緊張(hypotonus)はスティフネスを上げることができない状況ともいえるが，これは振戦を増強する方に働くと思われる．小脳失調で振戦を軽減するために重錘を用いる理由は，臨床では感覚フィードバックを増強するといわれているが，筆者らは慣性モーメントを増やすことによって振動を減らす効果が正しいと考えている．また，弾力包帯やサポータを用いることも，関節のスティフネスを上昇させて，振動を軽減する方に働くと考えられる．フィードバックによる制御を増やすことは，つまりスティフネスの上昇を伴って仮想軌道的に制御することを意味するので，内部モデルがうまく使えない小脳損傷の治療としても理にかなっている．以上，理論からの推定であり，臨床的なエビデンスは別途確立しなければならない．

なお，実際に小脳にある程度大きな病巣があっても，臨床的にはほとんど失調症状を呈しないことがある．内部モデルが壊れたはずなのになぜ運動障害がないのか，と質問されることが少なくない．これはおそらく，小脳半球の構造が一様であり，ニューラルネットワークとして情報を保持する部分がすべて損傷されない限り，健常に残った部分によって短期間に代償されるからではないかと思われる．

5 教師なし学習

前項(「第2章5 脳計算論における運動学習理論」72ページ)では教師なし学習をK-means法を例に解説した．この方法では，各クラス(分類)の番号が初期値とデータによって任意に決まってしまうので，臨床家にとって具体的なイメージを作りにくい．しかし，各クラス(分類)を大脳皮質のマップ(例えば運動野の手指の領域)と捉

> **コラム** 清水宏保選手のコメント
>
> 長野オリンピックで金メダルを獲得したスピードスケートの清水宏保選手が，メダルを取れた快走について，「力を入れるのではなく，力を動かす」とコメントしたのを記憶している．この言葉は非常に深い．力を入れると不要な筋まで活動してしまい，スティフネスが邪魔をしてしまう．しかし，必要な筋だけを活動させ，適切にスティフネスの大きさと方向を制御できれば，あとはそれを「動かす」だけというわけである．力が抜けた状態，とも違う実に深いコメントである．

え，そのマップが教師なし学習によって作られるとしたら，臨床家にとっても興味深い．このように，大脳皮質運動野マップのような連続的な構造を持った形で学習させたいという場合に用いられるのが教師なし学習の代表と呼ばれる自己組織化マップである．use-dependent plasticityによって運動野のマップが変化する現象の基礎には，この大脳皮質の自己組織化マップが関与していると考えられる．Aflaloらによれば，サルの運動野のニューロンは，単に体部位と対応して並んでいるのではなく，例えばリーチングや登はんなどの動作ごとに固まって存在することを示した．さらにこの現象が，自己組織化マップの教師なし学習でシミュレーションできることを報告した．つまり，最初は脳部位と体部位が1対1対応している状態であるが，一連の行動を繰り返すことによって，その行動に関わる表現がまとまってくることを示している．教師なし学習では，類似した一定の行動を行えば行うほど，頻度に応じてそれに関わるニューロンはまとまって増加し，逆にめったに行わない行動のニューロンは退縮すると考えられる．

さらに，損傷脳においてもCI療法(的な集中訓練)によって可塑性が引き出されることを示したNudoの実験は，ニューロリハビリテーションの金字塔のような研究として知られている．この皮質のuse-dependent plasticityをAflaloらは，教師なし学習(自己組織化マップ)のアルゴリズムでシミュレーションした(図6)[11]．まず，動作ごとにニューロンの領域を割り当て，ある動作を多くトレーニングすると，その領域が広がり，逆にその動作のトレーニングを減らすと領域は縮小した．次に，Nudoの実験と同様に，シミュレーション上で手の領域の一部の活動を止め，その後，各種の動作をトレーニングした．その結果，上肢の領域が一部縮小し，その部分に手の領域が広がってくるというNudoの実験結果を再現することに成功した．

教師なし学習の臨床的な解釈は慎重に行わなければならないが，CI療法の基礎理論の前提にあるuse-dependent plasticityのアルゴリズムそのものである可能性がある．use-dependent plasticityの重要性は，CI療法はじめ現代のニューロリハビリテーションの基礎であるから，その重要性については繰り返す必要はないだろう(第3章参照)．

教師なし学習をニューロリハビリテーションの中で一般化するなら，少なくとも，何も動作訓練をすることなく，その動作が皮質上に学習されることはないといってもよいだろう．リーチングせずにそのリーチング動作ができるようにはならないだろうし，歩行訓練せずに歩行は学習されない．しかし，正しい動作はそれ自体が皮質上に学習される，といってしまうと，正しくない動作を一切させないような極端な訓練に

> **コラム** 自己組織化マップとK-means法との違い
>
> 自己組織化マップでは，各クラスにあらかじめ格子状などの位相構造を規定しておく．各クラスの代表点を基にクラスの所属を決め，それに応じて代表点を動かすという点はK-means法と同じだが，その際に格子状で隣接するクラスの代表点もそのデータ点に向けて寄せていく，という点に違いがある．このように，学習に隣接効果を持たせることにより，信号点の持つ位相構造を反映した形でのクラス代表点が学習され，マップ状に表現される．

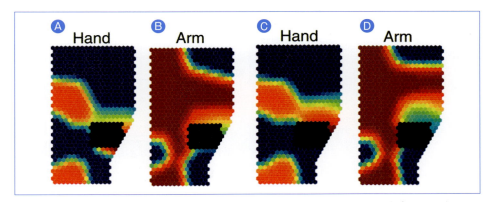

図6　自己組織化マップのアルゴリズムによる use-dependent plasticity のシミュレーション
Ⓐは手のニューロンを示す部分（暖色が使用ニューロンを示している），Ⓑは腕のニューロンを示す部分である．Ⓐの手の部分に仮想脳損傷を作る（黒い部分）．そして，手を使った訓練をシミュレーションすると，Ⓒのように手の部分が，Ⓑでは腕の領域であった所に張り出す．そして，Ⓓのようにもともとは腕の部分だった領域が，手の領域の変化に従い減退，さらに上方向に腕の領域は延びる．Nudo の損傷実験の再現といってもよい．
〔Aflalo TN, Graziano MS : Possible origins of the complex topographic organization of motor cortex: reduction of a multidimensional space onto a two-dimensional array. *J Neurosci* 26 : 6288-6297, 2006 より〕

走る臨床家がいるかもしれないので，そこは別の学習則を含めて全体として議論すべきであると考える．

6　強化学習

　ある程度速く正確さが求められる熟練した運動は教師あり学習によって説明できる．しかし，人間の動作は正確さを要求される素早い運動ばかりではない．例えば，立ち上がりや車椅子からベッドの移乗など複合的な運動では，スピードもさほど速くない複合的な運動が多い．このような運動の学習には，動作の正確さより適切さを重視する運動学習則である「強化学習」の方が適している．おそらく，リハビリテーションの臨床においては，教師あり学習より教師なし学習や強化学習の概念の方が有用かもしれない．
　強化学習で最も重要な要素は，一連の運動の軌道が正確であることではなく，最終的な結果が適切であったか，ということである．途中の経過よりも最終的な結果が適切であれば，報酬（reward）が与えられ，適切でない場合は罰（punishment）が与えられると考えてもよい．今の1つの行動後の報酬の大小ではなく，将来の報酬の総和が最大になるような行動課題という意味で，遅延報酬課題ともいわれる．このように報酬によって学習する仕組みを強化学習という．強化学習そのものの理論を裏づける有名な研究が Schultz らの報告である（図7）[12]．
　大脳基底核の線条体には，ドーパミン入力を最も強く受ける部位がある．ドーパミンニューロンが何をコードしているかを知るために，Schultz らは報酬に対するサルのドーパミンニューロンの応答を記録した．学習前は，ランプが点灯しても何も反応せず，報酬（ジュース）がもらえた時にドーパミンニューロンが反応する．学習後は，

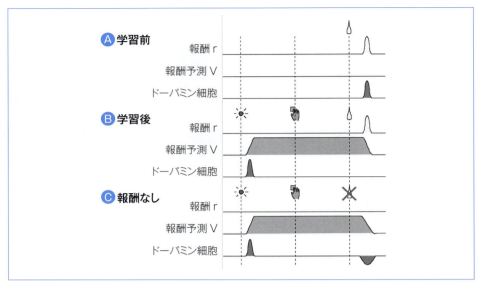

図7　ドーパミン細胞の報酬予測応答
ドーパミン細胞の活動は，実際の報酬と報酬予測との差（reward prediction error）を表現している（報酬 r − 予測 V）．
〔Schultz W, Apicella P, Ljungberg T : Responses of monkey dopamine neurons to reward and conditioned stimuli during successive steps of learning a delayed response task. *J Neurosci* 13 : 900-913, 1993 より〕

ランプが点灯した時に反応するが，実際に報酬が与えられた時には反応しない．逆に，報酬が与えられないと反応が抑制される．これらの結果から，ドーパミンニューロンは単に報酬に応答しているのではなく，実際の報酬と報酬予測との差（報酬 r − 予測 V）reward prediction error を表現していることが分かった．これが TD 誤差と呼ばれるもので，ドーパミンニューロンは TD 誤差を表現している．前項では TD 誤差が強化学習においてどのように働くかが理論的に説明されている．

臨床的にドーパミンニューロンが障害される病気といえば，パーキンソン病が代表的である．パーキンソン病での研究によれば，認知症がないにもかかわらず確率的に分類する課題での学習が障害されるのに対し，健常者と健忘症患者では正常に学習することができる（図8）[13]．このような試行錯誤の中で確率的に課題を学習することを手続き学習というが，パーキンソン病では手続き学習が障害されている．一方，健忘症の患者では宣言記憶が障害されるが，手続き記憶は正常というわけである．手続き学習では，判定した最終の結果が適切であったかどうかによって学習するので強化学習が使われる．

また，報酬（正の強化）と罰（負の強化）について，パーキンソン病で検討した研究では，ドーパミンが投与された状況では，健常者と同様に正の強化によって学習能力が向上するが，ドーパミンが枯渇した状態では負の強化による学習が主体であった．Frank ら[14]は，報酬による学習は線条体のドーパミン D_1 受容体に関連し，ドーパミンが枯渇した状態での罰による学習は D_2 受容体が関連していると推測している．

大脳基底核は強化学習において重要であることが知られているが，実際にパーキン

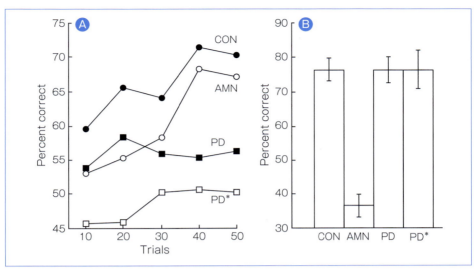

図8　パーキンソン病患者における学習障害
CON：対照群(15例)，AMN：健忘症患者(12例)，PD：パーキンソン病患者(20例)，PD＊：重症パーキンソン病患者(10例)．
Ⓐ：確率的な分類課題を行った時の学習過程．対照群と健忘症患者では正答率が高まるが，パーキンソン病患者ではチャンスレベルを超えることができない．
Ⓑ：宣言的記憶課題では，健忘症患者は重度の障害を認めたが，他の群では正常であった．
〔Knowlton BJ, Mangels JA, Squire LR : A neostriatal habit learning system in humans. *Science* 273 : 1399-1402, 1996 より〕

ソン病以外の基底核障害患者において，学習障害を意識することはあまりない．これは両側対称的な大脳基底核が代償し合うために，理論どおりの症状が出現しにくいことなどが原因と考えられる．あるいは，手続き学習課題を用いて詳細に検討すれば，なんらかの障害が明らかになる可能性もある．

　強化学習と運動療法について考えてみよう．強化学習について講演する時，必ずいただく感想に，「患者を褒めることが大切なんですね」というものがある．確かに無言で訓練したのでは効果は上がらない．しかし，褒めるだけで強化学習になるかどうかは，よく考えてみないと分からない．

　第1に，報酬とは治療者が捉える報酬ではなく，あくまでも患者自身にとっての報酬である必要がある．治療者には報酬が見えていても，患者がそれをどう認識しているかを考察しなければならない．そこで重要になる第2，第3の要因が，難易度調整と達成感である．これらはCI療法で詳しく解説されるので，簡単に述べるが，例えば患者にとって，いとも簡単にできる課題を行っている時，治療者はさらに微妙な正常の動きにこだわっていたとする．患者自身はもう十分に課題を達成できているので，もう少し関節を伸ばして，などと言われても一向に学習しない，といった場面は日常臨床でも想定できるであろう．これは，課題の難易度が低すぎるため，患者にとって課題遂行の達成感もないと思われる．つまり，患者が予測した以上の報酬が得られていない状態である．これを改善するためには，頑張ればやっとできる程度に難易度を上げることが重要である．しかし，あまり難しすぎると，課題の達成自体が全くでき

なくなり，モチベーションは低下するであろう．したがって，難しすぎず簡単すぎず，少し頑張れば達成できる難易度，臨床的定性的感覚でいえば60〜70点の課題がよいということになる．

第4に重要なことは，理論で示されたように，報酬が大きいほどよいのではなく，実際の報酬が予測した報酬より大きかった時に，よい行動をしたという評価になることである．患者がこのくらいできるだろうと思って動作を行った時，それを越えてよい動作を達成することができた時に強化学習が働いて運動が上達する．逆に，もともと予測が高い場合，同じように動作ができたとしても，実際の報酬の方が少ないため，よい行動をしたという評価にはならない．常により高い方向に導く動作上の戦略，あるいは，課題の調整が重要であることが分かる．

ここまで，単に「報酬の大きさ」として解説してきたが，第5に重要なことは，1回の動作後の報酬だけでなく，その時の状態全体の価値に対する「報酬価値」という概念である．これは理論の部分でも詳しく述べてあるが，今，行動を起こす前の状態の価値から考えてみると，ここでの価値は，これから先いろいろな行動を取ることが予想される未来に得られる報酬全体を含んでいる．次にある行動を起こした時，その1回の行動に対する即時的な報酬rが得られるが，1回行動した状態でその後の未来に得られると予想される報酬全体の価値（これをVとする）も考慮する．

ここで報酬予測誤差とは，理論的には報酬価値予測誤差であり，

（1回行動して得られた報酬r＋1回の行動後，将来得られる報酬全体の価値V）−

（行動する前に将来得られると予想される報酬全体の価値V）

ということになる．したがって，1回の行動だけで決まるのではなく，将来にわたって見通す価値全体の比較が重要である．

以上を数式に表したものが，

TD誤差：$r(t+1) + \gamma V(S_{t+1}) - V(S_t)$（$r$は報酬，$V$は価値関数，$\gamma$は割引指数）

の式である．

1回の行動によって得られる報酬を評価することは臨床的にも可能かもしれないが，具体的に報酬価値の概念を臨床場面に落とし込むことは容易ではなく，今後の課題である．

以上から，何らか行動した時の報酬の価値を比較するという流れが分かるが，実際に行動の選択はどのように行えばよいのか，という疑問が出てくる．第6の要因は，強化学習における「探索explore」の重要性である．どのような行動を取れば，全体として報酬が最大になるか，という行動の戦略として2つの方法が考えられる．1つは，ランダムにいろいろとやってみることで，explore（探索）と呼ばれる．逆に，報酬が得られると分かっている場合，その知識を利用して手堅く取ることで，これはexploitと呼ばれている．手堅い方法だけでは，本当に最大の報酬を得られないかもしれない．かといって，終始ランダムに方法を選んでいては無駄も多い．この2つの戦略をどのように組み合わせ，時間経過とともにどう変化させればよいかということも，強化学習においては重要な要因であることが分かる．おそらくexploreとexploitをうまく組み合わせた戦略がよいと思われ，そのような理論（ε–Greedy法な

ど）も存在するが割愛する．臨床的には，例えば麻痺手で積み木を積む課題ができない時に，かなり強い代償動作なら必ずできると分かっている場合はその動作を行う（exploit）かもしれないが，種々の動作を試行錯誤する（explore）中に，より代償を少なくしてピンチ動作を引き出せる動作に到達するかもしれない．そのような発見を通して，次の動作の段階に改善していく様子を CI 療法などで観察することがある．毎回，セラピストがインストラクションとして分かっていることを指示することも重要だが，指示の頻度を下げて，患者自らが explore する機会を作ることも重要かもしれない．実際の CI 療法では，動作訓練中，数回に 1 回インストラクションを与え，それ以外は患者自身が工夫する，という流れで行っている．

7 メタ学習

CI 療法における transfer package（「第 3 章 1-3 Transfer package の実際」136 ページ）の役割のように，学習の仕方を学習することを『メタ学習』と呼ぶ．上述の 3 つの学習則を使いこなし，さらに日常生活で役立てるための戦略と言い換えてもよい．transfer package では，患者自身が治療概念（学習の仕方）を理解して学習するため，患者自ら麻痺側上肢に対する訓練課題を考え，実際の生活における麻痺側上肢の使用場面や使用方法を考案し，修正する．Takebayashi ら[15]は，transfer package が長期的な改善につながることを証明した．基礎科学においても，メタ学習は計算論的に重要な要素（銅谷）といわれている．基礎科学においても，どの学習アルゴリズムを選択するのか，学習に用いる入力や出力，モデルの構造や情報表現の選択，学習アルゴリズムの進捗を調整するためのパラメーター設定などについては，今のところ人間が主観や経験に基づいて実施している．いまだに法則化・定量化がなされていないが，脳はそれを自律的に制御していると考えられる．臨床では，明示的にせよ非明示的にせよ，運動学習の方法を患者自らが知ることが重要であることは言うまでもない．基礎科学におけるメタ学習の仕組みの解明の推移をみながら，臨床での考察を進めたい．

文献

1) Schaal S, Sternad D, Osu R, et al : Rhythmic arm movement is not discrete. *Nat Neurosci* 7 : 1136-1143, 2004
2) Bizzi E, Accornero N, Chapple W, et al : Posture control and trajectory formation during arm movement. *J Neurosci* 4 : 2738-2744, 1984
3) Latash ML : Control of Human Movement. Human Kinetics, Champaign IL, 1993
4) Latash ML : Neurophysiological Basis of Movement. Human Kinetics, Champaign IL, 1998
5) Kawato M, Gomi H : A computational model of four regions of the cerebellum based on feedback-error learning. *Biol Cybern* 68 : 95-103, 1992
6) Gomi H, Kawato M : Equilibrium-point control hypothesis examined by measured arm stiffness during multijoint movement. *Science* 272 : 117-120, 1996
7) Osu R, Franklin DW, Kato H, et al : Short- and long-term changes in joint co-contraction associated with motor learning as revealed from surface EMG. *J Neurophysiol* 88 : 991-1004, 2002
8) Wang SS, Denk W, Häusser M : Coincidence detection in single dendritic spines mediated by calcium release. *Nat Neurosci* 3 : 1266-1273, 2000
9) Osu R, Hirai S, Yoshioka T, et al : Random presentation enables subjects to adapt to two opposing forces on the hand. *Nat Neurosci* 7 : 111-112, 2004

10) Imamizu H, Miyauchi S, Tamada T, et al : Human cerebellar activity reflecting an acquired internal model of a new tool. *Nature* 403 : 192-195, 2000
11) Aflalo TN, Graziano MS : Possible origins of the complex topographic organization of motor cortex: reduction of a multidimensional space onto a two-dimensional array. *J Neurosci* 26 : 6288-6297, 2006
12) Schultz W, Apicella P, Ljungberg T : Responses of monkey dopamine neurons to reward and conditioned stimuli during successive steps of learning a delayed response task. *J Neurosci* 13 : 900-913, 1993
13) Knowlton BJ, Mangels JA, Squire LR : A neostriatal habit learning system in humans. *Science* 273 : 1399-1402, 1996
14) Frank MJ, Seeberger LC, O'Reilly RC : By carrot or by stick: cognitive reinforcement learning in Parkinsonism. *Science* 306 : 1940-1943, 2004
15) Takebayashi T, Koyama T, Amano S, et al : A 6-month follow-up after constraint-induced movement therapy with and without transfer package for patients with hemiparesis after stroke: a pilot quasi-randomized controlled trial. *Clin Rehabil* 27 : 418-426, 2013

第3章

ニューロリハビリテーションの実際

1 CI療法

1 CI療法概説

1 概要

　多くのニューロリハビリテーションが脚光を浴びている中で，evidence based medicine として確立した代表的な治療法が CI 療法(constraint-induced movement therapy)[1,2]である．CI 療法は，脳卒中などによる片麻痺の非麻痺側を拘束し，段階的な難易度で調整された訓練課題(Shaping 課題)を集中的に行うことにより，麻痺側の随意運動を誘発し，改善に導く治療法である．CI 療法による機能改善のメカニズムとして，使用依存性脳可塑性(use-dependent plasticity，後述)が関与していると考えられている．

　筆者らは開発者の一人である Wolf の直接の勧め以来，日本への導入を検討してきたが，2002 年から予備的検討を行い，2003 年から本格的に臨床の現場に導入した．具体的には，午前 2 時間，午後 3 時間の訓練時間を確保し，全体の 40% を作業療法士がマンツーマンで実施し，残り 60% は自主訓練とし[3]，これを週に 5 日間，2 週間にわたって合計 10 日間の療法を行うこととした．CI 療法前後に WMFT(Wolf motor function test)や MAL(motor activity log)など詳細な outcome measure を記録するため，全体で 3 週間弱の入院で行った．なお，WMFT と MAL は，高橋らが公式の日本語版[4,5]を発表しているので参考にされたい．

　具体的な訓練方法は次節以降で述べるが，徐々に難易度を上げていって学習効果を積み重ねていく "Shaping" という課題が用いられる．筆者らが CI 療法を導入するに当たって，文献上の Shaping 課題は限られた項目しかなかったため，佐野らは粗大動作，複雑動作，両手動作からなる合計約 60 項目の "Shaping" を作成した(表1)[6]．実際には Shaping 課題をそのまま実施することよりも，Shaping 課題を基に，運動する空間や物品の形状などを工夫して，きめ細やかな難易度調整を行うことが重要である．ときに CI 療法は単純動作のスパルタ式訓練と誤解されることがあるが，運動学習が進むようにきめ細かな訓練課題の調整を行う極めて丁寧な治療法と捉えるべきである．

　CI 療法の臨床で重要な点は，①非麻痺側の拘束(restraint)，②多様性と繰り返し

表 1　Shaping 項目（兵庫医大方式）

粗大動作
　前腕を机上のタオルにのせる
　机上のタオルに前腕をのせた状態で円を描くように肘を伸ばす
　肘で時計回り・反時計回りに直径 10 cm・20 cm の円をなぞる
　手を机上のタオルにのせた状態で前方に肘を伸ばす
　反対側の肩をリズミカルに叩く
　穴あけパンチで紙に穴をあける
　机上のボールをつかみ，患側横の箱に入れる
　机上と机縁をタオルで拭く
　ブロックを 2 つ以上積み上げる
　紙を手前から 2 つに折る
　など

巧緻動作
　人差し指で時計回り・反時計回りに円をなぞる
　計算機のキーを人差し指で順に押す
　ペンをつまんでペン立てに立てる
　うちわで手前や前方に向かって仰ぐ
　食べ物に塩をふる動作
　洗濯バサミをさまざまな角度で板にはさむ
　直径 5 cm 程度のボトルのねじ蓋を開閉する
　そろばんをはじく
　ティッシュでこよりを作る
　書字
　など

両手動作
　タオルを絞る
　ちょうちょ結びをする
　はさみで紙を切る
　お手玉を前方のかごに投げ入れる
　輪投げ
　上手投げでボールを持ったままゆっくり壁に当てる
　傘を差して歩く
　など

〔佐野恭子，道免和久：Constraint-induced movement therapy（CI 療法）－当院での実践．OT ジャーナル 40：979-984, 2006 のシェーピング項目セットより抜粋〕

（massed principle），③難易度調整と達成感（gradual rebuilding and attainment），④課題指向的アプローチ（task-oriented approach），⑤ transfer package である．

　非麻痺側の拘束の意義は，非麻痺側による代償動作を減らし，麻痺側上肢の随意運動を引き出すことである．したがって，十分に非麻痺側上肢による代償動作を抑制できるようになったら，必ずしも拘束しなくてもよい．CI 療法の運動学習的な側面を考えれば，多様な課題を一定以上繰り返す必要があることは当然である．また，難易度調整と達成感，そして，課題指向的アプローチは，効率的な強化学習の文脈で論じられる（105 ページ）．さらに最近注目されている手法が transfer package であり，これは学習によって改善した機能を日常生活に転移させる方法論である（136 ページ）．

表2　CI療法の適応基準と訓練内容（兵庫医大方式）

適応基準
　随意的に親指を含む3本指のIPまたはMP関節伸展10度以上可能，かつ，随意的手関節伸展20度以上

　その他，認知症や高次脳機能障害がないこと，自ら訓練する意欲があること，重大な合併症がないこと，集中訓練のストレスに耐えられることなどを，リハビリ科医が総合的に判断

訓練内容
1. 健側の拘束
　　指間を縫った軍手，三角巾，グローブなどを使用
2. 訓練時間（期間）　間欠的に1日計5時間（午前2時間，午後3時間）
　　　　　　　　　　土日を除いた平日の10日間
　　　　　　　　　　評価含めて3週間弱の入院（外来でも可）
3. 訓練内容
　　オリジナルのshaping課題（患側上肢段階的訓練）（表1）
4. 作業療法室で実施．基本的には自主訓練．動作遂行の確認・徒手誘導
5. 訓練時間以外は健側拘束解除（転倒事故防止，ストレス軽減のため）

2 歴史

　ニューロリハビリテーションの最新のトピックとして紹介されることが多いCI療法であるが，その歴史は半世紀以上前に遡る．

　1940年，Tower[7]は錐体路障害のサルで，健側肢を拘束することにより麻痺肢の機能が改善することを初めて示した．1980年，Taubら[8]は，求心遮断したサルでは，徐々に健側肢による代償的な運動が主体となり，麻痺肢を使わなくなるが，非麻痺肢を1～2週間拘束し続けることにより，麻痺肢の使用が改善することを示した．

　脳卒中患者への最初の臨床応用は，1981年のOstendorfとWolfら[9]の症例報告である．その後，Wolfら[10]は脳卒中と脳外傷を含む多数例の片麻痺で報告し，2週間の治療期間のうち10日間の治療で，麻痺側上肢機能の改善を示し，その効果が1年後も継続することを示した．1993年にTaubら[11]は，4例の片麻痺患者に対して，14日の治療期間のうち10日間にわたり，1日6時間の療法士の指導による訓練を行い，CI療法の治療効果を証明した．以後，この方法がCI療法の標準的な治療方法として定着した．

3 適応

　CI療法の適応基準は，母指を含む3指のMPとIP関節が10度以上随意的に伸展でき，手関節が20度以上随意的に伸展できることである．それ以外に，高次脳機能障害が重度でないこと，合併症がコントロールされていること，患者自らが治療を希望していることなどの独自の適応基準（表2）を用いている．しかし，これは確実にEBMとしての科学的なデータを得るための基準であって，CI療法のコンセプト自体を維持すれば，より重度の例や時間の短縮などは柔軟に対応しても効果はあると考え

る．また，分離運動が可能な軽症例だけが対象であるかのように誤解されることがあるが，集団伸展がかろうじて可能な中等度の症例も十分に適応となる．なお，適応基準に達しない重度の例に対して，筆者らは肩肘の運動に対する「CI療法的」な治療も実施している．さらに，装具，IVES（随意運動介助型電気刺激装置），ロボット療法などを併用することにより，適応の拡大を検討中である．

現在，筆者の教室では外来で実施し，連続2週間の通院ができない例では分院であるささやま医療センターや近隣の関西リハビリテーション病院などに入院して実施している．公式講習会などの実施により，CI療法の実施施設は徐々に全国に広まっている．

4 エビデンス

無作為化比較試験（randomized controlled trial：RCT）として，Van der Lee ら[12]やDromerick ら[13]などの研究の他，米国7施設共同でEXCITE（Extremity Constraint Induced Therapy Evaluation）プロジェクト[14, 15]が実施され，対照群に比しCI療法群において有意な患側上肢機能の改善，日常生活での使用頻度の増加，主観的な手指使用困難感の改善，治療1年後の治療効果の持続などが報告され，CI療法のエビデンスは確立した．その結果，イギリスのNational Clinical Guideline for Stroke，オーストラリアのClinical Guidelines for Stroke Management 2010，米国のAHA/ASA-Endorsed Practice Guidelines であるVeterans Affairs/Department of Defense Clinical Practice Guideline for the Management of Adult Stroke Rehabilitation Care などでCI療法は高いエビデンスレベルのもとで推奨されている．

わが国では，既に2004年版の脳卒中治療ガイドライン[16]にグレードAで掲載され，2009年[17]ではグレードBで推奨されている．筆者らはCI療法導入以来，3施設（兵庫医科大学病院，兵庫医科大学ささやま医療センター，関西リハビリテーション病院）で約160例にCI療法を実施してきた．多数例に対する効果やわが国で多用されているSTEF（簡易上肢機能検査）での改善についても確認済みである．

Langhorneらのメタ解析（図1）によれば，CI療法は最も効果が高いだけでなく，研究数・症例数ともに多く，しかも効果のばらつきは小さいという特徴が示されている．最近のメタ解析[18]におけるMAL（AOU：amount of use）のeffect size の比較によれば，doseによらず効果があるが，以下のような結果が出ている．すなわち，2週間で合計60〜72時間のhigh dose のCI療法ではeffect size 0.85，2週間で20〜56時間のmedium dose では1.11，3週間3時間のlow dose では0.63であり，medium dose が最もeffect size が大きかった．なお，筆者らのプロトコルは2週間で50時間の治療なのでmedium dose に当たる．治療効果を判定するに当たって用いられる「対象群との有意差」は単に2群間で統計学的な差があるかどうかを示すが，実際に効果の量がどの程度大きいかを語る指標ではない．effect size は文字どおり効果の量的な側面を評価する方法である．効果量の解釈の目安は，0.2は効果量小，0.5は効果量中，0.8は効果量大となっている．CI療法に関する限り，効果量の面からみても十分に有効

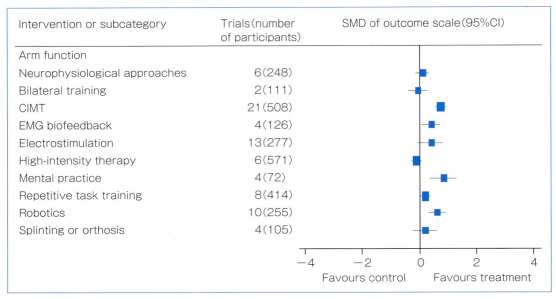

図1　Langhorne らのメタ解析
〔Langhorne P, Coupar F, Pollock A : Motor recovery after stroke: a systematic review. *Lancet Neurol* 8 : 741-754, 2009 より〕

な治療法であることがわかる．他の治療法も効果量で比較吟味してみるとよい．

5 CI療法と脳の可塑性

　脳の可塑性が発現される状況として，末梢神経や手指・肢の切断など[19, 20]による身体末梢の変化がある．切断により脳の体性感覚や運動の体部位再現が変化することが，動物実験で明らかになっている．一方，四肢などを積極的に使用することによって可塑性が発現する use-dependent plasticity(UDP)，あるいは use-dependent cortical reorganization が注目されている．UDP は，健常脳において繰り返し指を使って練習した点字読者[21]や弦楽器奏者[22]らの非脳損傷者で既に証明されている．UDP を脳損傷後のリハビリテーションに応用した治療法が CI 療法と考えられている．
　CI 療法が脳の可塑性に依存していることを証明する基礎研究として，Nudo の研究[23]が有名である．人工的に脳梗塞を作ったサルに対して，CI療法様の集中訓練を実施することにより，発症前に肩肘など近位部を支配していた大脳皮質の領域が，手指など遠位部を支配するように変化した．臨床研究では，CI 療法後に M1 を含む領域かどうかによって機能的 MRI の信号の変化が起こること[24]，さらに，CI 療法群は対照群に比べて，両側感覚運動野の灰白質，両側海馬で VBM(voxel-based morphometry)の変化が大きいこと[25]から，灰白質の構造的な再構築が起こっていると推測している．以上のように，CI 療法による臨床的改善が，脳の可塑性によって起こっていることが脳機能画像などの研究から次第に証明されつつある．
　ここで運動学習の観点から重要なことは，訓練課題(Shaping 項目)の内容である．

脳の可塑性変化が促進されるためには，ただ単に手を動かすことではなく，運動学習を伴う熟練動作の獲得訓練が必須である．この事実は，CI療法における訓練課題の内容を検討する上でも重要である．すなわち，訓練課題は達成目標のない動作や，やさしすぎる動作では効果がなく，おそらく訓練時のレベルからみてわずかに困難さを有する課題の方が，脳の可塑性を最大限に引き出せるのではないかと推察される．同じ理由で，運動出力が多くても，空間上で目標のない動作を繰り返すことでは運動学習は進まず，「課題」としての目標設定が重要であると考えられる．したがって，空間中の漠然とした動作ではなく，明確な目標物（道具や身体部位），あるいは達成目標（位置や時間）を定めた訓練課題がよい．

筆者は，訓練課題の内容，多様性，難易度のほかに，課題をやり遂げた時の「達成感」も重要ではないかと推測している．達成感という「報酬」の重要性は，強化学習の理論の観点から検討すると，興味深い研究テーマであろう．運動学習理論とのさらに詳しい関連については，「第2章6　運動学習理論の臨床的考察」（92ページ）を参照されたい．

文献

1) 道免和久（編著）：CI療法－脳卒中リハビリテーションの新たなアプローチ．中山書店，2008
2) Wolf SL, Blanton S, Baer H, et al : Repetitive task practice: a critical review of constraint-induced movement therapy in stroke. *Neurologist* 8 : 325-338, 2002
3) Hosomi M, Koyama T, Takebayashi T, et al : A modified method for constraint-induced movement therapy: a supervised self-training protocol. *J Stroke Cerebrovasc Dis* 21 : 767-775, 2012
4) 高橋香代子, 道免和久, 佐野恭子・他：新しい上肢運動機能評価法・日本語版 Wolf Motor Function Test の信頼性と妥当性．総合リハ 36 : 797-803, 2008
5) 高橋香代子, 道免和久, 佐野恭子・他：新しい上肢運動機能評価法・日本語版 Motor Activity Log の信頼性と妥当性の検討．作業療法 28 : 628-636, 2009
6) 佐野恭子, 道免和久：Constraint-induced movement therapy（CI療法）－当院での実践．OTジャーナル 40 : 979-984, 2006
7) Tower SS : Pyramidal lesions in monkey. *Brain* 63 : 36-90, 1940
8) Taub E : Somatosensory differentation research with monkeys: implications for rehabilitation medicine. Ince LP（ed）: Behavioral Psychology in Rehabilitation Medicine: Clinical Applications, pp371-401, Williams and Wilkins, 1980
9) Ostendorf CG, Wolf SL : Effect of forced use of the upper extremity of a hemiplegic patient on changes in function. A single-case design. *Phys Ther* 61 : 1022-1028, 1981
10) Wolf SL, Lecraw DE, Barton LA, et al : Force use of hemiplegic upper extremities to reverse the effect of learned nonuse among chronic stroke and head-injured patients. *Exp Neurol* 104 : 125-132, 1989
11) Taub E, Miller NE, Novack TA, et al : Technique to improve chronic motor deficit after stroke. *Arch Phys Med Rehabil* 74 : 347-354, 1993
12) van der Lee JH, Wagenaar RC, Lankhorst GJ, et al : Forced use of the upper extremity in chronic stroke patients: results from a single-blind randomized clinical trial. *Stroke* 30 : 2369-2375, 1999
13) Dromerick AW, Edwards DF, Hahn M : Does the application of constraint-induced movement therapy during acute rehabilitation reduce arm impairment after ischemic stroke? *Stroke* 31 : 2984-2988, 2000
14) Wolf SL, Winstein CJ, Miller JP, et al ; EXCITE Investigators : Effect of constraint-induced movement therapy on upper extremity function 3 to 9 months after stroke: the EXCITE randomized clinical trial. *JAMA* 296 : 2095-2104, 2006
15) Wolf SL, Thompson PA, Winstein CJ, et al : The EXCITE stroke trial: comparing early and delayed constraint-induced movement therapy. *Stroke* 41 : 2309-2315, 2010
16) 脳卒中合同ガイドライン委員会：脳卒中治療ガイドライン 2004．協和企画，2004

17) 脳卒中合同ガイドライン委員会：脳卒中治療ガイドライン2009. 協和企画, 2010
18) Langhorne P, Coupar F, Pollock A : Motor recovery after stroke: a systematic review. *Lancet Neurol* 8 : 741-754, 2009
19) Merzenich MM, Nelson RJ, Stryker MP, et al : Somatosensory cortical map changes following digit amputation in adult monkeys. *J Comp Neurol* 224 : 591-605, 1984
20) Cohen LG, Bandinelli S, Findley TW, et al : Motor reorganization after upper limb amputation in man. A study with focal magnetic stimulation. *Brain* 114 (Pt 1B) : 615-627, 1991
21) Sterr A, Müller MM, Elbert T, et al : Changed perceptions in Braille readers. *Nature* 391 : 134-135, 1998
22) Elbert T, Pantev C, Wienbruch C, et al : Increased cortical representation of the fingers of the left hand in string players. *Science* 270 : 305-307, 1995
23) Nudo RJ, Wise BM, SiFuentes F, et al : Neural substrates for the effects of rehabilitative training on motor recovery after ischemic infarct. *Science* 272 : 1791-1794, 1996
24) Hamzei F, Liepert J, Dettmers C, et al : Two different reorganization patterns after rehabilitative therapy: an exploratory study with fMRI and TMS. *Neuroimage* 31 : 710-720, 2006
25) Gauthier LV, Taub E, Perkins C, et al : Remodeling the brain: plastic structural brain changes produced by different motor therapies after stroke. *Stroke* 39 : 1520-1525, 2008

2 CI療法の実際

1 はじめに

　CI療法は，Taubら[1]のサルを用いた基礎研究の知見を，臨床において，ヒトに応用したtranslational studyといわれている．さらに，その有用性の証明と世界中への技術伝達に，EMBを基盤とした手法を用いた点がユニークであり，本来のあるべき姿といえる．従来のリハビリテーションは療法士の手から手へ，一子相伝，徒弟制といった療法士や医師の経験を基盤としたものが多く，起源や発展の経過をたどってもそれらの従来法とは一線を画する．

　このような発展の歴史を持つCI療法はTaubら[2,3]やOstendorfら[4]，Wolfら[5]の論文を基に，世界各地に伝播し，さまざまな国において，それらの国の文化や医療情勢に合わせた現実的な形態に修正され利用されている．兵庫医科大学病院（当院）の施設でも2003年よりCI療法を実施している．その形態は，Taubが教授を務めるUniversity of Alabama, Birmingham（UAB）にて実施されるCI therapy training courseの内容やTaubやWolfらが過去に書き連ねた論文を参考に，わが国における文化や対象者の気質，そして医療情勢に合わせた訓練法を独自に模索している．本項では，当院において実施している訓練について解説する．

2 CI療法の適応

　Taubら[2]は，CI療法の適応の条件として，①脳梗塞および脳出血の患者（両側，脳幹の脳卒中は除く），②母指を含む3指の近位指節間（interphalangeal：IP）関節および中手指節間（metacarpophalangeal：MP）関節が10°以上伸展でき，手関節が20°以上伸展可能（図1），③重度のバランス障害や歩行障害がなく，セルフケアが自立していること，④日常生活の障害となる明らかな認知症〔mini-mental state examination（MMSE）で24点以上〕，精神疾患，失語がない，⑤医学的な診断のつく過剰な痛み，痙縮，失調，性格的な脆弱性がない，⑥終末期および医学的なコントロールがなされていない合併症を呈していない，⑦日常生活における麻痺手の使用頻度を示すmotor activity log（MAL）のamount of use（AOU）にて2.5以下，を挙げている．この条件を満たす症例は脳卒中後の患者の20〜25％と報告されている[6]．

　しかしながら，近年治療対象は広がっており，テント下病変[7,8]，脳挫傷[9]，脳性麻痺を含めた小児[10-13]，頸椎症[14]，多発性硬化症などの多数の疾患に対する成果が報告されている[15]．また，Winsteinら[16]は，手指と母指の外転および伸展，その他2本の指が10°以下の随意運動でも低機能のCI療法の適応としている．さらに，近年では手指の随意伸展運動がわずかな重度例に対する適応（表1）も公表され，他の療法とCI療法を併用し，成果を得た研究もある[17,18]．痙縮についても，ボツリヌス療法との併用

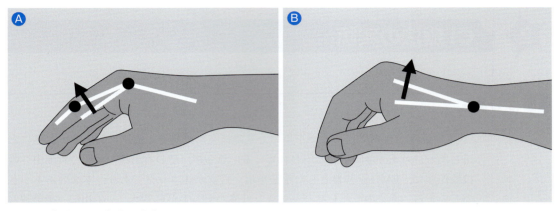

図1 一般的なCI療法の適応
Ⓐ 10°以上随意的に動かせる．Ⓑ 20°以上随意的に動かせる．
MP関節またはIP関節を10°，手関節を20°伸展できるのが一般的な適応とされている．

表1 近年のCI療法の適応

	肩	肘	手関節	指	親指
Grade2	屈曲・外転≧45°	90°屈曲位から伸展≧20°	伸展≧20°	MP関節・IP関節伸展伸展≧10° テニスボールの持ち離しができる	伸展または外転≧10°
Grade3	屈曲・外転≧45°	90°屈曲位から伸展≧20°	伸展≧10°	MP関節・IP関節伸展少なくとも2本≧10° 手ふきの持ち離しができる	伸展または外転≧10°
Grade4	屈曲・外転≧45°	90°屈曲位から伸展≧20°	伸展≧10°	手指が少なくとも2本0°＞伸展≧10° 手ふきの持ち離しができる	伸展または外転≧10°
Grade5	屈曲または外転，scaption≧30°	わずかな伸展・屈曲	手首または手指のどれかが伸展≧10° 母指の外転または伸展≧10°		

GradeはUniversity of Alabama, Birmingham(UAB)の重症度グレード．Grade1が正常で，Gradeが進むごとに重症度は増す．現在は，一般的に知られているCI療法の適応よりも重症例についても介入が進んでいる．なお，重症例についてはUABでは，neurodevelopmental treatmentや装具療法を，当院では上肢ロボットや電気刺激装置，装具を併用するなどしている．
〔Taub E, Uswatte G, Bowman MH, et al：Constraint-induced therapy combined with conventional neurorehabilitation techniques in chronic stroke patients with plegic hands: a case series. *Arch Phys Med Rehabil* 94：86〜94, 2013より一部改変〕

により訓練を実施し，通常の治療群に比べて有意な効果を得たとの報告がある[19-21]．
　本項では，当院で行っている従来の対象者に対するCI療法について述べる．そして，本項で説明するCI療法の構成要素は，多疾患や重度の脳卒中後片麻痺例にも十分に応用できるものである．

3 CI療法の構成要素

　UABで准教授を務める理学療法士のMorrisら[22]が，CI療法とは複数の療法士が有するテクニックのパッケージであると述べているとおり，特に斬新な手法ではない．CI療法は，3つの大きな構成要素から成り立っている（表2）．3つの構成要素

表2 Constraint-induced movement therapy(CI療法)の3つの構成要素

反復的課題指向型訓練 ・Shaping ・Task practice
訓練で獲得した麻痺手の機能を生活に転移させるための行動戦略(transfer package) ・Behavioral contract 　　Home skill assignment ・Monitoring 　　麻痺手にかかわる日記の記載(home diary) 　　対象者による motor activity log の自己評価(daily administration of the motor activity log) ・Problem solving
非麻痺手の拘束 ・ミットの使用 何かしらの手段で，麻痺手を使わせること

〔Morris DM, Taub E, Mark VW：Constraint-induced movement therapy: characterizing the intervention protocol. *Eura Medicophys* 42：257-268, 2006 より一部改変〕

は，「Restraint of the less-affected extremity：非麻痺手の拘束」，「Repetitive, task-oriented training：反復的課題指向型訓練」，「Adherence-enhancing behavioral strategies(i.e., transfer package)：訓練で獲得した麻痺手の機能を生活に転移させるための行動戦略」が挙げられる．これらについて，詳細に以下で述べることとする．

1. 非麻痺手の抑制

　CI療法は，"Constraint"という言葉が示すとおり，非麻痺手を拘束することが，最も意味があるという印象を与えがちである．Morris ら[22]も論文の中で，「世界中の研究者や臨床家の多くが，CI療法に対して誤解していることは，拘束することに意味があるといっている点である」と述べている．また，Taub らも非麻痺手を抑制する道具は，いわゆる「麻痺手を使うための魔除け・お守り」に過ぎないと述べ，身体的な拘束だけでなく，機能的な訓練および生活場面において非麻痺手の使用機会(代償)を抑制することが重要と述べている．つまり，非麻痺手の拘束は，介入者が頻繁に非麻痺手を使わないことを指導しなくとも，対象者自身が意識し続けることでできるものであるといえる．

　2006年にUABの准教授であるUswatteら[23]が実施した抑制の有無における比較試験において，非麻痺手の拘束の有無は，上肢機能に効果を与えなかったと報告している．しかしながら，Morris ら[22]は印象として，長期的な予後を鑑みるとやはり非麻痺手の拘束を実施された対象者の方が，上肢機能が維持されやすかったと述べており，UABでは訓練中および起床時間の90％において，非麻痺手の拘束を実施した上で，訓練および生活を行っていると述べている．

　しかし，過去にラットの研究などで，非麻痺手の抑制が胃潰瘍のリスクや精神的なストレスを増強するといった報告などに代表されるように，この非麻痺手の拘束がCI療法に対する誤解や偏見を強めていることも否定できない．近年では，ポーランドのKrawczyk ら[24]は，慢性期の脳卒中患者において，1日5時間，15日間の訓練

において，口頭によって麻痺手の使用を促したCI療法群と物理的な非麻痺手の拘束を実施したCI療法群を無作為化比較試験によって検討した．その結果，両群ともに同等の結果を示したことから，対象者自身の随意的な麻痺手の使用は，物理的な非麻痺手の拘束と同等の効果を示すと報告した．また，スウェーデンのBrogårdhら[25]は，慢性期の脳卒中患者において，1日3時間，14日間の訓練を実施し，非麻痺手を拘束した修正CI療法を実施した群と，非麻痺手を拘束せず修正CI療法を実施した群（日常生活における拘束も実施せず）を無作為化比較試験によって比較した．その結果，両群間の1年後の上肢機能と日常生活における麻痺手の使用頻度に有意な差を認めなかったと報告した．さらに，Brunnerら[26]は，亜急性期の脳卒中患者において，4週間の間，1日4時間の療法士がかかわる訓練，2～3時間の自主訓練で構成される訓練を実施し，非麻痺手を拘束せず，両手動作訓練（bimanual task related training）を行った群と，修正CI療法（非麻痺手を抑制し，麻痺手に特化した訓練を実施し，かつそれ以外の時間でも1日4時間の抑制を実施）を行った群を比較したところ，訓練終了後および訓練終了から3か月後において，両群の上肢機能と日常生活における使用頻度と主観的な使いやすさに有意な差は認められなかったと報告している．

これらの各国の報告と同様に，当院でも「非麻痺手の拘束」というよりも，「麻痺手に適切な難易度の課題」を，訓練中および生活動作において与えることを意識している．当院で与える課題は，①麻痺手のみを使用する課題，②麻痺手を補助手および主動手として用いる課題を用いており，より実生活における使用場面を意識した課題を選択している．訓練以外での拘束については，自宅における拘束を起因とした転倒や怪我などの事故の危険性もあることが予測されるので，医療情勢上の配慮から実施していない．しかしながら，訓練初期や，前頭葉性の注意障害（モニタリングの低下），軽度の道具の強迫的使用および脱抑制，軽度の記憶障害などにより対象者が随意的に麻痺手の適切かつ継続的な使用が困難な場合は，麻痺手の適切使用に対する手掛かりとして積極的に拘束を行うこともあり，患者の状態に合わせて柔軟に対応すべきである．当院で実施している拘束方法を図2に提示する．

2. 反復的課題指向型訓練

CI療法の構成要素の中で大切な要素の1つに，集中訓練が挙げられる．Morrisら[22]は，CI療法における集中訓練は，脳に使用依存性の再構築をもたらすとともに，日常生活における麻痺手の使用が長期間増加し続けるための基盤を形成していると推測している．Taubら[2]のオリジナルのプロトコルでは1日6時間の訓練を実施している．しかしながら近年，各国ではさまざまなプロトコルが試され成果を上げている（最短は1日0.5時間）．UABにおいても，最近は1日3時間のプロトコルを採用している．CI療法の研究における課題指向型訓練には，ShapingとTask practiceの2つの手法がある．Taubらの研究によると，ShapingはTask practiceに比べ有意に麻痺手の機能を改善させる手法であり，日常生活における麻痺手の使用頻度に関しては，Task practiceの方がShapingに比べ，やや影響力をもつと報告している（図3，4）．

当院でも，UABや世界の研究施設と同様に，現在1日5時間，週5日2週間（10

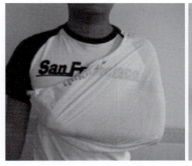
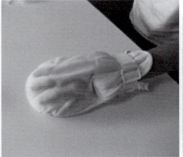
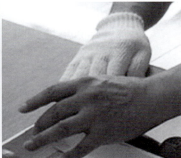

図2 当院における非麻痺手の抑制方法

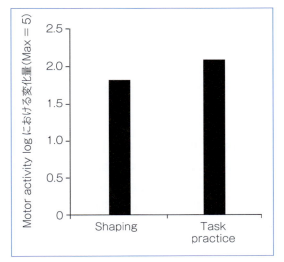

図3 2種類の課題指向型訓練が生活における麻痺手の使用頻度に与える影響

〔Taub E, Uswatte G, Mark VW, et al : Method for enhancing real-world use of a more affected arm in chronic strike : transfer package of constraint-induced movement therapy. *Stroke* 44 : 1383-1388, 2013 より一部改変〕

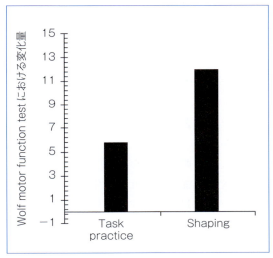

図4 2種類の課題指向型訓練が生活における機能に与える影響

〔Taub E, Uswatte G, Mark VW, et al : Method for enhancing real-world use of a more affected arm in chronic strike : transfer package of constraint-induced movement therapy. *Stroke* 44 : 1383-1388, 2013 より一部改変〕

日間，計50時間)と，1日1.5時間，週3回，10週間(30日間，計45時間)のプロトコルを，対象者のライフスタイルや病態に応じて併用している．以下に当院におけるShapingとTask practiceそれぞれの役割と実際について解説する．

ⓐ Shaping

アラバマ大学(UAB)の研究設定におけるShapingの概念を参考にして，実施している．Shapingは，行動心理学の分野の知識が基礎となったもので，適応的な課題，もしくは目標とする課題の一部を再現するような課題をとおして運動および使用方法を学習するといった側面が強調された手法である．Shapingは機能面および動作面におけるゴールに向かって，連続的な段階づけを行うアプローチである．課題は各

患者の許容範囲に合わせて難易度が調整され，動作スピードも次第に漸増していく．Shapingは UABで開発されたものや当院にて佐野ら[27]が作成した項目があるが，介入者が対象者のライフスタイルや機能，訓練目標に従って自由に作成することも可能である．また，当院ではUABにおけるCI療法のresearch settingのルールに厳密に従ったタイムトライアル形式のShapingに加えて，clinical settingで必要とされる持久力や遂行時間よりも動作の適切さを優先したShapingも独自に設定し，対象者の高次脳機能や性格に合わせて使い分けている．それらについて，以下に詳細に解説する．

1) Shaping課題の選び方

Shaping課題を選ぶにあたって，療法士は対象者の異常な共同運動パターンを詳細に評価し，出現している共同運動パターンと相反する関節運動を，麻痺の分離を促進するために必要な関節運動(target movement)として検出する．さらに，課題を遂行していくにつれ，パフォーマンスの観察から，改善の余地があると療法士が判断した関節運動もtarget movementとして，それらの動きを含むShaping課題を選択および作成する．当院では，5時間のプロトコルを実施するに当たり，Shaping課題を10～18項目選択および作成する．

2) Shapingの行い方

タイムトライアル形式のShapingは基本的に，10施行を1組とし，1施行ごとに時間計測を行う．課題は1施行当たり30～45秒に収まるように難易度を対象者の機能に合わせて設定する．また，失敗体験につながる恐れがあるため，1施行120秒以上費やす課題は設定しない．Shapingにおける難易度調整の規定は，前回同一のShapingを実施した際に計測した10施行の時間計測のうち，前半の5回の施行のタイムの合計を，後半の5回のタイムの合計が上回った場合に，訓練開始前に前もって決めておいた難易度にかかわる3つの項目〔例：身体からの距離（前後・左右），高さ，移動する物品の数，大きさ，種類など〕において，難易度を漸増させる．難易度は，患者が簡単に実施できる程度のものよりも，少し難しいものを設定する（成功率および動作の質が7割程度の動作を設定するよう意識する）．

それぞれのShapingの結果は，用紙（図5）を用いてShaping項目ごとに記録する．また，ビデオカメラやタブレット型端末などを用いて，実際の訓練場面の映像を記録する．それぞれの結果は，随時患者に対して，結果や質を提示する．臨床上の印象にとどまるが，短期間で機能が向上した対象者は，自己の身体の変化に対する気づきが非常に乏しい．したがって，訓練前後の対象者の課題実施場面の映像を使った変化の提示は非常に効果的である．そして，それらを確認した対象者のモチベーションは非常に向上する印象があるので，日々の訓練場面を動画に記録することは重要である．

加えて，当院では，施行回数と施行に必要な時間を重視する上記の手法，および課題遂行時の動作の適切さ（質）を優先する手法をバランスよく使い分けている．高次脳機能障害，特に脱抑制や前頭葉性注意やモニタリングの低下，軽度の記憶障害がある対象者は，時間を意識させすぎると，スピードを意識しすぎるあまり非常に拙速な動作を繰り返し，体幹の前後屈・側屈をはじめとした異常な共同運動パターンで代償し

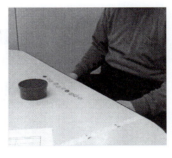

図5 Shapingの内容を記載した用紙
Shapingに用いる具体的な物品の特徴や設置する位置などを記載するとともに,その課題の実施風景の写真を添付する.

ながらの遂行を学習してしまう傾向があるものと思われる.また,特に上肢近位部の筋緊張が低い,または筋萎縮が存在する患者では,前半の5回のタイムを後半の5回が上回ることがなく,難易度を適切に調整できないこともある.そこで当院では,1課題10〜15分程度の時間の間,課題中の上肢の持久力と動作の適切さの向上を目的に,動作の質を難易度調整の指標としたShapingも併用している.

Shapingにおけるタイムトライアルと質を重視する手法の割合は,対象者間で常に一定ではなく,施設の人的資源や対象者の高次脳機能や性格,および上肢機能,ライフスタイルを療法士が評価し,割合を決定する.つまり,対象者の特性に合わせたオーダーメイドの設定を常に意識し,両方の特性をもったShapingを1時間に4〜6個程度,バランスよく配置することが重要である.

表3 Quality of movement（QOM）の詳細

0	麻痺手が動作に参加できない
1	動作の一部分は可能だが， ・異常な共同運動のみで実施している ・動作中の多関節間の協調性が著しく欠ける
2	動作を完遂できるが， ・異常な共同運動パターンの影響を受ける ・過度の体幹や頭部の代償動作を伴う ・動作において非麻痺手の助けが必要 ・近位関節のコントロールの欠如 ・良好な運動能力の欠如 ・体重を支えるような活動が少しだけ可能 ・動作スピードが著しく遅い
3	いくらか分離運動は可能だが， ・いくらか異常な共同運動パターンの影響を受ける ・わずかに異常な共同運動パターンの影響を受け，動作が遅い ・調査中の多関節間の協調性が中等度に欠ける ・正確性の欠如 ・体重を支えるような活動が困難を伴いながら可能 ・原始的な把握パターンが残存
4	正常に近い動作*だが， ・わずかに動作が遅い ・正確さ，滑らかさ，緻密な協調性に欠ける ・体重を支えるような活動が中等度の困難およびわずかなためらいを伴うが可能
5	正常な動作 ・正常範囲内の滑らかさ，協調的な動作，スピードで動作を実施できる

＊ 当院では，訓練時は課題実施時の動作の質をQOMにて3.5〜4.0になるように訓練の難易度を設定する．また，4.0を超えた時点で，再びQOMが3.5〜4.0に収まるように難易度を修正する．

3）Shapingにおける難易度調整

　Shapingだけでなく，Task practiceにもいえることだが，当院におけるCI療法の難易度調整には，①空間的な拡張性，②対象物の持つ文脈（context），③動作を実施する肢位などの要素が深く関連している．難易度は，Winsteinら[16]の報告において，70％ほどの成功率と質という目安が挙げられている．しかしながら，10回中7回成功する課題，および70％程度の適切性を持つ動作を瞬時に設定するのは，熟達した療法士であっても，困難なことが多い．当院では，この報告を参考に，約70〜80％程度の成功率および動作の適切性を実現すべくShaping課題を設定している．

　課題の難易度設定における動作の適切性の指標として，当院ではUABで用いられている課題遂行中の動作の適切性を測るquality of movement（QOM）の指標を用いて評価しつつ難易度調整を行っている．QOMの詳細を**表3**と**図6**に示す．0点から5点までで評価を行い，0.25ポイント間隔で評価を行う．0点は，麻痺手が動作に参加できない，1点は，動作の一部分に参加は可能だが，種々の問題点が存在する，2点は，動作を完遂できるが，種々の問題点が存在する，3点は，いくらか分離運動は可能だが，種々の問題点が存在する，4点は，正常に近い動作だが，種々の問題点が存在する，5点は，正常な動作となっている．

　当院では，Shapingにおいて上記の要素を駆使し，タイムトライアルを行う

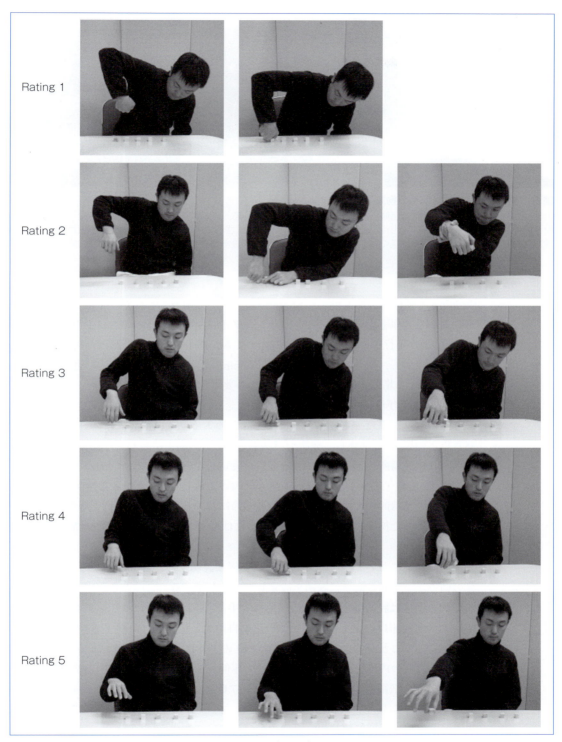

図6 課題指向型訓練における quality of movement(QOM)
あくまでもわれわれの経験だが,課題を実施する際の対象者の動作の質はQOMにて,3.5〜4.0の間に設定する.学習が進みQOMが4.0に近づく,ないし超えると難易度を上げ,QOMを再び3.5〜4.0の間に調整する.

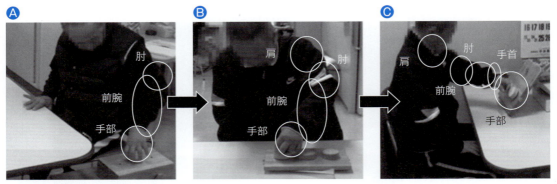

図7　当院における非麻痺手の拘束
大まかに分析すると，Ⓐ は肘の屈伸，前腕の回内外を制御している．それに対し，Ⓑ では肩の屈曲・外転・内旋，肘の屈伸，前腕回内外を制御している．そして，Ⓒ では，それらにさらに手関節の屈伸・橈尺屈が加わる．つまり，課題の実施位置を下→上，近く→遠く，というように，空間的な広がりを持たせると，制御する関節自由度が増加する．

Shapingと動作の質を重視するShapingにおいて，両方ともにQOMが3.5～4.0に収まる範囲の動作を設定するよう心がける．タイムトライアルの場合は，上記で説明したように10施行中の後半の5回の施行タイムが前半の5回を上回った場合と設定しているのに対し，動作の質を重視するShapingは，QOMが4.0付近に近づく，ないし4.0を超える場合，難易度調整にかかわる要素を引き上げる．

ⓐ **空間的な広がり**

麻痺の程度が重度であればあるほど，課題の実施位置は空間的に低い場所（座面の高さ以下の場所）で実施し，機能やパフォーマンスの向上に合わせ，徐々に高い位置，身体より遠い場所（前後左右）に課題位置を設定していく．この空間的な広がりを，関節自由度（屈伸・内外旋といった各関節における各運動方向）から考察すると，動作時に同時に協調的に使用する関節数や各関節における運動自由度（例：肩の内外旋回，屈伸，といった関節の動く方向）が増加すれば増加するほど，難易度は高くなると考えられる．

例えば図7において，「ねじ回し課題」を例に説明する．図7Ⓐ では，対象者の身体の側方かつ座面の高さに課題を設定して実施している．このとき，コントロールする関節自由度は肘の伸展・前腕の回内外・手部（ここでは，わかりやすく解説するため，手指の関節自由度を便宜上1つの運動自由度と仮定し，説明する）の3自由度と大雑把に示すことができる．それが，図7Ⓑ のように，机上に課題実施場所を移すと，肩の屈伸，肩の内外旋，水平内外転，肘の屈伸，前腕の回内外，手関節橈尺屈，手部の7自由度に飛躍的に増える．さらに，図7Ⓒ のように，机上で高さおよび角度をつけることにより，肩の屈伸，肩の内外旋，水平内外転，肘の屈伸，前腕の回内外，手関節背掌屈，手関節橈尺屈，手部の8自由度に増加する．

このように，同時に制御する関節自由度が増えることで，空間的な拡張をもたらすことができ，かつ課題の難易度を向上させることが可能である．さらに厳密にいえば，Shaping課題を選ぶ際の評価において，課題遂行時に必要となる運動自由度が明らか

となった各対象者の異常な共同運動パターンの逆の運動自由度の数を増加させていくことができれば，空間内でのより厳密な難易度調整が可能となるとわれわれは考えている．

ⓑ 対象物の持つ文脈

対象物が備える文脈を鑑みると，上記の空間的な広がりを持たせることと同様に，対象物を変更することでも難易度調整は可能と思われる．

Ledermanら[29]は，能動的な対象物の使用に関して，対象物の文脈を構成する要素として，①質感，②抵抗，③温度，④重量，⑤容積，⑥物理的な形，などを挙げている．これらは，麻痺手の手指における麻痺のパターンや脳卒中発症前までの生活歴に左右され，すべての対象者で一定の系列をとるわけではない．しかしながら，これらの観点を用い，対象者にとってのオーダーメイドな難易度の形態を作成することが必要となる．例えば，①，②，③，④の求心性フィードバックにかかわる感覚障害が主となる運動制御の問題がある症例では，これらのパラメーターを担保した方が運動制御に必要な情報が与えられ難易度が下がる可能性がある．逆に，運動出力にかかわる障害が主な症例では，これらのパラメーターを減少させた方が難易度は下がる印象がある．このように，どの障害に由来する運動障害かを的確に評価した上で，これらのパラメーターを症例に応じてオーダーメイドに調整することが必要となる．

また，⑤，⑥の物理的な形に関する難易度調整についても示す．物理的な形については，そもそも対象者の麻痺手のパターンや母指と示指の連動的なつまみのパターンにも左右されることが多い．したがって，対象者が実施しやすい対象物から導入するといった観点もある．ただ，対象物の文脈を考えると，お手玉のように可変性が大きく，プリシェイピングに応じた形に変化してくれる対象物や，1辺が小さい立方体のブロックや，どの角度から手を伸ばしても同様のプリシェイピングで対応できる対象物は難易度が低い印象がある．また，対象物を使用するに当たって特異的なプリシェイピングが必要な課題（はさみ，ペン，ゼムクリップなど）では，難易度が上がる印象がある．

上記の対象物の文脈情報ともリンクするが，作業や活動の質によっても難易度調整は可能である．例えば，対象物をある地点からある地点に移動させるキャッチ＆リリースの課題では，対象物に合わせたプリシェイピングが必要なだけである．しかしながら，物品の操作課題となると対象物を操作するための特異的なプリシェイピングとともに道具使用にまつわる知識なども必要となる．これら文脈的な観点からも，単純な対象物の移動課題よりも，操作課題の方が明らかに難易度は高いと考えられる．

ⓒ 対象物の周辺の設定（図8）

対象物の周辺の設定を変更することでも大きく難易度を変更することができる．例えば，コインつまみの課題を実施する際に，バスタオルを何重にもたたみ，つまみを実施した際に指が沈み込みコインの底に母指が入りやすい環境は比較的難易度が低い．そして，そのバスタオルの柔軟性を徐々に低下させ，最終的には薄いハンドタオルの上からコインをつままさせる．これらは，対象物に対するクリアランスを難易度調整のパラメーターとして制御していることとなる．また，その後の段階づけとしては，

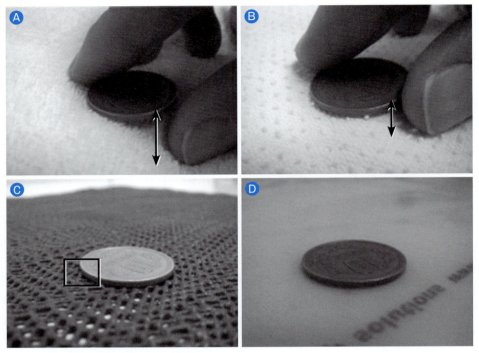

図8　周辺環境の調整による難易度調整
Ⓐ 柔軟性のあるタオルの上に物品を設置するとコイン下にクリアランスができる．
Ⓑ タオルの柔軟性を減少すると，クリアランスが減少する．
Ⓒ 摩擦力はあるが，クリアランスがさらに少ない滑り止めシート．
Ⓓ 摩擦力はあるが，クリアランスがほぼない滑り止めシート．
上記のように，環境が持つパラメーターを分析し，それらを調整することで，難易度調整を進める．

滑り止めシートの上，木製の机の上，合板の机の上と対象物を設置する環境を変化させることで，難易度を調整することができる．今回提示した内容は一例に過ぎないが，このような観点で物品周囲の環境調整により，課題の難易度調整を行うことも可能である．

ⓓ 難易度調整の例

上記に示した，空間の広がり，対象物の持つ文脈，対象物の周辺の設定などを組み合わせ，QOMを3.5〜4.0に収める難易度調整が重要と思われる．以下に難易度調整の例をいくつか提示する．

例1 **箱の上にブロックをのせる課題**

①箱の位置をより遠くにすれば，肘の伸展における難易度調整が可能，②箱の高さを変えれば，肩の屈曲における難易度調整が可能，③箱の上面の面積が大きいものから小さいものに変更することで，手関節および手のコントロールに関する難易度調整が可能，④動かすブロックの数を増やせば，持久力に対する難易度調整が可能，といったように，対象者の麻痺を改善するために必要な運動方向について，対象物の設定を変えていくことで変化させることができる．難易度調整を行う場合は，上記で示したQOMを参考にしながら，数cmずつショートステップの難易度調整を意識すること

が重要である．

例2 コインつまみ課題

　使用するコインの種類によって段階づけを行う．あくまでも筆者の印象であるが，わが国におけるコインを用いた難易度調整では，10円→100円→5円→500円→50円→1円の順に難易度が上がると思っている．ただ，これが大切なわけではなく，実際には，対象者の問題点により，異なった序列を示す例も多数ある．ここで大切なことは，筆者がどのようなパラメーターに着目し上記の序列を考える根拠としたかであり，それを以下に紹介する．

①硬貨の厚さ

　物理的につまみの際の指との接触面が大きい硬貨ほど，難易度は低下すると思われる．同じ硬貨で難易度調整を図りたい場合は，同じ周径の硬貨を重ねることでも対応できると考える．

②硬貨の重さ

　運動出力に問題がある対象者では，硬貨の重みは軽い方が難易度は低く，逆に重い方が難易度は高い．一方，求心入力である感覚障害に由来する運動制御に問題のある患者では，硬貨は重みのある方が難易度は低く，逆に軽い方が難易度は高いこととなる．これらの要素を鑑み，対象者を評価し，対象者に沿ったオーダーメイドな難易度調整を行うことが必要であると考える．

③母指と示指のつまみのパターン

　つまみのパターンは対象者ごとに異なる場合が多い．筆者の経験から，つまみのタイミングが10円，100円，5円玉の周径に適合する対象者が多い印象であるが，対象

> **コラム** ShapingやTask practice中の患者とのかかわり方（interaction）
>
> 　介入者は，ShapingやTask practiceを実施中に，対象者に対して4種類のinteractionを与える．厳密にルールづけしているわけではないが，以下を意識しながら対象者と接することが重要である．
>
> **Feedback**
> 　ShapingやTask practiceを実施中のパフォーマンスの推移について，各施行において対象者に伝える（例：一定時間に遂行できた数や費やした時間など）．
>
> **Coaching**
> 　ShapingやTask practiceを実施中に動作の適切性を改善させるための手掛かりや促進するための手掛かりを3～4回の施行につき1度，対象者に与える〔QOMを用いて，座標的な動作の適切性に対するアドバイスを行う（例：肩の屈曲時に，肩の外転や体幹の側屈で代償しているので，肩の屈曲を意識しましょう．など）〕．
>
> **Modeling**
> 　Coachingと同様の手掛かりを，介入者が対象者の身体状況において可能な範囲内で適切な動作を模倣し，言語的な刺激を用いず，視覚的な刺激を用いてアドバイスを行う．主にShapingやTask practiceの施行前に対象者に提示し，必要であれば対象者の状況に合わせ適宜実施する．
>
> **Encouragement**
> 　対象者がモチベーションや力を最大限に発揮できるように，報酬刺激を与える〈例：動作の適切性を褒める〔「今の動作の（何処が），（どのように）よかった」〕．もしくはタイムトライアル中に「いいですよ，本当にいい，素晴らしい，最高」と言葉をかけて応援をする〉．

者のプリシェイピングやパターンによってさまざまである．このことからも，各対象者の手の状況を評価した上で，難易度の調整を行うことの必要性がおわかりいただけると思う．

ⓑ Task practice

　Task practice は，Shaping によって獲得した機能を，活動を基盤とした機能的動作（例：食事動作，テーブルセッティング，豆をかき混ぜる，壁を磨くなど）における麻痺手の使用をより促進するための手法である．つまり，より実際的で応用的な動作訓練である．

　Task practice や質を重視した Shaping は，タイムトライアル重視の Shaping に比べると，時間計測に必要な人的資源を必要としないため，対象者の自主的な訓練の中で効果的に実施できる．当院では，Task practice は1課題15～20分間，活動を基盤とした機能的動作を行う．Task practice の選別は，対象者の背景に応じたものを選ぶとともに，Shaping と同様，Target movement を含むものを選択することが必要である．Task practice の難易度も，Shaping における要素を踏襲し，QOM で3.5～4.0程度の質を担保することを意識し，対象者がなんとか単独でできるような難易度を設定するよう心がける．

　各訓練の序盤に，対象者に対して賞賛・動機づけといった encouragement を実施する．さらに，おおよそ5～10分おきに，対象者のパフォーマンスに対して，同様のかかわりを行う．Task practice は Shaping ほどシステマティックで頻繁なかかわりは実施しないが，療法士ができる範囲で，encouragement，feedback，modeling，coaching を実施する．特に，同一時間に遂行できた活動の量や同一の活動時間の短縮などについては，逐一記録し，対象者に提示する．

　Task practice は実生活における活動があるため，両手動作を必要とする課題も存在する．UAB では，両手動作を必要とする課題に関して，対象者は拘束具を非麻痺手に着用した上で，非麻痺手側の役割を療法士が実施し，麻痺手側の役割を対象者が実施する形態を推奨している．しかしながら，当院では，自宅における実生活において，非麻痺手の拘束に由来する転倒を予防するため，非麻痺手の抑制を実施していないことから，より実際の活動に準じる形で Task practice を進めている．つまり，Task practice においても，両手動作を必要とする課題では，麻痺手と非麻痺手の役割を厳密に決定した上で，両手を用いて課題を遂行するよう心がけている．

4 CI療法の運営方法について

　一般的に，CI療法と名がつくと1日5～6時間の訓練が必要で，実際の臨床場面では使いにくいと誤解を招きがちである．実際に，Page ら[30]が米国の療法士に向けた CI療法に関するアンケートでは，1日長時間の訓練を要する CI療法は，実際の治療現場で使用しにくく，療法士の負担も多いといった意見が多数みられた．それを考慮し，彼らは modified CI療法と名づけ，1日の訓練時間を0.5時間に短縮した上で，

週3回10週間のプロトコルを採用し，成果を上げた．これに端を発し，世界中でさまざまなプロトコルが試行され，成果を残している．

わが国における医療制度でも，従来型のCI療法のプロトコルをそのままそれぞれの臨床場面に据え置くのは困難を伴うことが多い．それは，診療報酬や人的資源などさまざまな問題があるためである．当院でも，5時間のプロトコルにおいても，療法士が1対1で常に訓練を行うわけでなく，積極的に自主訓練時間を担保するよう促すことや，1日1.5時間，週3回，10週間の変則的なプロトコルを主に重度例に対して，適応している．現在5名が終了し，Fugl-Meyer assessment（FMA）とMALにて意味のある結果を残している．これが示すとおり，重要なことは，CI療法の主となるコンセプト（非麻痺手による訓練＝麻痺手を使った訓練，反復的課題指向型訓練，Transfer package）であると考えている．あくまでも筆者の印象であるが，さまざまなプロトコルの訓練を試行してみて，全訓練時間がおおよそ50時間前後になれば，良好な結果は得られる感触がある．

このように，CI療法のコンセプトをそれぞれの施設の状況に合わせて，適切に応用することで，この治療は脳卒中リハビリテーションにおいて，さらなる汎用性を秘めているものと思われる．

5 まとめ

本項では，CI療法における課題指向型訓練の実際を中心に解説した．課題指向型訓練を行う際に，重要なことは，対象者の麻痺のパターンと意味のある作業について，十分分析した上で，丁寧に難易度調整を行うことである．これらは，CI療法のみならず，普段の臨床場面においても，治療手段の1つとして利用可能であると思われる．このコンセプトが読者の臨床に役立つことを期待している．

文献

1) Taub E : Somatosensory deafferentation research with monkeys : implications for rehabilitation medicine. In: Ince LP (ed) : Behavioral Psychology in Rehabilitation Medicine: Clinical Applications, pp 371-401, Williams and Wilkins, 1980
2) Taub E, Miller NE, Novack TA, et al : Technique to improve chronic motor deficit after stroke. *Arch Phys Med Rehabil* 74 : 347-354, 1993
3) Taub E, Uswatte G, King DK, et al : A placebo-controlled trial of constraint-induced movement therapy for upper extremity after stroke. *Stroke* 37 : 1045-1049, 2006
4) Ostendorf CG, Wolf SL : Effect of forced use of the upper extremity of hemiplegic patient on changes in function. A single-case design. *Phys Ther* 61 : 1022-1028, 1981
5) Wolf SL, Lecraw DE, Barton LA, et al : Forced use of hemiplegic upper extremities to reverse the effect of learned nonuse among chronic stroke and head-injured patients. *Exp Neurol* 104 : 125-132, 1989
6) Cramer SC : The EXCITE trial: a major step forward for restorative therapies in stroke. *Stroke* 38 : 2204-2205, 2007
7) Boake C, Noser EA, Ro T, et al : Constraint-induced movement therapy during early stroke rehabilitation. *Neurorehabil Neural Repair* 21 : 14-24, 2007
8) Sabari JS, Kane L, Flanagan SR, et al : Constraint-induced motor relearning after stroke: a naturalistic case report. *Arch Phys Med Rehabil* 82 : 524-528, 2001
9) Page S, Peter L : Forced use after TBI: promoting plasticity and function through practice. *Brain Inj* 17 : 675-684, 2003

10) Chen CL, Kang LJ, Hong WH, et al : Effect of therapist-based constraint-induced therapy at home on motor control, motor performance and daily function in children with cerebral palsy: a randomized controlled study. *Clin Rehabil* 27 : 236-245, 2013
11) DeLuca SC, Case-Smith J, Stevenson R, et al : Constraint-induced movement therapy (CIMT) for young children with cerebral palsy: effects of therapeutic dosage. *J Pediatr Rehabil Med* 5 : 133-142, 2012
12) Taub E, Griffin A, Nick J, et al : Pediatric CI therapy for stroke-induced hemiparesis in young children. *Dev Neurorehabil* 10 : 3-18, 2007
13) Gordon AM, Charles J, Wolf SL : Methods of constraint-induced movement therapy for children with hemiplegic cerebral palsy: development of a child-friendly intervention for improving upper-extremity function. *Arch Phys Med Rehabil* 86 : 837-844, 2005
14) Beekhuizen KS, Field-Fote EC : Massed practice versus massed practice with situation: Effects on upper extremity function and cortical plasticity in individuals with incomplete cervical spinal cord injury. *Neurorehabil Neural Repair* 19 : 33-45, 2005
15) Mark VW, Taub E, Bashir K, et al : Constraint-induced movement therapy can improve hemiparetic progressive multiple sclerosis. Preliminary findings. *Mult Scler* 14 : 992-994, 2008
16) Winstein CJ, Miller JP, Blanton S, et al : Methods for a multisite randomized trial to investigate the effect of constraint-induced movement therapy in improving upper extremity function among adults recovering from a cerebrovascular stroke. *Neurorehabil Neural Repair* 17 : 137-152, 2003
17) Bowman MH, Taub E, Uswatte G, et al : A treatment for a chronic stroke patient with a plegic hand combining CI therapy with conventional rehabilitation procedures: case report. *NeuroRehabilitation* 21 : 167-176, 2006
18) Taub E, Uswatte G, Bowman MH, et al : Constraint-induced therapy combined with conventional neuro-rehabilitation techniques in chronic stroke patients with plegic hands: a case series. *Arch Phys Med Rehabil* 94 : 86-94, 2013
19) Sun SF, Hsu CW, Hwang CW, et al : Application of combined botulinum toxin type A and modified constraint-induced movement therapy for an individual with chronic upper-extremity spasticity after stroke. *Phys Ther* 86 : 1387-1397, 2006
20) Sun SF, Hsu CW, Sun HP, et al : Combined botulinum toxin type A with modified constraint-induced movement therapy for chronic stroke patients with upper extremity spasticity: a randomized controlled study. *Neurorehabil Neural Repair* 24 : 34-41, 2010
21) 花田恵介, 竹林 崇, 細見雅史・他：A型ボツリヌス製剤を投与後にCI療法を実施した一症例. OTジャーナル 46：93-97, 2012
22) Morris DM, Taub E, Mark VW : Constraint-induced movement therapy: characterizing the intervention protocol. *Eura Medicophys* 42 : 257-268, 2006
23) Uswatte G, Taub E, Morris D, et al : Contribution of the shaping and restraint components of Constraint-Induced Movement therapy to treatment outcome. *NeuroRehabilitation* 21 : 147-156, 2006
24) Krawczyk M, Sidaway M, Radwanska A, et al : Effect of sling and voluntary constraint during constraint-induced movement therapy for the arm after stroke: a randomized, prospective, single-centre, blinded observer rated study. *Clin Rehabil* 26 : 990-998, 2012
25) Brogårdh C, Lexell J : A 1-year follow-up after shorted constraint-induced movement therapy with and without mitt poststroke. *Arch Phys Med Rehabil* 91 : 460-464, 2010
26) Brunner IC, Skouen JS, Strand LI : Is modified constraint-induced movement therapy more effective than bimanual training in improving arm motor function in the subacute phase post stroke? A randomized controlled trial. *Clin Rehabil* 26 : 1078-1086, 2012
27) 道免和久（編）：CI療法—脳卒中リハビリテーションの新たなアプローチ. pp195-215, 中山書店, 2008
28) Taub E, Uswatte G, Mark VW, et al : Method for enhancing real-world use of a more affected arm in chronic stroke : transfer package of constraint-induced movement therapy. *Stroke* 44 : 1383-1388, 2013
29) Lederman SJ, Klatzky RL : Hand movement: a window into haptic object recognition. *Cogn Phychol* 19 : 342-368, 1987
30) Page SJ, Levine P, Sisto S, et al : Stroke patients' and therapists' opinions of constraint-induced movement therapy. *Clin Rehabil* 16 : 55-60, 2002

参考文献
- 道免和久（編）：CI療法―脳卒中リハビリテーションの新たなアプローチ．中山書店，2008
- Manual of the University of Alabama Birmingham training for Constraint-induced movement therapy. The University of Alabama Birmingham Constraint-induced movement therapy research group, 2011

3 Transfer package の実際

1 Transfer package とは

　Constraint-induced movement therapy（CI療法）の最終的な目的の1つは，訓練室において獲得した機能を実際の生活に転移（transfer）させることとされている[1]．そのために，Transfer package と呼ばれる手法を使う．この手法は，療法士の監督下になくとも，対象者が主体的に麻痺手を日常生活で使用できることを目標とする．筆者がわが国にて CI 療法を伝えるにあたり，Taub は，注意点として "We would emphasize the critical importance of the Transfer package techniques in CI therapy procedure." と私信でコメントしている．

　Morris らは，transfer package を通して，対象者の行動が変容するために，self-efficacy と perceived barriers という2つの要素が重要だと述べている．self-efficacy は，「自己の能力への自信」を意味する．この要素は，日々の訓練における成功体験や療法士からのパフォーマンスに対するフィードバックにより，訓練で実施した課題に対して自己の自信を深めると言われている．perceived barriers は，「認知された障害」を意味する．この要素は，行動をとるための努力が，行動の結果もたらされる利益よりも重くないという認識である．この要素も訓練における成功体験によって培われる．適切な難易度調整が施された訓練において，これら2つの要素が向上することにより，対象者は訓練課題に近い生活活動において麻痺手を主体的に使用すると考えられている．

　Transfer package の短期効果に関して，Gauthier ら[2]が，transfer package を実施した CI 療法群と transfer package を実施しなかった CI 療法群を介入前後で比較検討し，transfer package を実施した CI 療法群は対照群に比べ，日常生活における麻痺手の使用頻度を示す motor activity log（MAL）が有意に改善したと報告している．

　長期効果については，筆者ら[3]が 2013 年に Clinical Rehabilitation 誌に発表した transfer package を実施した CI 療法群と transfer package を実施しなかった CI 療法群を比較検討した研究では，CI 療法終了から 6 か月後において，transfer package を実施した CI 療法群は対照群に比べ，有意に Fugl-Meyer assessment（FMA）と日常生活における麻痺手の使用頻度を示す MAL が改善したと報告した（図1）．また，University of Alabama, Birmingham（UAB）でも Taub ら[4]が同年に同様の比較研究を実施し，1 年後に transfer package を実施した CI 療法群が対照群に比べて有意に改善したと述べている（図2）．

2 UAB と兵庫医科大学病院の transfer package の違い

　UAB と兵庫医科大学病院（当院）の transfer package の間には，若干の違いがある．

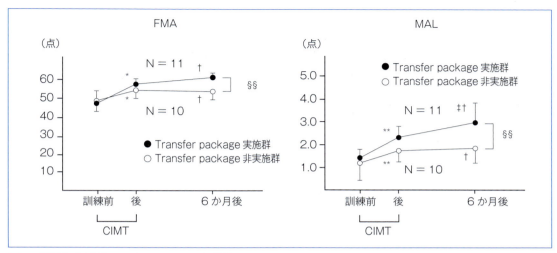

図1 当院における transfer package の効果
Transfer package を実施した群は訓練終了後，特別な訓練を受けなくとも麻痺手の機能と日常生活における使用頻度は向上する．一方，それを行わなかった群は，訓練終了後より徐々に麻痺手の機能と日常生活における使用頻度が低下する．

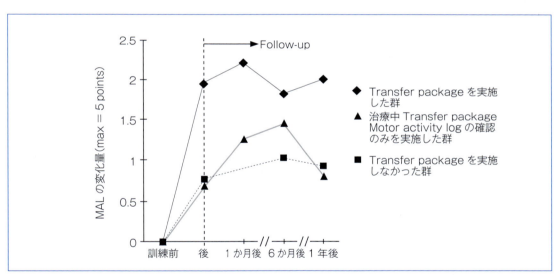

図2 University of Alabama, Birmingham (UAB) における transfer package と motor activity log の関係
UAB においても transfer package を実施しない場合，訓練前後および1年後までの麻痺手の使用頻度は明らかに低いことがわかる．
[Taub E, Uswatte G, Mark VW, et al : Method for enhancing real-world use of a more affected arm in chronic stroke: transfer package of constraint-induced movement therapy. *Stroke* 44 : 1383-1388, 2013 より一部改変]

UAB では，非麻痺手を起床時間の約90%において拘束を行い，麻痺手の使用頻度を担保することが最も重要視されている．例えば，両手動作を行う際には，非麻痺手側の役割を介護者に担当させ，麻痺手側の役割を対象者の麻痺手で実施させたり，非利き手が麻痺手の場合，利き手で実施する動作（食器の操作や書字）なども麻痺手で実施

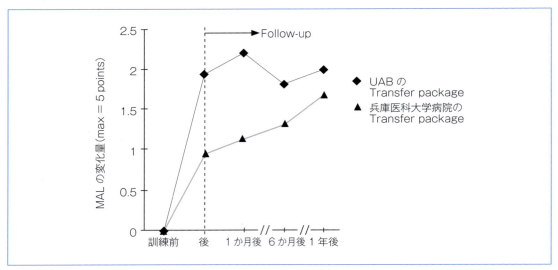

図3 University of Alabama, Birmingham(UAB)と兵庫医科大学病院(当院)におけるtransfer packageの特徴
UABにおいては，自宅において非麻痺手を拘束していること，両手動作を用いないことから，motor activity logの向上幅が当院に比べると大きい．しかしながら，長期フォローにおいては，UABの値が上下するのに対して，当院の結果は，一貫して向上を続けていく．

させるなど，麻痺手の使用頻度を増加させることを徹底している．

しかし，当院では，非麻痺手の拘束を原因とする転倒などの危険を予防するために，訓練室以外での非麻痺手の拘束を行っていないことや，2週間の訓練期間が終了した後も，日常生活活動(activities of daily living：ADL)における自然な麻痺手の使用を実現するために，より現実的な麻痺手の使用方法を指導している．具体的には，両手動作においては，非麻痺手と麻痺手の役割を規定し，両手で効率的な動作を行う，非麻痺手が利き手の場合は，補助手としての役割を学習させ，動作に参加させるなどが挙げられる．以降に，当院で実施しているtransfer packageについて，解説する．なお，当院のtransfer packageも，筆者ら[3]の準無作為化比較試験により，既に効果が検証されている．

筆者がUABにてCI therapy trainingを受けた際に，課題指向型訓練およびtransfer packageの行程で両手動作を用いることに関して，Morrisに質問した際，「UABでは重度例以外は，両手を使わない」と明言していた．UABと当院のtransfer packageはどちらが優れているかは研究の対象者や研究時期が異なるため，もちろん不明である．しかし，互いのtransfer packageが麻痺手の使用頻度にもたらす影響は，若干異なる．UABのtransfer packageは，訓練前後のMALの向上は大きいが，訓練後の生活においてMALの増減が認められる．一方，当院のtransfer packageは，MALの短期間の向上はUABに比べると小さいが，訓練後のMALの継続的な上昇が安定してみられる点が特徴である(図3)．両施設の1年間のMALの推移に，若干の差があるが，これは，主観評価であるMALの自己評価を毎日行うことで，対象者が訓練前後の評価時にMALを潜在的に高く評価してしまう恐れがあるため，当院で

は実施していないこと，そして東洋人は西洋人に比べて，質問紙による主観評価を低く見積もる傾向があること[5]が挙げられる．これらを鑑みると，両施設のtransfer packageは同程度の効果を有していると考えることができる．

3 Transfer packageの構成要素

　Transfer packageの構成要素は，3つの大きな要素からなる．それらは，「介入者と対象者間の日常生活における麻痺手の使用に関する同意」，「対象者自身の麻痺手に対するセルフモニタリングの促進」，「麻痺手を実生活で使用するための問題解決行動の獲得」である．これらについて，当院における実際の方法も含めて以下に解説する．

1. 麻痺手使用に関する同意

　同意の目的は，訓練室の外で，患者の安全を保障した上で，CI療法における反復的課題指向型訓練によってもたらされた麻痺手の機能改善を，対象者が主体的に生活内に拡大できるようになるために行う対象者の教育プログラムである．麻痺手使用に関して同意を得ることは対象者の生活環境において，対象者自身に麻痺手を使うための方法を探索させ，最終的にADLで麻痺手を使うための問題解決技能を獲得させるための行為である．

a 麻痺手使用に関する同意の取り方

　当院における麻痺手の使用に関する同意を得る際には，図4の書類を用いる．書類には，

- CI療法は，対象者が麻痺手の状況を理解し，使用を計画，実際に使用することで初めて効果を示すこと
- 生活にて麻痺手を使わなかった場合，CI療法によって回復した機能は，約6か月をめどに失われること
- 麻痺手の機能向上を行うことで達成したい目標を設定すること
- 毎日，麻痺手に関する日記を書くこと，麻痺手の機能を観察すること
- 対象者と療法士が毎日決定した麻痺手の使用場面で，麻痺手を必ず使うこと

について，書類を用いて，明確な対象者の同意を得る．この手続きによって，対象者にCI療法の本質を理解させ，この治療に必要な対象者の行動を変容させることが重要となる．

　当院では，1日5時間のプロトコルにて，訓練の主目標を10項目設定することと，同時に対象者と療法士が相談の上，1日10項目ずつ，現状の機能によって可能な麻痺手の使用場面を決定していく．

　なお，同意を得る時期であるが，対象者が訓練を始める前に提示しておき，訓練が始まるまでに自宅でしっかり麻痺手について吟味し，決定させる．しかし，長期間麻痺手を使用していない対象者は，「困ったことはない」，「麻痺手でやりたいことがない」などと答えるケースも当然存在する．その場合は，1日目の訓練を実施し，現状で麻

> **実生活における麻痺手の使用に関する同意書**
>
> CI療法は，患者さん自身が麻痺手の現在の状況を理解し，麻痺手を使うことを自ら計画し，実生活において積極的に麻痺手を使用することによって，はじめて本当の効果がもたらされる治療法です．また，これらを理解していただけず，「手が良くなってから生活で使う」と考え，麻痺手を生活ではほとんど使わずに，集中訓練だけ実施した場合，訓練によって一時的に改善した機能は6ヶ月をめどに元に戻ることが先の私たちの研究でわかっています（元に戻ってしまう）．
>
> せっかく，時間と費用をかけた訓練の成果を無駄にしないため，そして訓練後の麻痺手の機能をさらに改善するためにも，訓練室内での集中訓練とともに，実生活において積極的に麻痺手を使用していただきながら，麻痺手の使い方を学んでいただきます．
>
> そのために，CI療法を受診いただく患者さんには，
>
> 1. CI療法を実施するにあたり，麻痺手を使って行いたい動作10項目を療法士に教えてください．そして，生活の中でその動作の中で麻痺手を使用してください．
> 2. 上記で決定した10項目の目標以外に，療法士が現状の麻痺手の状況で可能な生活動作を提案します．患者さんは提案された動作を生活の中で必ず使用してください．そして，生活の中で必要性を感じた動作があれば，患者さん自身が麻痺手を使用する場面を提案してください．
> 3. 目標動作および療法士から提案された動作については，必ず積極的に麻痺手を使用してください．
> 4. 麻痺手を使った結果，麻痺手に関わる成功体験や失敗体験を日記に記してください．その内容を元に，療法士は訓練内容を修正および使用方法のアドバイスを実施し，問題点の解決を目指します．
>
> **ご自身の麻痺手を回復させるためにも，積極的に治療に参画してください．**
>
> 1. 茶碗・お椀を麻痺手で持ちたい
> 2. ナイフ・フォークを麻痺手で両手で使う
> 3. 牛乳パックを開けたい
> 4. 服の着脱（ボタン）を両手で実施
> 5. 新聞を両手で保持し読みたい
> 6. 頭皮・髪を麻痺手で洗いたい
> 7. じゃんけんでチョキを綺麗に出したい
> 8. 古新聞や古雑誌を紐でくくる（十字に）
> 9. 小さな物品をフワッと正確に持ちたい
> 10. ネクタイを両手で締めたい
>
> 上記の目標10項目と，毎日提案される動作について，（氏名）○○○ ○○○ は，麻痺手を使用する意味を理解したうえで，毎日の日記の作成とともに積極的に麻痺手を使用します．
>
> サイン （氏名）○○○ ○○○

図4 麻痺手使用に関する同意書
当院ではCI療法は，対象者が麻痺手を理解し，主体的かつ計画的に使用することで機能する治療法であることを説明することで，対象者から主体的に麻痺手を使用することに同意を得る．また，その際に主体的に使うための目標についてもここに記載させる．

痺手がどの程度使用できるのか，1日の訓練でどの程度変化があるのかを体感させた後に目標を提示させてもよい．それでも目標が決定できない場合は，対象者の朝起きてから寝るまでの1日の活動を把握し，その上で，具体的な場面を提示しながら，対象者の重要度の高い活動を探索する．

なお，当院における麻痺手使用に関する同意，および自宅での麻痺手の使用場面の選定では，ADLにおけるすべての活動について，①麻痺手のみで実施する動作，②両手

で実施する動作，③非麻痺手にて実施する動作に分別し，対象者の同意を得る．③非麻痺手にて実施する動作については，主に危険を伴う動作やスピードが必要な動作，を選択する．しかし，前もって③の動作を設定することで，その他のADLにおいては，できるだけ麻痺手を使用させるように説明および環境設定することが重要である．

❺ 麻痺手の使用場面の選定

麻痺手使用に関する同意と同様，対象者と療法士間で同意した上で，対象者がADL内で必ず実施する活動を決定する．図5に当院で麻痺手の使用場面の選定で用いている用紙を提示する．当院の5時間のプロトコルでは，1日10項目の活動を対象者に提示する．厳密にはうち5項目は難易度の低いもの，うち5項目は少し難易度の高いものを設定する．ADLの中で麻痺手の使用が定着した項目は，翌日の用紙には記載せず，新たな活動を盛り込む．一方，麻痺手の使用が定着しなかった場合には，対象者に何が問題だったかを簡単に考えさせた後，翌日療法士にその項目について相談させる．療法士と相談させ，新たな工夫を加えて翌日の用紙にもう一度，同じ活動を記載させる．そして，その活動が可能となった場合は，翌日の用紙には記載せず，新たな活動を記載する．不可能だった場合は，前日と同様の手続きを繰り返し，その活動が可能となるまで，用紙に記載を続け，問題解決方法を探索する．なお，この行程についても，当院では1日5時間10日間のプロトコルで実施しているため，1日10個の活動を提示しているが，治療時間やそれぞれの環境に応じて，その個数は工夫して運用することが大切である．

2. 麻痺手に対するセルフモニタリングの促進

麻痺手に対するセルフモニタリングは，対象者が麻痺手に関心をもち，麻痺手の現状について理解することを目標としている．Morrisら[1]は，麻痺手に対するセルフモニタリングは，訓練室や研究室における麻痺手の機能改善をADLに転移させるために非常に重要な手続きになると報告している．CI療法では，麻痺手に対するセルフモニタリングを促進するために，麻痺手に関する日々の日記の作成とMALのQuality of movement（QOM）について自己評価を採用している．本項では，麻痺手に対するセルフモニタリングの促進を目的とした具体的手法を解説する．しかしながら，当院においては，対象者の主観評価であるMALを訓練のアウトカムとして利用している．そのため，毎日の自己評価を行うことで，対象者が主観評価であるMALを訓練後の評価時に潜在的に高く評価してしまうことを防ぐために，この項は行っていない．しかし，臨床においてMALを治療ツールとして利用することは有意義であると考えるので，以下に解説する．

❺ 日々の日記の作成

麻痺手にかかわる日記の作成の目的は，①対象者の訓練室以外の場面での麻痺手の使用頻度の広がりを確認すること，②対象者に，療法士に対して日々の麻痺手の使用場面に関する説明を義務づけることで，麻痺手に対するセルフモニタリングを向上さ

```
┌─────────────────────────────────────────────────────────────────────┐
│  麻痺手の使用場面の設定                                              │
│                                                                     │
│    氏名： ○○ ○○                                                   │
│                                                                     │
│    日にち：平成○年 ○月○日              5日目                      │
│                                                                     │
│                                                                     │
│   実際に挑戦する活動         挑戦は？   麻痺手の使用感/コメント      │
│                                                                     │
│                                       柄の部分を太くし長くし、ニッパーのようにしましょう │
│    1. 麻痺手で右手の爪を切る    ☑     OKだが、爪切りを持つ時に痛みがある │
│                                                                     │
│    2. 麻痺手を使って古新聞を     ☑    一応OKだが、時間がかかる      │
│       十字にくくる                    圧縮することができない。(訓練に取り入れます) │
│                                                                     │
│    3. 両手で雑誌をもって立ち    ☑    OK!!  簡単!!                   │
│       読みする                                                      │
│                                                                     │
│                                       OKだが、商品がカートに入ると  │
│    4. ショッピングカートを両手   ☑    方向転換が難しい (訓練の参考にします) │
│       で押す                                                        │
│                                                                     │
│    5. 店で品物を麻痺手でとって   ☑    OK                            │
│       カゴに入れる                                                  │
│                                                                     │
│                                       指サックなどグリップを付けてみますか? │
│    6. 本棚から麻痺手で本を取る   ☑    左手の人差指が痛いがOK        │
│                                                                     │
│                                       低い位置から徐々に!!           │
│    7. 本を麻痺手で本棚にしまう   ☑    高い位置は難しい              │
│                                                                     │
│                                       (訓練に取り入れます!!!)        │
│    8. コロコロを使って麻痺手で   ☑    OK。ただし、シートめくりが難しい │
│       掃除する                                                      │
│                                                                     │
│                                       (訓練に取り入れます!!!)        │
│    9. 麻痺手で食品のラップを外す ☑    OK。縁が皿についているところが難しい │
│                                                                     │
│                                       (訓練に取り入れます)           │
│   10. 麻痺手で紅茶のティーバッグ  ☑   十分可能、実用的だが、左手首、指の動きが拙劣 │
│       をカップから出す                                              │
│                                                                     │
│  ※コメント欄には、麻痺手を使わなかった理由、難しかった理由、もう少しどのような工夫 │
│    があれば使えるかなどを忌憚なくお書きください。療法士は赤字でコメントします。 │
└─────────────────────────────────────────────────────────────────────┘
```

図5　麻痺手の使用場面の選定
兵庫医科大学病院では1日5時間，10日間のプロトコルを使用しているため，1日10項目ずつ，麻痺手の使用場面を選定する．左項に挑戦する課題を提示する．次に自宅にて対象者が実施した項目については，中央のチェックボックスにチェックを対象者が入れる．そして，右項に挑戦した感想，問題点などを対象者が自ら書き込む．また，これに対し療法士は翌日の対象者との議論の中で，赤字（本図では色字）でアドバイスや賞賛のコメントを書き込み，用紙を返却する．

せる，③麻痺手を使うための問題解決方法を確立するために，日々のADLにおける問題点を洗い出すため，である．
　日記をつける時間帯は，対象者が訓練室を後にしてから翌日戻ってくるまでの間とする．日記の中では，麻痺手使用に関する同意や麻痺手の使用場面の選定で挙げた活動以外の内容も含むようにする．つまり，対象者の「麻痺手の使用に関するセルフモニタリングによる気づき」を記載してもらうことに重点を置いている．対象者には，

麻痺手に関わる日記

土曜日/日曜日用

時刻	動作	コメント
8:00	起床	・麻痺手の肘を立てて起き上がろうとするが難しい ・枕カバーを麻痺手で外した
8:10	洗顔etc	・両手で水をすくった。昨日より良好
8:30	朝食	・両手でマグカップ（陶器）に牛乳を入れる ・麻痺手で持ち上げて飲もうとしたが、重みに指が持たずテーブルは大変な事態に、握力のなさが原因 ・ヨーグルトは麻痺手でうまく食べられた
9:30	朝刊を読む	・机に新聞をおけば、麻痺手でめくることができる
10:00	DVD鑑賞	・映画鑑賞中、麻痺手にCDケースを一枚持って、目線の高さで保持するトレーニング！！ ・リモコンの音量調節を麻痺手で。うまくいく
13:00	昼食	・ガラスのコップを麻痺手で持って、健手でヤカンを操作して、お茶を入れた。飲むのも麻痺手で完遂。使えるという実感あり ・パンケーキをナイフ（健手）とフォーク（麻痺手）で食したが、フォークの操作に大変苦労した。フォークの柄が少し細いか…？
15:00	パソコンプリントアウト作業	・プリンターの上蓋を麻痺手であけ、インク切れになったボトルを麻痺手で引き出し、新しいインクボトルを設定。大変だが、両手が使えるとかなり便利だ ・給紙ケースの引き出しも麻痺手でやってみる。両手でA4用紙を揃える。事務作業は両手が使えると捗る

図6　麻痺手に関する日記の記載例
平日用と休日用の2種類を対象者に提供する．
対象者に毎日，麻痺手使用にかかわる日記を書かせる．療法士とともに選定した使用場面に関する状況を中心に記載させるが，対象者が気づいたことやその他の活動に主体的に挑戦したことなども広く記載させる．対象者が失語や非利き手による書字の精神的な負担が大きい場合は，介助者に共に記載してもらう．

　日記に「成功or失敗」，「どの点が難しかったか」，「どんな介助が必要だったか」などについて，詳細に記載させる．なお，日記の内容から，翌日のtransfer packageを実施する時間帯に，より麻痺手を使うためには，どのように振る舞えばよいかなどのアドバイスを行う．

　日記の記載については，CI療法は2週間のうちの平日10日間に実施するので，訓

表1　問題解決行動における一般的な動作変更の例

動作の種別	解決方法
液体を飲む	1. Spill-proof travel mug（カップにふたがされた飲み口が限定され，こぼれにくいカップ）を使用 2. カフ付きのカップを用いる 3. カップに半分の飲料を入れる 4. 壊れないプラスチック容器を使う
髭剃り	1. 電気剃刀を使う 2. 安全剃刀を使う
ドアの鍵を使う	1. ドアの鍵を開けておく 2. 鍵の把持部分をパテで大きくする 3. 鍵の部分にリングをつけ，指を入れて回せるようにする
麻痺手で食事をとる（図7）	1. 指で食べられる形態にする 2. 自助具・介助箸を使う 3. フォークで運べる大きさに切ってもらう 4. フォークを握りやすく工夫をする
テレビを見る	1. リモコンをボタンの大きなものに変更する 2. リモコンを麻痺手で使う 3. テレビを見ながら，雑誌をめくる 4. テレビを見ながら，Task practice を実施
爪切りを使う（図8）	1. 爪切りのニッパー部分の柄を長くする
ドアのノブを回す	1. ドアをわずかに開けておく 2. ドアノブに自助具をつける
服を掛ける（図9）	1. 物干の位置を下げる ・高低可変式の物干を使う ・物干竿の固定具にビニールひもをかけて，そこに服をかける

練を実施している平日用と訓練がない休日用の2通りの用紙を用意している．図6 に，実際の対象者が記載した日記を例示するので参考にされたい．

ⓑ MALの自己評価

MAL[6]は14～30項目の重要なADLにおいて，「どのぐらい麻痺手を使っているか（AOU）」，「どのぐらい上手に使えているか（QOM）」を対象者の主観評価を通して，構造的に図る尺度である．わが国では，公式にMAL-30の翻訳がまだ進んでいないため，既に公式の翻訳をバックトランスレーション法によって済ませたMAL-14を使用することをお勧めする．

対象者に毎日自らの動作について，MALのQOMを自己評価させる．MALのQOMの評価は，0：患側を全く使用していない（不使用），1：動作の過程で患側を動かすが，動作の助けになっていない（極めて不十分），2：動作に患側を多少使用しているが，健側による介助が必要，または動作が緩慢か困難（不十分），3：動作に患側を使用しているが，動きがやや緩慢または力が不十分（やや正常），4：動作に患側を使用しており，動きもほぼ正常だが，スピードと正確さに劣る（ほぼ正常），5：脳卒中発症前と同様に，動作に患側を使用（正常）の6項目からなる．また，採点は0.25点ずつの間隔で実施する．14項目からなるMALのQOMを毎日対象者に自己評価させ麻痺手に関するセルフモニタリングの向上を目指す．なお，QOMの尺度は，前

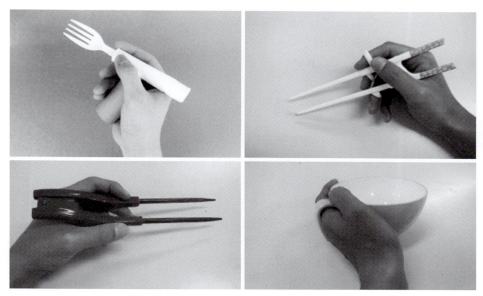

図7　食器を変えることで問題解決を図る

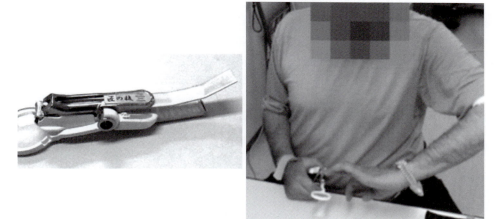

図8　爪切りの柄を延長し，問題解決を図る

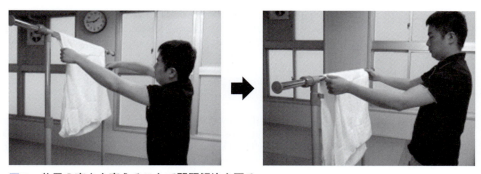

図9　物干の高さを変えることで問題解決を図る

項に示した Shaping や Task practice における QOM の図を対象者に見せた上で，対象者自身に採点させる．

3. 問題解決行動の獲得

問題解決行動の獲得は，ADL において対象者が麻痺手を使用するために，最も重要な概念である．さらに，Shaping や Task practice における難易度調整と同様に療法士のスキルが最も求められるものである．

対象者が日々つける日記や麻痺手の使用場面の選定を通したディスカッションから，日々の生活において，麻痺手の使用が困難な場面を特定する．そして，麻痺手を使うための障害（barrier）を下げることで，活動に必要な努力（cost）を節約し，活動を行うことから生まれる利益（benefit）が努力を上回るように工夫を行う．

これらの工夫は，自助具の使用や周辺の環境の修正などを含めさまざまなものが挙げられる．表1 に簡単な例を図も交えて紹介する．

4 まとめ

本項では，transfer package の実際について述べた．筆者らは，transfer package は課題指向型訓練とならび，CI 療法の本質的なコンポーネントであると考えている．最近の研究でも確認されているように，日常生活における麻痺手の機能および使用頻度に関して，transfer package が及ぼす影響は絶大である．また，このコンポーネントは CI 療法独自のものであるが，手以外のリハビリテーション全般に対し，手法を問わず併用することが可能であるとも考えている．短期間で得た機能を，対象者の実際の生活にいかに転移できるかは，リハビリテーションにおける長年の課題であり，このコンポーネントはそれを解決できる可能性を秘めていると思われる．

文献

1) Morris DM, Taub E, Mark VW, et al : Constraint-induced movement therapy: characterizing the intervention protocol. *Eura Medicophys* 42 : 257-268, 2006
2) Gauthier LV, Taub E, Perkins C, et al : Remodeling the brain: plastic structural brain changes produced by different motor therapies after stroke. *Stroke* 39 : 1520-1525, 2008
3) Takebayashi T, Koyama T, Amano S, et al : A 6-month follow-up after constraint-induced movement therapy with and without transfer package for patients with hemiparesis after stroke: a pilot quasi-randomized controlled trial. *Clin Rehabil* 27 : 418-426, 2013
4) Taub E, Uswatte G, Mark VW, et al : Method for enhancing real-world use of a more affected arm in chronic stroke: transfer package of constraint-induced movement therapy. *Stroke* 44 : 1383-1388, 2013
5) Kim SY, Jeon EY, Sok SR, et al : Quality of life of Korean and Korean American older adults. *J Gerontol Nurs* 35 : 28-34, 2009

参考文献
- 道免和久（編）：CI 療法―脳卒中リハビリテーションの新たなアプローチ．中山書店，2008
- Manual of the University of Alabama Birmingham training for Constraint-induced movement therapy. The University of Alabama Birmingham Constraint-induced movement therapy research group, 2011

4 運動学習療法としての CI 療法

1 はじめに

　近年の脳科学の進歩により，特に計算論的神経科学の分野で提唱されてきた3つの運動学習則がある．これらは，内部モデルによる教師あり学習，強化学習，教師なし学習と呼ばれている．Constraint-induced movement therapy（CI療法）はこれらの運動学習理論から直接発展した治療法ではないが，CI療法が持つさまざまなコンポーネンツを神経科学や運動学習的な側面から考察することで，CI療法そのものが「constraint」というキーワードにならび，「motor learning based therapy（運動学習を基盤とした療法）」とも呼べる療法であることが分かってきた．

　道免ら[1]は，CI療法の臨床において重要な点を，①麻痺手による訓練，②課題指向型訓練，③多様性と繰り返し，④達成感（報酬），難易度調整，対象者とのかかわり方，⑤Transfer package などを挙げている．本項では，これらのポイントを3つの運動学習則やその他最近の神経科学における知見から考察してみたい．

2 麻痺手による訓練

1. 訓練による学習性不使用の克服

　Taubら[2]は，脳卒中後片麻痺を呈した対象者の麻痺手にかかわる行動学的な特徴を「learned non-use（学習性不使用）」と名づけ解説している．そして，学習性不使用をもたらす最初のきっかけとして，脳卒中後に起こる中枢神経系の障害による運動出力の抑圧や求心遮断が原因となる実場面での運動試行の失敗を挙げている．この失敗体験が対象者に対する罰となり，確実に成功体験が得られる非麻痺手における動作の獲得を優先し，「麻痺手を使用する」という行動を抑制する．そして，麻痺手の使用頻度の低下は，負の側面の使用依存性の可塑性を加速させ，体部位表現領域を縮小させる．その結果，麻痺手の機能はさらに低下し，失敗体験が重なり，行動はさらに抑制される．この結果，対象者は麻痺手の動作を決して学習しなくなる（図1）[2]．

　このように形成された学習性不使用に対し，CI療法は，訓練を通して「動機づけの回復」をさせ，実際に「難易度調整が適切に施された麻痺手の使用（訓練・実生活）」を通し，「麻痺手を使った成功体験（正の強化）」を体感させる．そして，「さらなる訓練と生活における成功体験（正の強化）」を重ねることで，麻痺手の使用頻度は向上し，正の使用依存性の可塑性が出現する．この正のループを繰り返すことで，学習性不使用が破棄される（図2）[2]．これが，CI療法が麻痺手にもたらす機能回復および麻痺手の使用頻度の向上に関する行動学的メカニズムである．つまり，麻痺手の行動学習には，負と正の強化，すなわち強化学習における「報酬」が大きく関連し，量的な訓練に

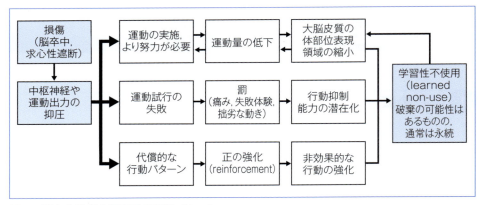

図1 脳卒中患者の麻痺手の行動パターン
(Taub E, Uswatte G, Elbert T : New treatments in neurorehabilitation founded on basic research. *Nat Rev Neurosci* 3 : 228-236, 2002 より一部改変)

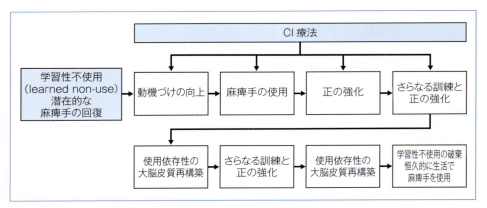

図2 CI療法の行動学的メカニズム
(Taub E, Uswatte G, Elbert T : New treatments in neurorehabilitation founded on basic research. *Nat Rev Neurosci* 3 : 228-236, 2002 より一部改変)

おけるパフォーマンスの向上には，内部モデルをはじめとした教師あり学習や体部位領域の拡大といった教師なし学習の要素も深く関連すると思われる．

2. 麻痺手による訓練と半球間抑制

　Hummelら[3]の反復性経頭蓋磁気刺激(repetitive transcranial magnetic stimulation：rTMS)を用いた研究において，皮質下損傷を呈した脳卒中患者では，非損傷半球側から損傷半球側に対して異常な抑制作用が働く．それに対して，興奮性を向上させる高い周波数でのrTMSで，損傷側の一次運動野を刺激することで，損傷半球の皮質脊髄路を賦活させることで，半球間における異常な抑制作用を是正すると報告されている．また，Palmerら[4]は，ラットにおける基礎研究で，ラットの右足を刺激すると，その感覚情報は左脳の体性感覚領野に達した後，5層の錐体細胞を興奮させる．そして，興奮した錐体細胞は，脳梁を介して右脳の感覚野に投射され，表層に存

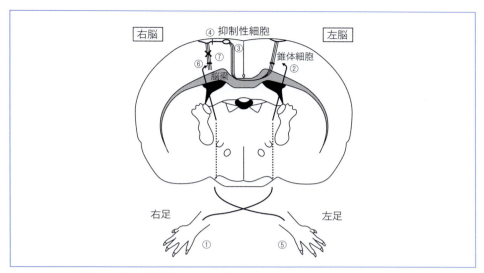

図3 ラットを使った半球間抑制のメカニズム
①ラットの右足を刺激，②刺激の情報はまず左脳の体性感覚野の新皮質に到達し5層錐体細胞が活性化，③興奮した5層錐体細胞は脳梁を介して反対の右脳に投射し，表層に存在する抑制性の神経細胞を活性化，④抑制性神経伝達物質であるGABAを脳内に放出し，右脳の体性感覚野にある5層錐体細胞の樹状突起の活動を抑制，⑤次にラットの左足を刺激，⑥刺激の情報は②と同様に右脳の体性感覚野にある5層錐体細胞に到達，⑦すでに④で樹状突起の活動が抑制されているため5層錐体細胞は十分に活性化されない．
〔森岡 周：リハビリテーションのための神経生物学入門．p124，協同医書出版社，2013より改変〕

在する抑制性の神経細胞を活性化させる．そして，この活性化を引き金に，抑制性の神経伝達物質であるガンマアミノ酪酸(gamma-aminobutyric acid：GABA)が脳内に放出され，右脳の体性感覚領野における5層錐体細胞が抑制される．この後，左足を刺激すると，右脳の体性感覚領野における5層の錐体細胞に刺激が到達するものの，先立って行われた右足の刺激に基づき，右脳の体性感覚野の5層錐体細胞における樹状突起の活動が既に抑制されているので，この5層錐体細胞は十分に活性化されないといった知見を報告した．これは，一方からの感覚に由来する情報入力により，対側の感覚や運動が抑制されることを示している(図3)[5]．

当院のCI療法は，訓練初期はShapingやTask practiceによって麻痺手の単独使用を促し，半球間の抑制関係の是正をしていると思われる．その上で，中盤以降にTask practiceやTransfer packageによって，利き手と非利き手の関係に基づく役割を麻痺手と非麻痺手に与えた両手動作を実施する．また，両手動作についても，両上肢が同様の活動を行う協調課題から，麻痺手の活動状況に応じて，拮抗課題へと段階づけを行う．このように，長期的に麻痺手を使用する方略を学習させることが重要である．

3 課題指向型訓練

1. 課題指向型訓練

　課題指向型訓練は，2000年前後より台頭してきた脳卒中患者に対する運動療法の概念である．大脳皮質の再組織化および残存機能を活かした新たな運動の再学習を理論的背景とした介入方法である．1990年代以前に主流であった，ファシリテーションテクニックとは異なる概念で，「脳卒中患者であっても健常者と同じような運動学習過程を経ながら動作を習熟していくはず」とするShepherd[6]の仮説に基づいて構築された治療体系である．近年では，Timmermansら[7]が課題指向型訓練の定義を対象者にとって意味のある目標動作を達成するために必要な関節運動を，作業課題を用いて段階的に達成していくものとしている．

2. 課題指向型訓練に関する神経科学的な考察

　ヒトの実際の生活における上肢の動作は，道具使用を伴う場合がほとんどである．ヒトの道具使用に関しては，長年にわたってさまざまな研究がなされている．これらの視点から，課題指向型訓練の有用性について考察する．

ⓐ 課題指向型訓練における到達運動・把握運動

　対象物に向けて，腕を到達し，手でそれを操作する行為（活動）は，視覚・聴覚・体性感覚などの外部情報と学習・記憶・情動などの自己の経験といった内部情報を手掛かりに動作を遂行している．ヒトの大脳皮質は，行為に至る0.5～1.0秒前に既に賦活し，さまざまな情報を統合し，最終的に一次運動野の興奮を経て，末梢の運動器の動作が発現する[8]．つまり人間の活動は，一次運動野に至る前の状況でさまざまな情報の統合が重要となる．上肢の運動制御を考える上で，3つの情報処理系の機能が深くかかわるといわれている．1つ目は把握する対象に腕の傾きを合わせ，腕を用いて移動させる「到達運動」，2つ目は対象に手の構えや傾きを合わせる「把握運動」，そして対象を目的に従い操作する運動が挙げられる．

　到達運動・把握運動にかかわる神経路は全く異なることがサルの基礎実験によって報告されている（図4）[9]．また，視線の基盤となる頭部を中心とする身体と対象物との関係に左右される到達運動系には，前頭-頭頂葉の間のネットワークだけでなく，小脳の内部モデルを利用したより滑らかな到達運動制御にかかわる前頭（一次運動野，前運動野）と小脳のネットワークも関与している[10]．一方，対象物の形や属性（文脈）と手の運動パターンの選択と照合が必要となる把握運動系では，頭頂間溝外側領域と腹側前運動野とのネットワークが強く関与している．これらのネットワークを用いた行為は情報として頭頂連合野に送られた後，能動的な行為によって得られた感覚フィードバックと照合され，適切性が評価される．

　手の到達運動・把握運動において，視覚からの空間情報は非常に重要な要素であるが，運動は空間情報のみで成り立つものではない．重みや質感といった対象物と随意

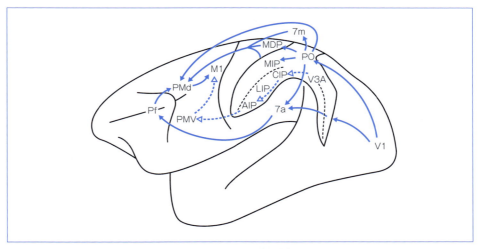

図4　サルの左半球上の到達運動系（実線），把握制御運動系（破線）
AIP：頭頂間溝前外側領域，CIP：頭頂間溝外側壁尾側部領域，LIP：頭頂間溝外側領域，MDP：頭頂葉背内側領域，MIP：頭頂間溝内側領域，M1：一次運動野，Pf：前頭前野背外側部，PMd：背側運動前野，PMv：腹側運動前野，PO：頭頂後頭溝視覚領域，V1：一次視覚野，7a：下頭頂葉，7m：頭頂葉後部内側壁．
〔八木文雄：神経心理学―認知・行為の神経機構とその障害. p178, 放送大学教育振興会, 2006 より〕

的な課題遂行にかかわる求心性の感覚情報も運動学習を進める上で重要な要素である．また，道具使用にかかわる情報処理には，視覚の背側経路から背側・腹側運動前野の前頭-頭頂葉のネットワークが関与する．一方，道具使用など文脈情報由来の知識といった意味記憶（知識）での情報処理は視覚の腹側経路から腹側・背側運動前野の前頭と側頭ネットワークを使用する．加えて，道具操作には左半球の下頭小葉，運動性言語野も関与すると報告されている[11-14]．さらに，Imamizu ら[15, 16]は，ヒトが複数の道具の使用を学習する際の脳活動を測った fMRI の知見より，道具の違いにより小脳の異なる部位が活動することを示した．加えて，Tamada ら[17]も，物体の順モデルが小脳内に存在することを示している．これらから，課題における道具使用の特異的なダイナミクスには皮質と小脳内の内部モデルによる特異的な脳活動がかかわっている．

ⓑ 随意的な課題指向型訓練の意義

到達運動・把握運動系のダイナミクスや随意運動からもたらされるさまざまな情報と感覚フィードバックの照合と，蓄積される内部モデルや意味記憶といった運動制御とそれにまつわる運動学習を考えると，特異的な運動系列の繰り返しが重要な要素であるということが容易に想像できる．つまり，実際に使用する作業や，対象者にとって意味のある作業に類似した形態の訓練を実施しなければ，長期的に「使用する」ための手の学習は培えないものと考える．そして，その学習を進めるための効率的で実際的な訓練こそが，対象者が主体的に，かつ単独の随意運動で実施する反復的な課題指向型訓練であると思われる．

4 多様性と繰り返し

1. 訓練の多様性

「麻痺手を使って道具を操作する」など，対象者が過去にあまり経験したことがない運動技能を必要とする環境であっても，能動的な試行を繰り返すことによってパフォーマンスの向上が認められる．近年では，脳が周囲の環境の文脈に応じて適切な運動を精製するための感覚－運動間に起こるフィードバック誤差学習により，内部モデルが獲得されるといわれている．しかしながら，同時に複数の技能を学習する場合，先に学習された運動技能が後段の運動学習に少なからず影響することが知られている．

これらの人間の脳の特徴を鑑みると，複数の技能を限られた期間内に効率的に習得するためには，運動技能の干渉を考慮した運動学習のスケジューリングが重要である．この点に焦点を当てた文脈干渉効果に関する研究から，CI療法における課題運営について考察する．

Shea ら[18]は，ボールを投げて3種類の配置パターンの的をできるだけ早く正確に倒す課題を「ブロック学習」と「ランダム学習」という2つの異なる学習スケジュールで訓練させ，その効果を訓練直後と訓練終了後10分後，10日後に学習能力の保持テストを行った．ここでいう「ブロック学習」とは，異なる課題をそれぞれ一括してまとめて訓練する学習スケジュールであり，「ランダム学習」は，同じ課題が連続せず全くの無作為な順で訓練を行うスケジュールとなっている．この結果，訓練終了後の結果は，ブロック学習の方がスキルはより改善したが，訓練終了後10分後，10日後の保持検査では，ランダム学習の方がより保持されたと報告している．

さらに，運動課題の目的が互いに対立する，いわゆる相反課題の運動学習では，同時学習時の文脈干渉効果がより顕著に認められる．Shadmehr ら[19]や Caithness ら[20]の報告では，2つの相反課題をブロック学習で実施させた結果，同時学習が困難なことを上げていた．しかしながら，2004年に Osu ら[21]が，相反課題においてもランダム学習を実施し，課題を変更する際に実施する次の課題の文脈（課題の特徴の違い）を対象者に意識させることで，2つの相反課題を同時に学習できることを報告した．

当院のCI療法では，1日10～15のShapingとTask practiceをランダムに提示し，かつ実施前に課題の特徴や動作の到達目標について簡単な言語指示を与えている．つまり，より長期間学習したパフォーマンスを保持し続けることができるように，運営スケジューリングや課題の文脈に関する手掛かりを与えながら訓練を遂行することが重要であると思われる．さらに，より多く課題のバリエーションを担保することで，教師なし学習を通して多くの活動にパフォーマンスを転移できる可能性が考えられる．

2. 訓練における繰り返し

先の項で，手の対象物の知的属性について，Lederman ら[22]は，物品の文脈を構成

する要素として，①質感，②抵抗，③温度，④重量，⑤容積，⑥物理的な形などを挙げていることを紹介した．これらの対象物の知的属性について，ヒトは後頭葉の一次視覚野から始まり頭頂葉に向かう背側路と側頭葉に向かう腹側路を用い処理を行っている．背側路は，主に刺激の位置や動きの処理を，腹側路は対象物の知識にかかわる情報を処理している．大脳皮質のニューロンの特徴的な選択性は，対象者の量的な感覚体験に依存して形成されることが，Blackmoreら[23]のネコを用いた基礎実験にて既に証明されている．

このような行動に対し，量的な経験に依存するニューロンの形成を説明する要素として，教師なし学習モデルとしての「自己組織化モデル[24, 25]」などが挙げられる．自己組織化モデルとは，ある特定の行動より入力される刺激に対して，選択的なニューロンが応答発火すると，そのシナプス荷重が量に比例して強化されるというHebb型のシナプス可塑性を基礎としている．適切な感覚情報を自己組織化および情報最大化の原理のもとに取捨選択し，それを利用した動作やパフォーマンスを最適化するために，訓練において繰り返すことは非常に大きな役割を持っている．また，実際の日常生活において繰り返すことはさらに重要である．

これまでのところ，視覚野や感覚野における教師なし学習の研究領域では，ニューロンの特性を自己組織化や情報量最大化の原理で説明することに成功しているものの，最大化された情報を基盤に新たな運動を予測的に制御する際のメカニズムについては，まだ明らかにされていない．この点からも，今後もこの分野の研究を注視し，この考察の是非を見定める必要がある．

5 達成感（報酬），難易度調整，対象者とのかかわり方

1. 達成感（報酬）

臨床における達成感は，基礎研究ではジュースやコインのような物理的な報酬に置き換えられ，運動学習において大きな力があることが報告されている．例えば，Wachterら[26]の健常者における研究では，対象者を報酬群，罰群，対照群の3群に無作為に割り付け，各群に学習課題を実施させた．報酬群は，学習課題の反応が前回よりも早い場合に金銭を与える．一方，罰群は，反応が前回の試行よりも遅ければ，金銭を支払わせるもの，対照群は成績の是非にかかわらず何も実施しない群とした．その結果，学習効果は，報酬群が罰群および対照群に比べ有意な学習効果を認めるとともに，線条体および扁桃体，前頭前野において，報酬群で有意に高い興奮性が認められたと報告している．

また，Schultzら[27]のサルに対する検討で，物理的な報酬を予見できる時にドーパミンニューロンの活動亢進が記録されている．このドーパミンニューロンの活動が強化学習のTD（temporal difference）誤差を示しているとされている．さらに，これらドーパミンの影響を最も強く受ける線条体に関する研究において，Reynoldら[28]は，線条体のニューロンは「大脳皮質からの入力」，「線条体ニューロンの発火」，「ドーパ

ミン入力」の3者が揃った時にはじめてシナプスが増強されると報告した．このことからも，ドーパミンニューロンがTD誤差を示すとするならば，線条体におけるTD誤差に関する学習には，報酬が大きく関与しているということがわかる．

一方 Murayama ら[29]は，ヒトの内的動機に関するアンダーマイニング効果を示す目的で，健常者を対象に研究を実施した．彼らは，自発的に楽しめる学習課題を発案した上で，対象者を報酬群と対照群とに分け，報酬群には学習課題の成績に応じた金銭を与える約束を，対照群にはそのような約束はせずに，両群の脳活動を追跡した．その結果，両群ともに，大脳基底核の興奮性が上昇した．その後，3分間の自由時間の後，次は金銭報酬がないことを明示した上で，同様の学習課題を実施させた結果，報酬群の大脳基底核の興奮性上昇は認められず，逆に対照群の興奮性は残存した．この結果について彼らは，物理的な報酬は最終的に報酬をもらうことに目的が移行してしまい，課題自体に対する興味を失うと推測した上で，学習を進めるための報酬は無形のものがよいのではないかと考察している．

これらの研究から分かるように，報酬は学習を進める上で不可欠のものである．しかしながら，脳内における価値が物理的な報酬をもらうことにすり替わるような報酬価を設定するべきではないと思われる．CI療法では，対象者にとって麻痺手で「意味のある作業」を獲得することを最大の価値と設定し，それを獲得するために，反復的課題指向型訓練で「意味のある作業」に近づく小さな価値を「成功体験」という形で積み重ねていくことが重要である．さらに，その過程で，対象者に「成功体験」を感じさせる声かけやかかわり，そしてリハーサルを行うことも重要である．

2. 難易度調整

難易度調整を，脳の可塑性と行動的側面から考察する．まず，脳の可塑性について，Platz ら[30]がサルを用いた基礎実験で興味深い研究を行っている．彼らは，成人のサルに，何度も挑戦しないとエサを取れない小さな穴から取らせる課題を実施させた個体と，1度の挑戦でエサを取れる大きな穴から取らせた個体のパフォーマンスの推移と一次運動野における手の領域の変化を見た（図5 Ⓐ）．結果，同程度のエサを摂取させているにもかかわらず，大きな穴からエサを取らせる課題を実施させた個体では，前腕・手関節・手指にかかわる一次運動野の領域は若干小さくなっていた．一方，小さな穴からエサを取らせる課題を実施させた個体は，当初は1つのエサを取るのに18回程度の挑戦が必要であったが，訓練日数が進むにつれその成績は向上し，最終的には1回で小さな穴からエサを取れるようになった（図5 Ⓑ）．さらに，訓練終了後の一次運動野の手関節・前腕・手指がかかわる領域は約3％拡大していた（図5 Ⓒ）．この研究は，課題の難易度がパフォーマンスと脳の可塑性に与える影響を示唆していると思われる．運動学習を進める上で訓練量は重要視されているが，漫然と難易度調整がなされない課題は，運動学習上有益でないと考えられる．

3. 対象者とのかかわり方

CI療法では，feedback, coaching, modeling, encouragementの4つの対象者と

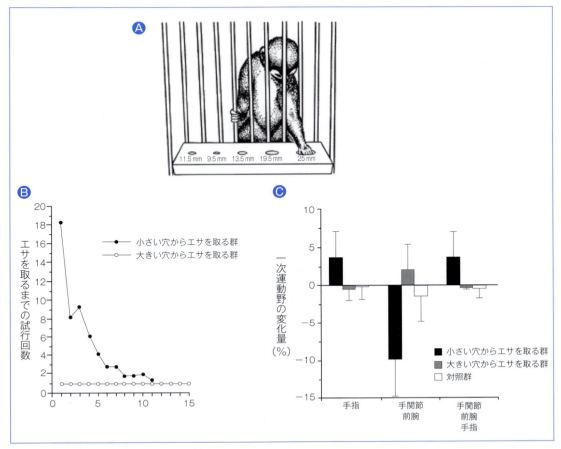

図5 課題の難易度が学習に与える影響
難易度調整がなされた課題(小さい穴からエサを取る群)を実施させたサルと難易度調整がなされていない課題(大きい穴からエサを取る群)を実施させたサル(Ⓐ)における，Ⓑ サルのスキルの推移，と Ⓒ 一次運動野における手の活動時に反応する領野の違い．
〔Plautz EJ, Milliken GW, Nudo RJ：Effects of repetitive motor training on movement representatins in adult squirrel monkeys: role of use versus learning. *Neurobiol Learn Mem* 74：27-55, 2000 より一部改変〕

のかかわり方を挙げている．これらの質と頻度について考察していく．
　かかわり方の質として，feedback は同一時間に実施できた量や同様の課題を完遂するまでにかかった時間を提示する方法である．つまり，達成度や動作の価値を数値化したものである．同様に，encouragement はチアリーディング的な側面とともに，患者の作業や活動の適切性を随時対象者に与えるかかわりであるといえる．これらは，作業や活動におけるパフォーマンスの確からしさ(結果の報酬価)を与えるかかわりである．つまり，強化学習における報酬を対象者に与えている印象がある．一方，coaching や modeling は，聴覚的な言語刺激や視覚刺激を用いて，対象者に対して作業や活動における運動の座標的な差異，つまり誤差を提示している．つまり，教師あり学習における座標的な誤差を教師情報として，対象者に与えている印象がある．
　次にかかわり方の頻度について，Winstein ら[31]は心理学の分野において，健常者

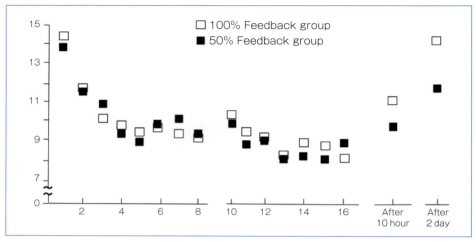

図6　フィードバックの頻度が訓練後の技能に残存度に与える影響
毎度フィードバックを与えた群と2回に1度の頻度でフィードバックを与えた群の訓練終了後のスキルの残存度について，訓練直後のスキルは両群ともに大差はないが，訓練から10時間後，そして2日後になるにつれ，フィードバックが少ない群が多い群に比べスキルの残存度が良好なことがわかる．
〔Winstein CJ, Schmidt RA : Reduced frequency of knowledge of results enhances motor skill learning. *J Exp Psychol Learn Mem Cogn* 16 : 677-691, 1990 より〕

に学習課題を実施させる際に，毎回の試行ごとに施行への指導を与えた100％群と，2回に1回のみ指導を与えた50％群において，学習が進む効率に差はなかったが，訓練終了から2日後の学習の残存度は50％群の方がより優れていたと報告した．この結果から，各試行ごとに即時的なかかわりを行わない方が，学習を進める上で脳内の情報処理を促進すると推測される．つまり，頻繁なかかわりによる依存性産出効果が消され，結果として有効なパフォーマンスの長期保持を実現できると想定した（図6）．
　また，近年の報告では，Ikegamiら[32]がある学習課題中に，視覚的な課題に関する情報について，全サイクル（100％の確率）で，2サイクルに1サイクル（50％の確率）で，3サイクルに1サイクル（約30％の確率）で，4サイクルに1サイクル（25％の確率）で，5サイクルに1サイクル（20％の確率）で提示した結果，最も効率的に学習が進んだ群は4サイクルおよび5サイクルに1サイクル視覚情報を提示した群であったことを報告した（図7）．
　これらから，対象者に対するかかわり方や頻度など，臨床におけるささいな出来事ひとつとっても，3つの運動学習則をはじめとした神経科学の所見との関連性が見えてくる．対象者とのかかわりについても，難易度調整とともに，丁寧に分析することで，学習の効率や残存度をさらに進められるであろう．

コラム　依存性産出効果

運動学習ではフィードバック情報の提示が重要であるが，その頻度が高すぎると逆にパフォーマンスが低下する．これは学習者がフィードバック情報に依存してしまい，自力でのエラー検出能力が向上しないためと考えられている．これを依存性産出効果という．

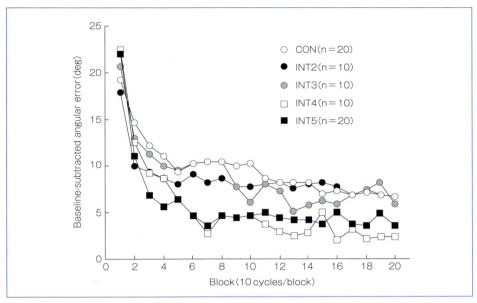

図7　視覚的なフィードバックの頻度に応じた学習効率の違い
毎度フィードバックが与えられた群（CON）と，2および3回の施行に対し1回フィードバックが与えられた群（INT2，INT3）と，4および5回の施行に対し1回フィードバックが与えられる群（INT4，INT5）では，後者の方が効率的であることがわかる．
〔Ikegami T, Hirashima M, Osu R, et al：Intermittent visual feedback can boost motor learning of rhythmic movements：evidence for error feedback beyond cycles. J Neurosci 32：653-657, 2012 より〕

6 Transfer package

1. Transfer packageの神経基盤

　　Gauthierら[33]は，Transfer packageを実施したCI療法群と，実施しなかったCI療法群を比較し，Transfer packageを実施した群はしなかった群に比べ，訓練前後の短期間において，voxel-based morphometry（VBM）において，前運動野，補足運動野，一次感覚野，海馬に有意な細胞の質量の増加を認めたと報告している（図8）．さらに，われわれはCI療法前後およびCI療法後から1年後までのFugl-Meyer assessment（FMA）の結果と拡散テンソル画像（Diffusion Tensor Imaging：DTI）を用いた検討で，CI療法の短期的な効果は内包後脚の神経線維の残存度に依存するが，CI療法から1年後までの長期的な効果については，内包後脚よりも，上縦束や下縦束といった後頭・頭頂・側頭から前頭葉への連合線維との関係性が高いことを報告した[34]．この結果から，CI療法におけるTransfer packageのメカニズムは，単純な一次運動野における麻痺手の領域の拡大といった可塑性ではなく，全脳的な反応がかかわるものであることが分かってきた．しかしながら，この分野に関する研究は世界でも，CI療法の開発元であるUniversity of Alabama, Birmingham（UAB）とわれわれの施設で実施されているのみであるため，まだ知見が少ない．今後もこの分野の研究活動を注視する必要がある．

臨床データ	変化量
Transfer package を実施した群	
Motor Activity Log	1.77
Wolf Motor Function Test Performance Time	−0.14
Transfer package を実施しなかった群	
Motor Activity Log	0.61
Wolf Motor Function Test Performance Time	−0.14

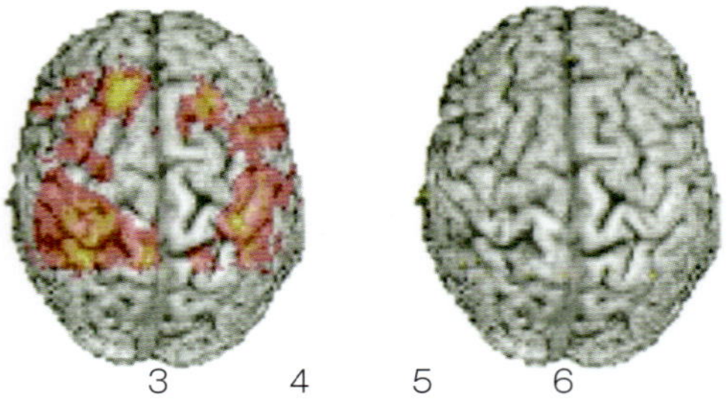

図8　Transfer package が大脳皮質に与える短期的な影響
Transfer package を実施した群は，実施しなかった群に比べ，訓練前後の上肢機能の変化量に差はない．しかしながら，日常生活活動における麻痺手の使用頻度は，transfer package を実施した群は，実施しなかった群に比べ，使用頻度の変化量が有意に改善した．さらに，実施した群は，実施しなかった群に比べ，補足運動野，運動前野，海馬，一次感覚野の皮質の質量が有意に増加した．
〔Gauthier LV, Taub E, Perkins C, et al : Remodeling the brain: plastic structural brain changes produced by different motor therapies after stroke. *Stroke* 39 : 1520-1525, 2008 より一部改変〕

2. Transfer package のメタ学習としての働き

　本項では，CI療法を教師あり学習，強化学習，教師なし学習といった3つの運動学習則とともに，さまざまな神経科学的な知見から考察してきた．しかし，これらの3つの運動学習則によって実生活における行動がすべて説明できるとは考えにくい．
　つまり，さまざまな学習則を基盤とした訓練方法や日常生活における使用方法など，どれをどの場面で使用するかといった学習アルゴリズムの選択の問題がある．CI療法の本質は，丁寧な段階づけが施された課題指向型訓練とならび，訓練によって獲得した麻痺手の機能を日常生活に転移させる Transfer package という行動戦略が挙げられる．Transfer package は，麻痺手の問題点に気づかせ，その問題点を解決するための訓練方法や日常生活における使用方法そのものを学習させるための方略である．つまり，Transfer package とは，学習の仕方自体を学習すること，すなわちメタ学習といえる可能性がある（図9）．
　銅谷[35]は，メタ学習の機構として，脳幹から大脳皮質，大脳基底核，小脳に分散的に投射する「神経修飾物質系」の存在を挙げている．神経装飾物質系には，ドーパミン，セロトニン，ノルアドレナリン，アセチルコリンなどがある．彼は，自他の最近の実験結果から，それぞれが固有の情報を表現し，学習における特異的な働きを担っている可能性を示唆している．ドーパミン系は報酬予測の増減，アセチルコリン系は学習速度の係数，ノルアドレナリン系は行動決定，セロトニン系は報酬評価の時間割引率を担っていると考えられている．これらを制御するパラメーターの調整にかかわるメカニズムがメタ学習である．しかしながら，神経修飾物質系にかかわる知見は増えてはいるものの，全容はまだ明らかになっていないと結んでおり，そのメカニズムは解明途中であるといえる．

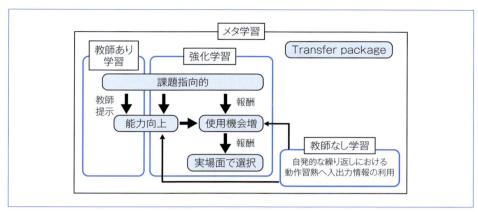

図9 CI療法における3つ運動学習理論とメタ学習

　リハビリテーション分野における従来の治療法を見渡しても，メタ学習としてのシステマティックな手法を備えたものは見当たらない．そして，このコンセプトこそが，CI療法が訓練終了後の行動学習による長期効果を実現できる最大の要因である．つまり，CI療法が学習を基盤とした運動療法といえる最大の理由である．先にも示したが，この手続きを実施しなかった場合，短期的な訓練による効果は，数か月後には無に帰すことが分かっており，CI療法の本質ともいえる手法であるといえる．

7 まとめ

　本項では，CI療法を5つの側面に分け，それぞれにおいて神経科学および学習療法としての位置づけについて考察した．神経科学の分野でも入力系統に比べ，出力系統はまだまだ明らかにされていない．さらに，主体的な行動学習となると未開の分野でもある．今後も，CI療法でもたらされる運動制御，運動学習，行動学習といったテーマに焦点を当て，考察を続ける必要がある．

文献

1) 道免和久, 竹林　崇：脳可塑性がもたらすリハビリテーション医学へのインパクト—Constraint-induced movement therapy（CI療法）：最近の知見. リハ医学 50：712-717, 2013
2) Taub E, Uswatte G, Elbert T : New treatments in neurorehabilitation founded on basic research. *Nat Rev Neurosci* 3：228-236, 2002
3) Hummel FC, Cohen LG : Non-invasive brain stimulation: a new strategy to improve neurorehabilitation after stroke? *Lancet Neurol* 5：708-712, 2006
4) Palmer LM, Schulz JM, Murphy SC, et al : The cellular basis of GABA (B)-mediated interhemispheric inhibition. *Science* 335：989-993, 2012
5) 森岡　周：リハビリテーションのための神経生物学入門. p124, 協同医書出版社, 2013
6) Shepherd RB : Exercise and training to optimize functional motor performance in stroke: driving neural reorganization? *Neural Plast* 8：121-129, 2001
7) Timmermans AA, Spooren AI, Kingma H, et al : Influence of task-oriented training content on skilled arm-hand performance in stroke: a systematic review. *Neurorehabil Neural Repair* 24：858-870, 2010
8) Evarts EV : Temporal patterns of discharge of pyramidal tract neurons during sleep and walking in the monkey. *J Neurophysiol* 27：152-171, 1964
9) 八木文雄：神経心理学—認知・行為の神経機構とその障害. p178, 放送大学教育振興会, 2006

10) Kitazawa S, Kimura T, Yin PB : Cerebellar complex spikes encode both destinations and errors in arm movements. *Nature* 392 : 494-497, 1998
11) Binkofski F, Buccino G, Posse S, et al : A fronto-parietal circuit for object manipulation in man: evidence from an fMRI-study. *Eur J Neurosci* 11 : 3276-3286, 1999
12) Johnson-Frey SH, Newman-Norlund R, Grafton ST : A distributed left hemisphere network active during planning of everyday tool use skills. *Cereb Cortex* 15 : 681-695, 2005
13) Murata A, Fadiga L, Fogassi L, et al : Object representation in the ventral premotor cortex (area F5) of the monkey. *J Neurophysiol* 78 : 2226-2230, 1997
14) Schmitz C, Jenmalm P, Ehrsson HH, et al : Brain activity during predictable and unpredictable weight changes when lifting objects. *J Neurophysiol* 93 : 1498-1509, 2005
15) Imamizu H, Miyauchi S, Tamada T, et al : Human cerebellar activity reflecting an acquired internal model of a new tool. *Nature* 403 : 192-195, 2000
16) Imamizu H, Miyauchi S, Tamada T, et al : Multiple representations for visuomotr learning in cerebellum: a functional MRI study. *NeuoImage* 7 : S819, 1998
17) Tamada T, Miyauchi S, Imamizu H, et al : Cerebellar activation in grip force adjustments during transportation an object held in aprecision grip. *Abst Ann Soc Neurosci* 25 : 1894, 1999
18) Shea JB, Morgan RL : Contextual interference effects on the acquisition, retention, and transfer of motor skill. *J Exp Psychol-Hum L* 5 : 179-187, 1979
19) Shadmehr R, Brashers-Krug T : Functional stages in the formation of human long-term motor memory. *J Neurosci* 17 : 409-419, 1997
20) Caithness G, Osu R, Bays P, et al : Failure to consolidate the consolidation theory of learning for sensorimotor adaptation tasks. *J Neurosci* 24 : 8662-8671, 2004
21) Osu R, Hirai S, Yoshioka T, et al : Random presentation enables subjects to adapt to two opposing forces on the hand. *Nat Neurosci* 7 : 111-112, 2004
22) Lederman SJ, Klatzky RL : Hand movements: a window into haptic object recognition. *Cogn Phychol* 19 : 342-368, 1987
23) Blakemore C, Cooper GF : Development of the brain depends on the visual environment. *Nature* 228 : 477-478, 1970
24) von der Malsburg C : Self-organization of orientation sensitive cells in the striate cortex. *Kybernetik* 14 : 85-100, 1973
25) Amari S, Takeuchi A : Mathematical theory on formation of category detecting nerve cells. *Biol Cybern* 29 : 127-136, 1978
26) Wächter T, Lungu OV, Liu T, et al : Differential effect of reward and punishment on procedural learning. *J Nerosci* 29 : 436-443, 2009
27) Schultz W, Dayan P, Montague PR : A neural substrate of prediction and reward. *Science* 275 : 1593-1599, 1997
28) Reynolds JN, Hyland BI, Wickens JR : A cellular mechanism of reward-related learning. *Nature* 413 : 67-70, 2001
29) Murayama K, Matsumoto M, Izuma K, et al : Neural basis of the undermining effect of monetary reward on instrinsic motivation. *Proc Natl Acad Sci USA* 107 : 20911-20916, 2010
30) Plautz EJ, Milliken GW, Nudo RJ : Effects of repetitive motor training on movement representations in adult squirrel monkeys: role of use versus learning. *Neurobiol Learn Mem* 74 : 27-55, 2000
31) Winstein CJ, Schmidt RA : Reduced frequency of knowledge of results enhances motor skill learning. *J Exp Psychol Learn Mem Cogn* 16 : 677-691, 1990
32) Ikegami T, Hirashima M, Osu R, et al : Intermittent visual feedback can boost motor learning of rhythmic movements: evidence for error feedback beyond cycles. *J Neurosci* 32 : 653-657, 2012
33) Gauthier LV, Taub E, Perkins C, et al : Remodeling the brain: plastic structural brain changes produced by different motor therapies after stroke. *Stroke* 39 : 1520-1525, 2008
34) 竹林 崇, 丸本浩平, 道免和久：Constraint-induced movement therapyに長期効果をもたらすTransfer packageの神経基盤の探索. ニューロリハ学会, 2014
35) 銅谷賢治：計算神経科学への招待─脳の学習機構の理解を目指して. pp86-91, サイエンス社, 2007

参考文献

- 道免和久（編）：CI療法─脳卒中リハビリテーションの新たなアプローチ. 中山書店, 2008
- Manual of the University of Alabama Birmingham training for Constraint-induced movement therapy. The University of Alabama Birmingham Constraint-induced movement therapy research group, 2011

5 CI療法の最近の議論から

1 はじめに

本項では，近年国内外で実施されているconstraint-induced movement therapy（CI療法）研究について概観し，CI療法ひいては中枢神経系に対するリハビリテーション（以下，リハ）の現況を展望する．近年は，CI療法のエビデンスを臨床で効果的に実践することを目的とした多様な試みがなされている．

2 CI療法の実践形態に関する議論

1. 訓練時間・期間はどのくらいが適切か？

CI療法は，脳卒中上肢リハの領域において非常に高いエビデンスを有する治療法であり，欧米のガイドラインでも脳卒中患者への適用が強く推奨されている．しかし現状は，日本を含めた諸外国においても臨床における一般的な実践手法として十分に浸透しているとは言い難い[1]．CI療法は訓練室における集中練習をプロトコルに含んでいるが，長時間の訓練は人的資源の不足や施設体制の不備などの理由から，臨床に適用しづらいのが現状である[2]．こういった問題を背景に，近年は訓練時間・期間を修正したCI療法が多く報告されている．

修正プロトコルを用いたCI療法の報告例を**表1**に示す．訓練時間・期間は様々であるが，いずれも週3回以上の訓練を一定期間集中して実施するようなプロトコルがとられている．非麻痺手の拘束についても内容は様々である[3-9]．

では，CI療法はどのくらいの訓練量で実施すれば，より効果的な改善を得られるのだろうか．2000年代においては，Sterrらが1日3時間のCI療法群と1日6時間のCI療法群に分けて，訓練効果を比較検討した．その結果，1日6時間実施した方がより高い効果が得られたものの，上肢機能の改善は1日3時間の群でも有意に認

表1 修正プロトコルを用いたCI療法の主な報告

筆頭筆者	1日の訓練時間	訓練期間	訓練以外での上肢の拘束
通常のCI療法（signature CIMT）			
Wolf SLら[3]，Taub Eら[4]	6時間/日×5日，2週間	2週間	起床時間の90％以上/日
修正CI療法（modified CIMT）			
Myint JMら[5]	4時間/日×5日	2週間	起床時間の90％以上/日
Page SJら[6]	0.5時間/日×週3日	10週間	5時間/日（週末除く）
Lin KCら[7,8]	2時間/日×週5日	3週間	5時間/日
Smania Nら[9]	2時間/日×週5日	2週間	12時間以上/日

無作為化比較試験（RCT）によって，その有効性を検討している先行研究を主に掲載した．

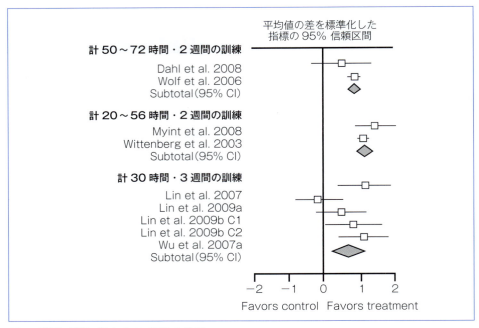

図1 訓練時間に対するCI療法の効果
〔Peurala SH, Kantanen MP, Sjogren T, et al : Effectiveness of constraint-induced movement therapy on activity and participation after stroke: a systematic review and meta-analysis of randomized controlled trials. *Ciln Rehabil* 26 : 209-223, 2012 より〕

められた[10]．また Peurala らは，2011 年上旬までに行われた成人脳卒中患者に対するCI療法研究をレビューし，訓練量の違いが治療効果に与える影響を検討した[11]．すると麻痺手の上肢機能はいずれの訓練量でも改善を示していたが，6 時間/日×週 5 日，2 週間のプロトコルは，他の研究よりも訓練効果のばらつきが少なく，安定した効果を得られる可能性があるとした(**図1**)．一方で，Shi らは別の手続きを用いて，修正プロトコルで実施されたCI療法論文のメタ分析を行った結果，修正したCI療法でも麻痺手の上肢機能や日常生活における麻痺手の使用頻度が改善するというエビデンスを示した[12]．近年は，CI療法の中核施設である米国アラバマ大学の介入研究においても，1 日 3 時間のプロトコルがしばしば用いられている[13,36]．

これらを鑑みると，従来行われていた 1 日 6 時間× 2 週間のCI療法は妥当な訓練といえるかもしれないが，訓練量を減じた修正プロトコルでも十分な上肢機能の改善が得られている．脳卒中リハにおいて，訓練強度は患者の機能改善を左右する重要な要素であるが，高強度の訓練が困難な場合は，CI療法の構成要素さえ満たせば，訓練時間・期間を柔軟に変更することも考慮してよいと思われる．

2. 在宅環境におけるCI療法

また近年は，在宅環境におけるCI療法の実践もいくつか報告されている．Barzel ら[14,15]は 4 週間の在宅CI療法プログラム(HOMECIMT)を実践し，従来のCI療法との効果を比較した．HOMECIMT は，患者とその家族に対してCI療法のコンセプト

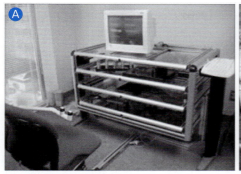
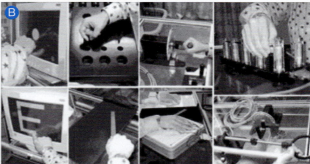
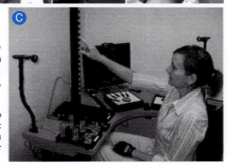

図2 AutoCITE の一例
AutoCITE は4段のワークスペース(Ⓐ)に8つの shaping task(Ⓑ)を内蔵しており，患者の上肢機能に応じた難易度の課題が呈示されるよう設計されている．また療法士は，ビデオ会議装置を用いて患者の訓練を監視しながら，課題遂行に対するフィードバックを行えるようになっている．また最近では，より簡易化されたワークステーションも作製されている(Ⓒ)．
〔Lum PS, Uswatte G, Taub E, et al：A telerehabilitation approach to delivery of constraint-induced movement therapy. *J Rrehabil Res Dev* 43：391-400, 2006；Brennan DM, Lum PS, Uswatte G, et al：A telerehabilitation platform for home-based automated therapy of arm function. *Conf Proc IEEE Eng Med Biol Soc* 2011：1819-1822, 2011 より〕

に準じた自宅での自主練習および日常生活における麻痺手の使用を指導した上で，1日2時間，週5日実施された．また担当療法士は，患者が自宅で適切に訓練を継続しているか否かを監視するため，週1回患者宅を訪問して実施状況をチェックした．その結果 HOMECIMT は，従来の CI 療法と同程度に効果的であったことを示した[14]．

また近年は遠隔医療の一環として，通信機器などを用いてリハを推進する "tele-rehabilitation" が注目されている．その中でも Lum ら[16]や Taub ら[17]は，CI 療法の普及と療法士の負担軽減を目的に，CI 療法における課題指向型訓練をオートメーション化した "AutoCITE(automated constraint induced therapy extention)" と呼ばれる装置を作製した．これを用いて Taub らは，脳卒中患者27例に対して1日3時間の訓練を実施し，AutoCITE が従来の CI 療法と同等の効果を持つ可能性を示した(図2)[18]．

3. 急性期，亜急性期における CI 療法

従来の CI 療法は発症後3か月以降の回復期～慢性期脳卒中患者が対象であったが，近年は急性期，亜急性期からの早期的な CI 療法の試みがいくつか報告されている．しかし過去の動物実験は，脳梗塞発症後7～15日以内における麻痺肢の過剰な使用が梗塞巣を拡大させる可能性を指摘しており，急性期には過剰な訓練を行うべきでないとする意見がある[19, 20]．近年も Dromerick らは，発症から10日前後の脳卒中患者52例を対象に早期 CI 療法の効果を検討した[21]が，1日3時間の CI 療法を実施した群はコントロール群に比べて訓練成績が悪いという結果であった．

一方で最近の研究では，Nijland らが急性期・亜急性期患者を対象に CI 療法を実施

した5本の無作為化比較試験(randomized controlled trial：RCT)をレビューし，2時間前後のCI療法であれば，急性期においても通常訓練より有益である可能性を示した[22]．彼らは，発症後3〜4週間までは神経可塑性が強く促進される時期であるため，早期からの介入が重要であると主張している[23, 24]．

このように，急性期におけるCI療法介入が上肢機能改善に有効か否かについての臨床的コンセンサスはいまだ得られていないが，Nijlandらは現在，脳卒中後早期からのCI療法に関する単一盲検化RCTを進行中である(EXPLICIT-Stroke trial)[25, 26]．この介入試験では発症後2週以内に1日30分間の修正CI療法を開始し，通常のケアよりも上肢機能の改善を得られるか否かを検討している．またWinsteinらは，別の介入研究としてAccelerated Skill Acquisition Program(ASAP)という新たな介入方法を提案し，他施設RCTによって介入の有効性を調査している(Interdisciplinary Comprehensive Arm Rehabilitation Evaluation：ICARE)[27]．彼らは発症後2週以内の亜急性期患者を対象に，1日1時間のASAPを週3回，10週間実施することで，訓練量を統制した他の治療よりも有意な訓練効果が得られるか否かを検討している．ASAPは片手だけでなく，両手で行う課題指向型訓練も明示されている点や，自宅での麻痺手使用が強く推奨されている点，マニュアルに基づいて患者が主体的に訓練内容を決定できる点などが，Nijlandらの介入プロトコルと大きく異なる．

今後，急性期の上肢リハに関しても重要な知見が得られることが期待される．

3 CI療法の効果予測に関する議論

1. CI療法の効果に影響を与える因子

身体機能改善に必要な要因の分析は，リハ研究において多く見受けられる．CI療法の分野においても，アウトカムに影響を与える因子の検討が2000年代後半より散見される[28-30]．最近の報告ではLinらが，dCIT(distributed constraint induced therapy)を受けた患者を対象に，患者属性と機能改善の関係を多変量解析にて検討した[31]．すると，介入前における手・手指関節の随意運動が保持されていることや，発症後期間が短いこと，および若年であることが，CI療法による上肢機能改善に有益な因子となる可能性を示唆した．特に手指の随意伸展は，課題遂行の可否に直結するためCI療法の効果を左右する非常に重要な因子である[29]．対照的に，痙縮や感覚障害といった要因は，CI療法のアウトカムにそれほど影響を与えないといわれている[28, 31]．

またWolfらは，発症後期間とCI療法効果の関係をEXCITE研究の結果から検討している[32]．EXCITE研究はクロスオーバーデザインを採用していたことから，彼らは直ちにCI療法を受けた群(即時群)とコントロール群に割り付けられた後にCI療法を受けた群(遅延群)の2群において，CI療法の改善に差が認められるか否かを検討した．その結果，即時群の方がCI療法による上肢機能の改善が大きかったものの，2年後のfollow-upでは，両群の上肢機能に有意差は認められなかったと報告した．EXCITE研究は，Linらの報告とは異なり，CI療法が発症後期間に関係なく上肢機

能を改善させる可能性を支持している．

2. MRI画像解析によるCI療法の効果予測

また2000年代後半からは，CI療法によって得られる効果をMRI画像解析によって予測する試みも多く見受けられるようになり，当初はCI療法の効果と脳梗塞巣・梗塞部位との関連が検討された．しかし，先行研究の結果はそれらがCI療法による改善にそれほど影響しないことを示している．Gauthierらは，脳梗塞部位が上肢機能改善に与える影響を検討した．その結果，放線冠の損傷と介入前のWolf Motor Function Test(WMFT)に有意な負の相関を認めたが，CI療法による上肢機能の改善度とは相関がなかったと報告した[33]．またMarkらは，脳梗塞巣の大きさと上肢機能改善との関係を検討したが，同様に相関は認められなかった[34]．加えて，SterrらはCI療法を実施した脳卒中患者10例における皮質脊髄路(corticospinal tract：CST)の損傷体積を拡散テンソル画像(diffusion Tensor imaging：DTi)によって計測したが，CI療法による上肢機能の改善度はCSTの損傷体積と相関しなかった[35]．つまり，CSTの損傷は，その程度が広範囲であるほど麻痺側上肢機能は制限されるものの，CI療法の効果を妨げる絶対的因子ではないことが示唆された．

そこで最近は，梗塞巣以外の残存脳組織に着目した効果予測の研究がなされるようになってきた．Rickardsらは，脳卒中患者43例に対してCI療法群およびそれに準じた訓練を実施し，訓練前後における脳実質分画(brain parenchymal fraction：BPF)およびWMFTを評価した[36]．その結果，BPFは訓練前後におけるWMFTの変化量と相関が認められた．一方で，訓練前の運動機能とBPFには有意な相関が認められなかった．つまり彼らは，脳梗塞後における残存脳実質がCI療法後の上肢機能改善を左右する可能性を明らかにした．またGauthierらは，脳卒中患者の大脳皮質における灰白質濃度が麻痺手の残存機能，およびCI療法による治療効果に影響を与えるか否かを検討した[37]．その結果，非損傷半球の運動領野における灰白質濃度は，麻痺手の残存機能と有意に相関していた．加えて，脳全体の灰白質が減少しているほど，CI療法による上肢機能改善が乏しいことを示した．このように最近は，梗塞巣以外の脳領域が有効に機能することが，CI療法による上肢機能改善に重要な条件であると考えられている．

また，われわれはCI療法を受けた患者のDTiを学習性不使用の観点から考察している．Marumotoらは，CI療法実施患者の内包後脚におけるFA(fluid accumulation)比が，訓練後のFugl-Meyer assessment(FMA)と強い相関が認められたことを報告した[38]．Sterrらの報告と同様に，CI療法によるFMAの変化量とCSTの損傷体積は相関が認められなかった．このことから彼らは，FA比と訓練後の上肢機能評価との回帰式によって，患者のFMAの改善を予測できる可能性を指摘した．加えて，この回帰式で算出されたFMA値とCI療法前におけるFMA値の差が，患者の学習性不使用を表現しうることを考察した．

表2 Lower extremity motor function test（LE-MFT）における各動作項目

いすから立ち上がる	右側に足を開く
立位で手を伸ばす*	左側に足を開く
時計回りに1回転する	靴箱をまたぐ
反時計回りに1回転する	床から物を拾い上げる
踏み台に右足を乗せる	歩きながら振り返る
踏み台に左足を乗せる	歩きながら右に方向転換する
5ポンド(2.3 kg)の重錘をつけた状態で踏み台に右足を乗せる	歩きながら左に方向転換する
5ポンド(2.3 kg)の重錘をつけた状態で踏み台に左足を乗せる	階段を3段上り下りする

LE-MFTは，Berg balance scaleや，functional reach test, dynamic gait indexを参考に作成された16の動作項目からなる評価である．対象者は，各動作項目をできるだけ早く遂行するよう求められる（*「立位で手を伸ばす」課題のみ，時間計測ではなく，被験者の最大リーチ距離を測定する）．
上肢機能を評価するWolf motor function testの下肢機能評価版といえる．

4 脳卒中上肢以外に対するCI療法の臨床応用

　CI療法は従来，脳卒中片麻痺上肢に対する治療法として普及してきたが，課題指向型訓練やtransfer packageの治療コンセプトは，脳卒中上肢麻痺以外の病態に対しても十分応用できる可能性がある．

1. 脳卒中下肢に対するCI療法

　Markらは下肢障害のある多発性硬化症患者4例に対して，下肢に対するCI療法を実施した[39]．訓練としては，部分免荷トレッドミル歩行や階段昇降に加え，床の物を取る，障害物をまたぐといった複合的バランス練習が実施された．加えて患者は，1日のうちに行う日常生活活動（activities of daily living：ADL）に関して，非麻痺側下肢での代償的動作を回避することと，麻痺側下肢への荷重を持続的に意識することを強く推奨された．その結果，CI療法後の6分間歩行距離の延長，およびADLにおける立位動作の質的改善が認められ，その効果はおおむね1年後も維持されていたと報告した．この研究では，下肢機能のアウトカムを歩行動作のみでなく，バランス動作の遂行時間（lower extremity motor function test：LE-MFT, 表2）や下肢機能が関係する日常生活活動（lower extremity motor activity log：LE-MAL, 表3）も評価している点が興味深い．

2. 多発性硬化症患者に対するCI療法

　多発性硬化症（multiple sclerosis：MS）は脳卒中と病態が異なるが，中枢神経障害が認められる点は脳卒中の症状と類似している．そのため，MS発症によって生じた上肢障害に対してもCI療法を適用できる可能性がある．Markらは進行型MS患者5例に対して30時間のCI療法を実施した結果，上肢機能の改善，日常生活における麻痺手の使用頻度の向上，疲労感の減少が認められ，少なくともその効果は4週間維持されていたと述べた[40]．本研究は症例数が少なく訓練頻度も症例によって異なるた

表3 Lower extremity MAL（LE-MAL）における各動作項目

1. 屋内を歩く	8. ベッドに入る/ベッドから出る
2. 屋外を歩く	9. 浴槽やシャワー室に入る/出る
3. 階段を上る	10. 車に乗る/車から降りる
4. 障害物をまたぐ	11. （立位の状態で）ドアを開ける
5. 方向転換する	12. 洗面台に立って手を洗う
6. いすから立ち上がる	13. 肩の高さの棚に手を伸ばす
7. 便座から立ち上がる	14. 立位の状態で床の物を取る

評価者は，下肢がかかわる14の日常生活活動における遂行状況を対象者に質問する．この1週間において，各動作項目がどのくらい上手にできたかを，0（できない）～10（完全に正常）点の11段階で評点してもらう．

め，その有効性についてはさらなる検討を要するが，病勢が緩徐に進行するMS患者においてもCI療法は有効な可能性がある．

3. 頭部外傷患者に対するCI療法

外傷性脳損傷（traumatic brain injury：TBI）患者に対するCI療法の報告も散見される．Shawらは慢性期のTBI患者22例に対し，従来のCI療法にならって1日6時間の訓練を2週間実施した結果，上肢機能の改善が認められたと報告した[41]．これはTBI患者の上肢障害に対してもCI療法を適用できることを示唆している．

ただし，TBI患者は脳卒中患者に比して注意・記憶障害や情動障害といった認知機能障害を併発することが多く，これらがしばしばCI療法実施の支障となることを考慮すべきである．例えば，注意機能や動機づけが低下している患者では長時間の訓練に集中して取り組むことが難しく，結果的に治療効果の低い訓練となってしまう．Morrisらは，CI療法を実施したTBI患者29例に対して認知機能検査を実施したところ，検査成績の低下が日常生活における麻痺手の使用頻度と負の相関を認めたと報告した[42]．TBI患者にCI療法を適用する際は，長時間の訓練に耐えることが可能か否か，日常生活における麻痺手使用を自律的に実施できるか否かを十分に吟味する必要がある．

4. 脳性麻痺児に対するCI療法

脳卒中患者に対するCI療法以外で，近年増加しているのが脳性麻痺（cerebral palsy：CP）児に対するCI療法の報告である．CP児に対するCI療法に関する初めての報告は，2004年のTaubらの報告[43]が皮切りとなっているが，それ以降小児分野においても様々な検討がなされてきている．CP児に対するCI療法は，非麻痺側上肢にギプスを21日間装着し，1日6時間の上肢訓練を実施するものである（計126時間）．Taubらはこのプロトコルにて，片麻痺CP児に麻痺側上肢の使用頻度と使用の質の向上，ならびに新たな上肢運動の獲得が認められたと報告した[43,44]．

小児例では非麻痺手の使用を自制することが難しいため，欧米ではしばしば非麻痺手の上腕以遠にギプスを装着して訓練を実施しているものが多い．また従来の小児CI療法は，児に親しみがあるようなプログラムではなく，臨床にも受け入れ難いと

批判されてきた．そのため近年は，グループでの集中練習[45, 46)]や訓練室外でのCI療法（自宅・幼稚園など）[47, 48)]など，柔軟な治療形態をとりながら子どもが訓練を行いやすい環境を整えて実践がなされている．

また，小児例は発達に応じたかかわりが重要となるため，成長に合わせて複数回の訓練を実施するのが望ましいとの意見がある[49)]．

5 両手動作訓練か？ 片手動作訓練か？

前項では，CI療法の強度や時期，形態に関する研究の現況を述べたが，CI療法における課題指向型訓練の方法に関しても議論が進んでいる．その中で，特に近年取り上げられているのが両手動作訓練（bimanual arm training：BAT）である．CI療法は原則的に非麻痺手を拘束した状態で訓練を実施する．しかし，Wallerらは日常生活における上肢活動のほとんどが両手を必要とすることを指摘し，BATの重要性を強調している[50)]．

BATとCI療法のような片手動作訓練では，大脳皮質の可塑性変化が異なることも報告されている．Whitallらは慢性期の脳卒中患者にbilateral arm training with rhythmic auditory cueing（BATRAC）を実施し，その前後における大脳皮質の変化をfMRIで検討した[51)]．そしてBATRAC後は，CI療法による大脳皮質の活動変化と異なり，同側の中心前回，前部帯状回，中心後回，補足運動野および対側の上前頭回の活動が増加していたと報告した．また，CI療法は損傷半球の使用依存性再構成を促進するといわれている一方，BATは同側の非交叉性皮質脊髄路を動員させることで皮質の神経可塑性を促すと仮説が立てられている．経頭蓋磁気刺激法（transcranial magnetic stimulation：TMS）研究においても，BATは両側大脳における半球間抑制（intracortical inhibition：ICI）機能を減弱させるとともに，半球間促通（intracortical facilitation：ICF）を増大させる効果を持つといわれている[50)]．

では，CI療法とBATでは，どちらがより効果的な訓練手法なのだろうか．Brunnerらは，亜急性期の脳卒中患者30例に対し，訓練室での週4時間の訓練と1日2〜3時間の自主訓練からなるプロトコルを用いて，課題内容と訓練回数を統制したCI療法群とBAT群の2群に分けて訓練効果を比較したが，両群の上肢機能改善に有意差は認められなかった[52)]．van DeldenらもCI療法とBATRACの効果を比較検討したが，結果はBrunnerらと同じく有意な差は認められなかった[53)]．

一方で，CI療法と両手動作訓練の効果比較は小児領域においても実施されている．SakzewskiらはCP児63例を対象にCI療法と両手動作訓練との効果を比較検討した（INCITE trial）[54)]．その結果，bimanual therapyはCI療法に比べて，両手動作能力を評価するassisting hand assessment（AHA）が改善し，反対にCI療法はbimanual therapyに比べて，日常生活での麻痺手の能力を評価するMelbourne percentage scoreが改善していた．この研究は前述の報告とは異なり，両手動作能力の評価も実施している．そして両手動作，片手動作それぞれが動作特異的に改善を示している点が興味深い点である．さらにBoydらは現在，CP児を対象にCI療法と両

手動作訓練を組み合わせたプロトコルの効果を検討している[55]．

　BATもCI療法と同じく質の高いエビデンスが蓄積されている治療法である．今後は，双方の利点を活かした上肢リハが開発，展開されていく可能性がある．

文献

1) Reiss AP, Wolf SL, Hammel EA, et al : Constraint-induced movement therapy (CIMT) : current perspectives and future directions. *Stroke Res Treat* 2012 : 1-8, 2012
2) Daniel L, Howard W, Braun D, et al : Opinions of constraint-induced movement therapy among therapists in southwestern Ohio. *Top Stroke Rehabil* 19 : 268-275, 2012
3) Wolf SL, Winstein CJ, Miller JP, et al : Effect of constraint-induced movement therapy on upper extremity function 3 to 9 months after stroke. *JAMA* 296 : 2095-2104, 2006
4) Taub E, Uswatte G, King DK, et al : A placebo-controlled trial of constraint-induced movement therapy for upper extremity after stroke. *Stroke* 37 : 1045-1049, 2006
5) Myint JM, Yuen GF, Yu TK, et al : A study of constraint-induced movement therapy in subacute stroke patients in Hong Kong. *Clin Rehabil* 22 : 112-124, 2008
6) Page SJ, Levine P, Leonard A, et al : Modified constraint-induced therapy in chronic stroke: results of a single-blinded randomized controlled trial. *Phys Ther* 88 : 333-340, 2008
7) Lin KC, Wu CY, Wei TH, et al : Effects of modified constraint-induced movement therapy on reach-to-grasp movements and functional performance after chronic stroke: a randomized controlled study. *Clin Rehabil* 21 : 1075-1086, 2007
8) Lin KC, Wu CY, Liu JS, et al : Constraint-induced therapy versus dose-matched control intervention to improve motor ability, basic/extended daily functions, and quality of life in stroke. *Neurorehabil Neural Repair* 23 : 160-165, 2009
9) Smania N, Gandolfi M, Paolucci S, et al : Reduced-intensity modified constraint-induced movement therapy versus conventional therapy for upper extremity rehabilitation after stroke: a multicenter trial. *Neurorehabil Neural Repair* 26 : 1035-1045, 2012
10) Sterr A, Elbert T, Berthold I, et al : Longer versus shorter daily constraint-induced movement therapy of chronic hemiparesis: an exploratory study. *Arch Phys Med Rehabil* 83 : 1374-1377, 2002
11) Peurala SH, Kantanen MP, Sjogren T, et al : Effectiveness of constraint-induced movement therapy on activity and participation after stroke: a systematic review and meta-analysis of randomized controlled trials. *Ciln Rehabil* 26 : 209-223, 2012
12) Shi YX, Tian JH, Yang KH, et al : Modified constraint-induced movement therapy versus traditional rehabilitation in patients with upper-extremity dysfunction after stroke: a systematic review and meta-analysis. *Arch Phys Med Rehabil* 92 : 972-982, 2011
13) Taub E, Uswatte G, Mark VW, et al : Method for enhancing real-world use of a more affected arm in chronic stroke: transfer package of constraint-induced movement therapy. *Stroke* 44 : 1383-1388, 2013
14) Barzel A, Liepert J, Haevernick K, et al : Comparison of two types of constraint-induced movement therapy in chronic stroke patients: a pilot study. *Restor Neurol Neurosci* 27 : 675-683, 2009
15) Barzel A, Ketels G, Tetzlaff B, et al : Enhancing activities of daily living of chronic stroke patients in primary health care by modified constraint-induced movement therapy (HOMECIMT) : study protocol for a cluster randomized controlled trial. *Trials* 14 : 334, 2013
16) Lum PS, Uswatte G, Taub E, et al : A telerehabilitation approach to delivery of constraint-induced movement therapy. *J Rrehabil Res Dev* 43 : 391-400, 2006
17) Taub E, Lum PS, Hardin P, et al : AutoCITE: automated delivery of CI therapy with reduced effort by therapists. *Stroke* 36 : 1301-1304, 2005
18) Brennan DM, Lum PS, Uswatte G, et al : A telerehabilitation platform for home-based automated therapy of arm function. *Conf Proc IEEE Eng Med Biol Soc* 2011 : 1819-1822, 2011
19) Humm JL, Kozlowski DA, James DC, et al : Use-dependent exacerbation of brain damage occurs during an early post-lesion vulnerable period. *Brain Res* 783 : 286-292, 1998
20) Kozlowski DA, James DC, Schallert T : Use-dependent exaggeration of neuronal injury after unilateral sensorimotor cortex lesions. *J Neurosci* 16 : 4776-4786, 1996
21) Dromerick AW, Lang CE, Birkenmeier RL, et al : Very early constraint-induced move-

ment during stroke rehabilitation (VECTORS): a single-center RCT. *Neurology* 73 : 195–201, 2009
22) Nijland R, Kwakkel G, Bakers J, et al : Constraint-induced movement therapy for the upper paretic limb in acute or sub-acute stroke: a systematic review. *Int J Stroke* 6 : 425–433, 2011
23) Murphy TH, Corbett D : Plasticity during stroke recovery: from synapse to behaviour. *Nat Rev Neurosci* 10 : 861–872, 2009
24) Kwakkel G, Kollen B, Twisk J : Impact of time on improvement of outcome after stroke. *Stroke* 37 : 2348–2353, 2006
25) Nijland R, Wegen EV, van der Krogt H, et al : Characterizing the protocol for early modified constraint-induced movement therapy in the EXPLICIT-stroke trial. *Physiother Res Int* 18 : 1–15, 2013
26) Kwakkel G, Meskers CG, van Wegen EE, et al : Impact of early applied upper limb stimulation: the EXPLICIT-stroke programme design. *BMC Neurol* 17 : 49, 2008
27) Winstein CJ, Wolf SL, Dromerick AW, et al : Interdisciplinary Comprehensive Arm Rehabilitation Evaluation (ICARE): a randomized controlled trial protocol. *BMC Neurol* 13 : 5, 2013
28) Rijntjes M, Hobbeling V, Hamzei F, et al : Individual factors in constraint-induced movement therapy after stroke. *Neurorehabil Neural Repair* 19 : 238–249, 2005
29) Fritz SL, Light KE, Clifford SN, et al : Descriptive characteristics as potential predictors of outcomes following constraint-induced movement therapy for people after stroke. *Phys Ther* 86 : 825–832, 2006
30) Langan J, van Donkelaar P : The influence of hand dominance on the response to a constraint-induced therapy program following stroke. *Neurorehabil Neural Repair* 22 : 298–304, 2008
31) Lin KC, Huang YH, Hsieh YW, et al : Potential predictors of motor and functional outcomes after distributed constraint induced therapy for patients with stroke. *Neurorehabil Neural Repair* 23 : 336–342, 2009
32) Wolf SL, Thompson PA, Winstein CJ, et al : The EXCITE stroke trial: comparing early and delayed constraint-induced movement therapy. *Stroke* 41 : 2309–2315, 2010
33) Gauthier LV, Taub E, Mark VW, et al : Improvement after constraint-induced movement therapy is independent of infarct location in chronic stroke patients. *Stroke* 40 : 2468–2472, 2009
34) Mark VW, Taub E, Perkins C, et al : MRI infarction load and CI therapy outcomes for chronic post-stroke hemiparesis. *Restor Neurol Neurosci* 26 : 13–33, 2008
35) Sterr A, Shen S, Szameitat AJ, et al : The role of corticospinal tract damage in chronic motor recovery and neurorehabilitation: a pilot study. *Neurorehabil Neural Repair* 24 : 413–419, 2010
36) Rickards T, Taub E, Sterling C, et al : Brain parenchymal fraction predicts motor improvement following intensive task-oriented motor rehabilitation for chronic stroke. *Restor Neurol Neurosci* 30 : 355–361, 2012
37) Gauthier LV, Taub E, Mark VW, et al : Atrophy of spared gray matter tissue predicts poorer motor recovery and rehabilitation response in chronic stroke. *Stroke* 43 : 453–457, 2012
38) Marumoto K, Koyama T, Hosomi M, et al : Diffusion tensor imaging predicts the outcome of constraint-induced movement therapy in chronic infarction patients with hemiplegia: a pilot study. *Restor Neurol Neurosci* 31 : 387–396, 2013
39) Mark VW, Taub E, Uswatte G, et al : Constraint-induced movement therapy for the lower extremities in multiple sclerosis: case series with 4-year follow-up. *Arch Phys Med Rehabil* 94 : 753–760, 2013
40) Mark VW, Taub E, Bashir K, et al : Constraint-induced movement therapy can improve hemiparetic progressive multiple sclerosis. Preliminary findings. *Multi Scler* 14 : 992–994, 2008
41) Shaw SE, Morris DM, Uswatte G, et al : Constraint-induced movement therapy for recovery of upper-limb function following traumatic brain injury. *J Rehabil Res Dev* 42 : 769–778, 2005
42) Morris DM, Shaw SE, Mark VW, et al : The influence of neuropsychological characteristics on the use of CI therapy with persons with traumatic brain injury. *NeuroRehabilitation* 21 : 131–137, 2006
43) Taub E, Ramey SL, DeLuca S, et al : Efficacy of constraint-induced movement therapy for children with cerebral palsy with asymmetric motor impairment. *Pediatrics* 113 : 305–312,

2004
44) Taub E, Griffin A, Uswatte G, et al : Treatment of congenital hemiparesis with pediatric constraint-induced movement therapy. *J Child Neurol* 26 : 1163-1173, 2011
45) Eliasson AC, Bonnier B, Krumlinde-Sundholm L, et al : Clinical experience of constraint induced movement therapy in adolescents with hemiplegic cerebral palsy-a day camp model. *Dev Med Child Neurol* 45 : 357-359, 2003
46) Aarts PB, Jongerius PH, Geerdink YA, et al : Effectiveness of modified constraint-induced movement therapy in children with unilateral spastic cerebral palsy: a randomized controlled trial. *Neurorehabil Neural Repair* 24 : 509-518, 2010
47) Eliasson AC, Shaw K, Berg E, et al : An ecological approach of constraint induced movement therapy for 2-3-year-old children: a randomized control trial. *Res Dev Disabil* 32 : 2820-2828, 2011
48) Rostami HR, Malamiri RA : Effect of treatment environment on modified constraint-induced movement therapy results in children with spastic hemiplegic cerebral palsy: a randomized controlled trial. *Disabil Rehabil* 34 : 40-44, 2012
49) Charles JR, Gordon AM : A repeated course of constraint-induced movement therapy results in further improvement. *Dev Med Child Neurol* 49 : 770-773, 2007
50) McCombe Waller S, Whitall J : Bilateral arm training: why and who benefits? *NeuroRehabilitation* 23 : 29-41, 2008
51) Whitall J, McCombe-Waller S, Silver KH, et al : Repetitive bilateral arm training with rhythmic auditory cueing improves motor function in chronic hemiparetic stroke. *Stroke* 31 : 2390-2395, 2000
52) Brunner IC, Skouen JS, Strand LI, et al : Is modified constraint-induced movement therapy more effective than bimanual training in improving arm motor function in the subacute phase post stroke? a randomized controlled trial. *Clin Rehabil* 26 : 1078-1086, 2012
53) van Delden AL, Peper CL, Nienhuys KN, et al : Unilateral versus bilateral upper limb training after stroke: the upper limb training after stroke clinical trial. *Stroke* 44 : 2613-2616, 2013
54) Sakzewski L, Ziviani J, Fabbott D, et al : Randomized trial of constraint-induced movement therapy and bimanual training on activity outcomes for children with congenital hemiplegia. *Dev Med Child Neurol* 53 : 313-320, 2011
55) Boyd RN, Ziviani J, Sakzewski L, et al : COMBIT: protocol of a randomised comparison trial of combined modified constraint induced movement therapy and bimanual intensive training with distributed model of standard upper limb rehabilitation in children with congenital hemiplegia. *BMC Neurol* 13 : 68, 2013

6 CIAT

1 CIATの概要

　Constraint-induced aphasia therapy（CIAT）は，CI療法の理論[1,2]を失語症患者の言語訓練に応用した治療法である．研究者により，constraint-induced language therapy（CILT）[3]，intensive language-action therapy（ILAN）[4]など異なる名称が用いられているが，いずれもCI療法に基づく言語治療アプローチである．CIATは直訳すれば「拘束誘導（誘発）失語症療法」となるが，本項ではCIATの略語を標準的に使用する．

　CIATは，CI療法と同様に学習性不使用（learned non-use）の克服[5,6]と使用依存性脳可塑性（use-dependent cortical plasticity）[7]の理論を重要視している．Pulvermüllerらは，失語症患者に見られるコミュニケーション手段の変容を学習性不使用の概念から説明した[4,8]．失語症患者は他者との会話場面において，発症当初は発話によるコミュニケーション手段を試みる．しかし，喚語困難や錯語，発語失行などにより意図した発話の遂行に失敗すると，それは発話を抑制する罰（punishment）となる．その結果，失語症患者はしばしば，ジェスチャーや書字，指差しなど，最小限の努力で遂行できる代償手段を使用するようになる．代償手段によるコミュニケーションの成功体験は正に強化（reinforcement）されることから，発話によるコミュニケーション手段はますます使用されなくなる．こうした言語行動における発話の学習性不使用は，脳神経細胞の活動性と密接に関連しており，大脳皮質における言語関連領野を縮小させ，発話による言語行動はさらに抑制を受ける[4]．

　CIATでは，発話の学習性不使用を克服させるために，代償手段（書字やジェスチャーなど）の使用を拘束し，強制的に発話せざるを得ない状況を設定した上で発話の短期集中訓練を行う．CIATの原則は，①課題の難易度を段階的に調整した短期集中的な言語訓練（massed-practice principle），②失語症患者が普段さけていることへの強制（constraint-induction principle），③日常コミュニケーションに即した介入（behavioral relevance principle）である[4,8]．

　CIATの臨床効果を最初に報告したのはPulvemüllerであり[8]，慢性期失語症患者の無作為化比較試験（randomized controlled trial：RCT）において，従来の言語治療法と比較し，言語機能および日常コミュニケーション能力が改善することを報告した．その後もCIATの治療効果は多くの臨床研究で示され[3,9-13]，近年，慢性期失語症患者に対する新しい言語治療アプローチとして注目されている．

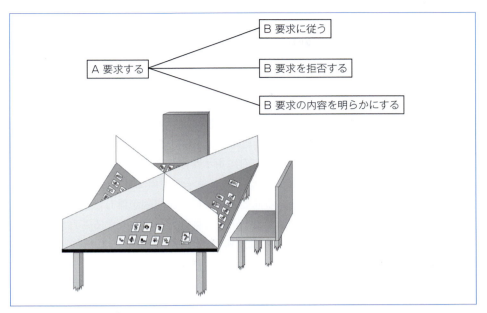

図 1　言語ゲームの構図
4名のプレーヤー(通常，3名の失語症患者と1名のセラピスト)は，カードが置かれたテーブルの周りに座る．プレーヤーの間には，パーティションが置かれ，他のプレーヤーのカードや身振り，ジェスチャーが見えないようになっている．
上段は，言語ゲームの会話構造を図式化したものである．プレーヤーは，自分が持っているカードのペアを獲得するために他のプレーヤーに要求する(A)．要求されたプレーヤーは，要求に従う(B)，要求を拒否する(B)，要求の内容を明らかにする(B)の言語行動をとる．
〔Pulvermüller F, Berthier ML : Aphasia therapy on a neuroscience basis. *Aphasiology* 22 : 563-599, 2008 より〕

2　CIATの治療内容

1. 短期集中的な訓練

　1日当たり3時間の言語訓練を，2週間にわたり平日の10日間，計30時間行うのが標準的である．

2. 言語ゲーム

　CIATでは，実際のコミュニケーション場面を設定し，言語訓練はグループによる言語ゲームの形式で行われる[4,8]．通常，参加者(プレーヤー)は3名の失語症患者と1名のセラピストからなる．プレーヤーは，カードが置かれた正方形のテーブルの周りに座る．カードには，絵や文字あるいは日常生活上の複雑な写真が描かれている．同じカードのペアが全部で16～20枚あり，各プレーヤーには同じカードが含まれないように8～10枚のカードが分配される．テーブルには各プレーヤーのカードが他のプレーヤーから見えないように，4つに仕切られたパーティションが置かれる．このパーティションはまた，他のプレーヤーの身振りやジェスチャーが見えないように工夫されている(図1)．

言語ゲームは，最初にプレーヤーの1名が自分の持つカードの中から1枚を選択し，他のプレーヤーの1名に同じカードを持っているか尋ねることから始まる．尋ねられたプレーヤーがカードを持っている場合は要求されたカードを手渡す．カードを持っていない場合は，要求を拒否することができる．各プレーヤーの目標は，同じカードのペアをできるだけ多く獲得し，自分のテーブルの前に置くことである．言語ゲームの中のやりとり（要求，応答，質問）は，ほとんどの場合，単語または文章による発話で行わなければならない．この際，書字やジェスチャーなどの代償手段を拘束するために，手を膝の上に置くように指示する場合もあるが，研究者によっては言語処理を促進するという理由から，ジェスチャーの使用を許可している．セラピストの役割は，言語ゲームの中で起こる問題，例えば，語想起が難しい場合に最初の文字を伝えるなどで失語症患者を援助したり，正の強化を与えたりすることである．

　言語ゲームのやりとりは，典型的な要求のコミュニケーション構造と考えられている[4]．要求に関する一連の会話構造は，要求されたプレーヤーが幾通りかの方法で応答できることを意味している．プレーヤーは，例えば「ケーキ」のように1つの単語，あるいは「お皿にのった甘い物」「ケーキを下さい」「リンゴのケーキを下さい」のように，複数の単語を含めた文章で要求することができる．要求されたプレーヤーは，「ここにあります」「お願いします」などの返答によって，要求されたカードを手渡す．または，要求されたカードがない場合は，「ごめん，持ってない」「申し訳ありません，私はそのカードを持っていません」のように応答することもできる．理解力やその他の言語機能に問題がある場合は，「何ですか？」「もう一度お願いします」「もう一度言って下さい」など，要求された内容を明らかにするための行動をとってもよい．

3. 段階的な課題設定

　言語課題の難易度調整（shaping）は，言語ゲームで使用される教材やセラピストの誘導によって行われる[4,8]．絵カードは，高頻度語，低頻度語，音声学的に類似するミニマル・ペア（「ガラス」と「グラス」），意味的に関連する語（「リンゴのケーキ，レモンのタルト，マフィン」）などを用いる．他にも，1つの対象が，異なる色や数で描かれた絵カードが使用される．色や数が異なる絵カードを用いることで，特定のカードを同定する能力を引き出すことができる（「緑のトマトが描かれた3つのグラスを下さい」）．より複雑なカードを用いることで，高度なコミュニケーション能力を系統的に訓練することができる．例えば，色の異なるミニマル・ペアを用いることで（「白」と「黒」，「sock」と「rock」），対象絵を正確に表現したり，色の形容詞を付加することを要求する．

　代償手段の使用制限や発話の強制は，個々の失語症患者のニーズや能力に応じて，課題の難易度を段階的に調整することで行われる．重度の失語症患者には，比較的障害されにくい高頻度語の絵カードを用いる．次のステップとして，ミニマル・ペアや意味的関連語を用いる．さらに要求の際，相手の名前や丁寧な表現（「ジョーンズさん，私に……を下さい」「スミスさん，私は……が欲しいです」），物品の数を指定する（「2個のマフィン」）などの発話を強制する．進歩が見られた患者には単語だけでなく，統

語を含む文章での発話を要求する(「ジョーンズさん，2つのマフィンが描かれたカードを下さい」).

3 評価方法

　CIATの効果判定には，アーヘン失語症検査(Aachen Aphasia Test：AAT)[14]，ウエスタン失語症総合検査(Western aphasia battery：WAB)[15]などの総合的失語症検査や，日常のコミュニケーション能力を評価するcommunicative effectiveness index(CETI)[16]，communication activity log(CAL)[4,8]などが用いられている．わが国では標準失語症検査(standard languege test of aphasia：SLTA)や老研版失語症鑑別診断検査など優れた検査法があるが，国外では使用されていない．

　CALは，CI療法のmotor activity log(MAL)をモデルに開発された評価法であり，CIAT効果判定尺度として最もよく使用されている．日常のコミュニケーション能力に関する36項目の質問からなり，コミュニケーションの「質(quality of communication)」と「頻度(amount of communication)」について，0～5点の6段階で評価する(表1)．評価はセラピストや家族，介護者へのインタビュー形式で行うが，患者の失語症が軽度であれば自己評価を行ってもよい．

4 CIATの臨床研究 (表2)

　CIATは，2001年にPulvermüllerらが報告した臨床研究が最初である[8]．慢性期失語症患者10名に対し，CI療法に基づく言語治療を行い，標準的な失語症治療を受けた7名と比較した．患者は無作為に1日3時間，10日間(計30時間)の治療を行うCIAT群と，3～5週間，同じ量の標準的失語治療を受けるコントロール群に割り付けられた．治療効果の判定には，AATとCALを用いた．その結果，CIAT群においてAATの下位検査(トークンテスト，呼称，言語理解，復唱)が有意に改善した．一方で，CIAT群よりも長期間の訓練を行った標準治療群では，AAT下位検査の1項目しか改善しなかった(図2)．さらに，CIAT群では，CALにおける日常コミュニケーションの頻度に改善を認めた．

　その後，Meinzerらは27名の慢性期失語症患者(脳卒中発症後平均13か月)で追試を行った[9]．12名の患者がCIATで訓練され，15名の患者はCIATに加えて家族または友人による日常コミュニケーション訓練を受けた(CIATplus)．治療後に両群とも言語機能が有意に改善し，治療後6か月においてもその効果は維持されていたが，CETIとCALの改善はCIATplus群でより大きかった．この結果から，CIATの長期効果が示され，家族や友人による日常コミュニケーション訓練が付加的な効果をもたらすと報告した．その後，MeinzerらはCIATを実施する訓練者の違いについても検討しており，CIATは指導を受けた専門家以外の訓練者によっても有効な治療効果が得られると報告している[10]．

　Barthelらは，短期集中訓練の治療効果を検討するため，慢性期失語症患者を対

表1　Communication activity log(CAL)

コミュニケーションの質(quality of communication)

 1. どの程度うまく，親族や友人とコミュニケーションをとりますか？
 2. どの程度うまく，親族や友人の集団といる時にコミュニケーションをとりますか？
 3. どの程度うまく，面識のない人とコミュニケーションをとりますか？
 4. どの程度うまく，面識のない人達といる時にコミュニケーションをとりますか？
 5. どの程度うまく，会社，店または公共施設(例：郵便局)でコミュニケーションをとりますか？
 6. どの程度うまく，電話を使用しますか？
 7. どの程度うまく，ラジオまたはテレビのニュースを聞きますか？
 8. どの程度うまく，新聞を読みますか？
 9. どの程度うまく，メモをとりますか？
10. どの程度うまく，簡単な計算問題を解きますか？
11. どの程度うまく，緊張している時にコミュニケーションをとりますか？
12. どの程度うまく，リラックスしている時にコミュニケーションをとりますか？
13. どの程度うまく，疲れている時にコミュニケーションをとりますか？
14. どの程度うまく，事実について書いたり，話したりしますか？
15. どの程度うまく，質問をしますか？
16. どの程度うまく，他者からの質問に答えますか？
17. どの程度うまく，批判または不満を言葉で表現しますか？
18. どの程度うまく，批判に対して言葉で答えますか？

(0点：全くできない，1点：重度の障害がある，2点：軽度の障害がある，3点：簡単なものならできる，4点：よくできる，5点：大変よくできる)

コミュニケーションの頻度(amount of communication)

19. どのくらいの頻度で，親族や友人とコミュニケーションをとりますか？
20. どのくらいの頻度で，親族や友人の集団といる時にコミュニケーションをとりますか？
21. どのくらいの頻度で，面識のない人とコミュニケーションをとりますか？
22. どのくらいの頻度で，面識のない人達といる時にコミュニケーションをとりますか？
23. どのくらいの頻度で，会社，店または公共施設(例：郵便局)でコミュニケーションをとりますか？
24. どのくらいの頻度で，電話を使用しますか？
25. どのくらいの頻度で，ラジオまたはテレビのニュースを聞きますか？
26. どのくらいの頻度で，新聞を読みますか？
27. どのくらいの頻度で，メモをとりますか？
28. どのくらいの頻度で，簡単な計算問題を解きますか？
29. どのくらいの頻度で，緊張した時にコミュニケーションをとりますか？
30. どのくらいの頻度で，リラックスした時にコミュニケーションをとりますか？
31. どのくらいの頻度で，疲れている時にコミュニケーションをとりますか？
32. どのくらいの頻度で，事実について書いたり，話したりしますか？
33. どのくらいの頻度で，質問をしますか？
34. どのくらいの頻度で，他者からの質問に答えますか？
35. どのくらいの頻度で，批判または不満を言葉で表現しますか？
36. どのくらいの頻度で，批判に対して言葉で答えますか

(0点：全くない，1点：ほとんどない，2点：まれにある，3点：時々ある，4点：よくある，5点：大変よくある)

CALには36項目の質問があり，どの程度うまくコミュニケーションをとるか(質：quality of communication)と，どのくらいの頻度でコミュニケーションをとるか(頻度：amount of communication)について，それぞれ18項目の質問がある．評価は6段階(0点～5点)で行い，合計点を算出する．
＊訳は著者による．
〔Pulvermüller F, Berthier ML：Aphasia therapy on a neuroscience basis. *Aphasiology* 22：563-599, 2008 より〕

象にCIAT(27名)とmodel-oriented aphasia therapy(MOAT)(12名)を比較した[11]．MOATは，認知神経心理学的アプローチなど複数の言語訓練からなり，個々の患者の言語障害に応じて調節される失語症治療である．両群，1日3時間，10日間の訓練を受け，治療直後と治療後6か月で比較した．結果，両群で改善を認めたことか

表2　CIATの臨床研究

著者	対象	方法，治療期間，評価	主たる結果
Pulvermüller ら 2001[8]	慢性期失語症患者(n＝17)	CIAT群(n＝10)：3時間/1日，10日間，標準治療群(n＝7)：30時間以上，3～5週間 評価：AAT，CAL	AATおよびCALはCIAT群で有意に改善した．CI療法に基づく短期集中的な言語訓練は慢性期失語症患者の言語機能を改善する
Meinzer ら 2005[9]	慢性期失語症患者(n＝27)	CIAT群(n＝12)，CIATplus群(n＝15)．両群3時間/1日，10日間 評価：AAT，CAL，CETI	AATは両群で改善し，6か月維持された．CALは両群で改善したが，言語理解はCIATplus群のみ改善．CETIは両群で改善したが，CIATplus群のみ6か月後も維持された
Maher ら 2006[3]	慢性期失語症患者(n＝9)	CIAT群(n＝4)：3時間/日，4日/週，2週間，従来治療群(n＝5)：セラピストと専門家でない者，3時間/1日，10日間 評価：WAB，BNT，ANT，QPA，AAT	WAB，BNT，ANTは両群ですべて改善したが，CIAT群のみ1か月後も維持された．QPAの物語の発話は両群で改善し，1か月後も維持された
Meinzer ら 2007[10]	慢性期失語症患者(n＝20)	CIAT，専門家による治療群(n＝10)，専門家以外の治療群(n＝10) 評価：AAT	AATは，両群で改善したが，治療者による差はなかった．言語訓練の指導を受けた素人による治療は，セラピストの治療と同様の効果がある
Barthel ら 2008[11]	慢性期失語症患者(n＝39)	CIAT群(n＝27)，MOAT群(n＝12)両群3時間/1日，10日間 評価：AAT，CAL，CETI，絵カード呼称課題	AAT，CAL，CETIは両群で改善し，その効果は6か月後も維持された．慢性期失語症患者の治療において，書字や日常のコミュニケーションが重要である
Berthier ら 2009[12]	慢性期失語症患者(n＝28)	CIATと薬物の併用治療．CIAT(プラセボ)群(n＝14)，CIAT(メマンチン)群(n＝14)．両群3時間/1日，10日間 評価：WAB，CAL	WAB，CALの言語機能は，CIAT(メマンチン)群で有意に改善し，薬物のウォッシュアウト期間(治療後16～48週)も維持された．CIATと薬物治療の併用はCIATの効果を高める可能性がある
Shickert ら 2014[31]	亜急性期失語症患者(n＝100)	modified CIAT群(n＝50)，標準失語症治療群(n＝50)．両群2時間/1日，15日間 評価：AAT，CAL	AAT，CALは両群で改善し，治療1年後も維持された．CALは治療後に改善した．modified CIATは，急性期症例に対しても有効であり，治療環境において実際的な方法である

AAT：Aachen aphasia battery，CAL：communication activity log，CETI：communicative effectiveness index，WAB：Western aphasia battery，BNT：Boston naming test，ANT：action naming test，QPA：quantitative production analysis.

ら，短期集中訓練は慢性期失語症の改善に影響する要因の1つであるとした．またSzaflarskiらは，治療期間を5日間(1日3時間)にしたmodified CIATでも，言語理解と発語能力が改善すると報告した[17]．短期集中訓練の効果については，これまでの失語症研究においてもしばしば議論されている．Robeyのメタアナリシスでは1週間に2時間以上の訓練が治療効果と関連するとし[18]，Bhogalらのレビューでも，集中的な訓練により高い治療効果が得られると報告されている[19]．これらの調査では，週平均2～8時間の訓練量を比較したものであるが，短期集中訓練の量はCIATに比べてはるかに少ない[20]．

　Maherらは，治療効果に及ぼす要因のうち，発話の強制使用を検討するため，

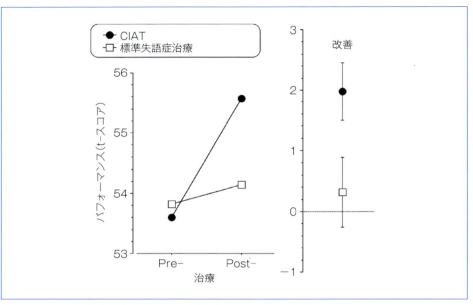

図2　CIATと標準失語症治療による言語プロフィールの比較
標準的な失語症治療を受けた群と比較し，CIAT群では治療後に言語機能の有意な改善を示した．言語プロフィールは4つの臨床テストの平均から算出し(t-スコア)，右図は平均±標準誤差を示す．
〔Pulvermüller F, Neininger B, Elbert T, et al：Constraint-induced therapy of chronic aphasia after stroke. *Stroke* 32：1621-1626, 2001 より〕

　CIATとPromoting Aphasics' Communicative Effectiveness(PACE)の比較を行った[3]．2つの治療法は，患者同士でカードの情報伝達を行うという点で似ているが，PACEでは書字やジェスチャー，指差しなどの代償手段が許されている[21]．両群で標準的言語検査(ボストン呼称検査，WAB失語症検査)と物語の説明における主観的評価が改善したが，これらの効果はCIAT群でより大きかった．このことから，CIATの主要コンポーネントである発話の強制使用が治療効果に影響することが示唆される．

　Barthelらは，文レベルの発話においてCIATとMOATの治療効果を比較した[11]．治療前後で患者12名の発話サンプルを記録し(AATの自発話スケール：絵の説明)，構文の正確性，複雑性，文節の長さ，語の割合など全17項目を解析した．治療後，両群で文節の正確性，複雑性，文の正確性が有意に改善し，群間の差は見られなかった．結果から，MOATまたはCIATによる集中的言語訓練が文レベルの実用コミュニケーションにおいても同様の改善を示すことを明らかにした．

　その他のCIATとして，動詞の産生や失文法，構文など，言語機能の特定のモダリティを改善させることを目的としたmodified CIATの報告がある[17,22,23]．

5 CIATと脳機能イメージング

　脳機能イメージングの発展に伴い，非侵襲的な手法を用いてCIATの効果を検証

する取り組みもなされている．これらの多くの研究で，CIAT 後の大脳皮質領域の変化（皮質の再編成）が報告されている[24-29]．

　Meinzer らは，非流暢性失語症患者を対象に（CIAT 群：18 名，MOAT 群：12 名），治療前と治療後 2 週間で脳磁図（magnetoencephalography：MEG）を用いた解析を行った[25]．結果から，病変部位の徐波活動が標準言語検査における発話の改善と有意な相関があったと報告した．その後，彼らは機能的 MRI（fMRI）を用いた解析を行い，病変部位（region of interest：ROI）の活動上昇が CIAT の治療効果と関連することを明らかにしている[26]．

　Pulvermüller らは，CIAT 後，失語症患者 9 名を対象に脳波を用いて語彙決定課題（視覚的に提示した単語と疑似単語）における事象関連電位（event related potential：ERP）を評価した[24]．治療後，疑似単語に対する電気的反応は変化しなかったが，単語に対する ERP は有意に大きくなった．さらに，言語関連領野（左後方側頭葉，右前頭葉皮質）における ERP の増加が，トークンテストや失語症重症度の改善と有意に相関すると報告した．これに示されるように，CIAT の治療効果は，両大脳半球の活動変化と関連があることを示唆する．

　Breier らは，CIAT の長期効果に関して，MEG の単語再生課題を用いた研究を行っている[29]．中等度から重度の慢性期失語症患者 23 名を対象とし，CIAT の治療前後，治療後 3 か月を評価した．治療後，患者の 50%（11 名）に有意な改善が認められたが，フォローアップでは 8 名の患者で治療効果が維持されていた．これらの患者では治療後の MEG で左側頭葉領域の活動増加が維持されていた．

　Richter らは，慢性期非流暢性失語 16 名を対象に，CIAT 前後で fMRI の脳活動パターンを調査した[28]．この研究では，特に CIAT の治療効果と右大脳半球の活動変化との関係を検討している．結果から，CIAT 後の言語機能の改善は，右大脳半球領域（右下前頭回，島，右中心前回，中側頭回）の活動減少と関連があるとし，これらの領域が治療効果の予測値として重要であると報告した．前述の Meinzer ら[26]，Breier ら[29]の研究結果とは異なり，Richter らはむしろ右大脳半球活動の下方制御が言語機能の改善に関連するとしている．これら研究結果の相違は，失語症重症度，病変の部位，範囲など対象患者の特性や，機能的画像の解析方法の違いによる可能性がある[30]．今後，CIAT の治療効果に関して，脳機能画像を用いたさらなる研究結果が待たれる．

6　最近の知見

1. 急性期症例への適用

　CIAT は脳卒中失語症患者，とりわけ慢性期の症例に有効であることが示されている．しかし近年，亜急性期での有効性を示す報告がある．

　Kirmess らは，脳卒中発症後 1～2 か月の失語症患者 3 名に対し，治療時間を短縮した modified CILT を実施した[13]．治療時間は 1.15～3 時間，計 20～30 時間に調整している．結果から，CILT の効果は，言語理解や書字能力よりも発話を改善した．

彼らは，急性期症例に対する modified CILT の有効性を報告したが，その適用には急性期病院の治療環境や患者の耐久性を考慮し，プロトコルの修正が必要であると述べている．

Sickert らは，亜急性期脳卒中患者の RCT において，治療時間を調整した modified CIAT（1 日 2 時間，15 日間）の効果を検討した[31]．modified CIAT 群（50 名，発症後平均 36.7 日）と標準失語症治療群（50 名，発症後平均 32.9 日）の治療時間は同じであった．評価は AAT と CAL を用い，治療前，治療直後，治療 8 週間，1 年後のフォローアップを行っている．両群とも AAT のすべての下位検査で有意な改善を認め，その効果は 1 年後も維持されていた．患者自身と家族が評価した CAL は治療後に有意な改善を示した．彼らもまた Kirmess らの報告と同様に，急性期症例へ適用する際，人的資源や患者の耐久性など治療環境の特殊性を考慮し，訓練時間・期間など実際的な修正プロトコルの必要性を述べている．

2. CIAT と他の治療法の併用

CIAT の新しい訓練方法として，他の治療法との併用が報告されている．Berthier らは，薬物療法と CIAT の併用による治療効果を検討した[12]．28 名の患者を無作為に NMDA（N-methyl-D-aspartate）受容体拮抗薬（メマンチン塩酸塩）投与群（14 名）とプラセボ群（14 群）に割り付け，WAB の失語症指数と CAL を用いて治療前，治療後 16，18，20，24，48 週の 6 時点で評価した．言語機能はすべての時点においてプラセボ群に比べ，メマンチン塩酸塩投与群で改善が大きかった．両群で失語症重症度が改善したが，その効果はメマンチン塩酸塩群でより大きく，フォローアップ（6 時点）と薬物作用のウォッシュアウト期間においても維持されていた．薬物効果の正確なメカニズムは不明であるが，メマンチン塩酸塩は CIAT の効果を強化する薬物として有用となる可能性がある．

反復性経頭蓋磁気刺激（repetitive transcranial magnetic stimulation：rTMS）が，失語症患者の呼称能力を改善するという報告がある[32-34]．Naeser らは，重度の非流暢性失語症患者 1 名（脳卒中発症後 12.5 年）に対し，CIAT と rTMS を併用した治療法の有効性を報告した[34]．1 Hz rTMS を 20 分間行った後に 1 日 3 時間，計 10 日間の CIAT を行った結果，症例の呼称能力に改善が見られた．彼らは，rTMS と CIAT を併用することで，慢性期失語症患者の呼称能力を最大限に引き出すことができると報告した．

7 まとめ

本項では，CIAT の概要と治療内容，臨床研究について概説した．CIAT は CI 療法と比べてその歴史はまだ浅く，新しい失語症治療法といえるが，2001 年の Pulvermüller らの報告以来，臨床研究に関する数多くの報告がなされている．今後の発展として，RCT による大規模な臨床研究と治療効果に関する evidence の蓄積が期待される．また，治療効果に影響する要因（訓練量，発話の強制使用，shaping）や

失語症重症度，失語症タイプなど適応基準の検討，標準的な評価法の確立が待たれる．わが国においては，CIATの導入が遅れているが，オリジナルのものをそのまま適用するには難があり，診療報酬上の制約を考慮した治療時間・期間の設定，集団コミュニケーション療法の適用，教材の開発など，わが国独自のプロトコルを検討していく必要がある．わが国においてもCIATが導入され，治療効果に関するevidenceの報告や国際的基準を用いた研究結果の比較が待たれる．

文献

1) Wolf SL, Lecraw DE, Barton LA, et al : Forced use of hemiplegic upper extremities to reverse the effect of learned nonuse among chronic stroke and head-injured patients. *Exp Neurol* 104 : 125-132, 1989
2) Taub E, Miller NE, Novack TA, et al : Technique to improve chronic motor deficit after stroke. *Arch Phys Med Rehabil* 74 : 347-354, 1993
3) Maher LM, Kendall D, Swearengin JA, et al : A pilot study of use-dependent learning in the context of constraint induced language therapy. *J Int Neuropsychol Soc* 12 : 843-852, 2006
4) Pulvermüller F, Berthier ML : Aphasia therapy on a neuroscience basis. *Aphasiology* 22 : 563-599, 2008
5) Taub E, Uswatte G, Elbert T : New treatments in neurorehabilitation founded on basic research. *Nat Rev Neurosci* 3 : 228-236, 2002
6) Taub E, Uswatte G, Mark VW, et al : The learned nonuse phenomenon: implications for rehabilitation. *Eura Medicophys* 42 : 241-255, 2006
7) Nudo RJ, Milliken GW, Jenkins WM, et al : Use-dependent alterations of movement representations in primary motor cortex of adult squirrel monkeys. *J Neurosci* 16 : 785-807, 1996
8) Pulvermüller F, Neininger B, Elbert T, et al : Constraint-induced therapy of chronic aphasia after stroke. *Stroke* 32 : 1621-1626, 2001
9) Meinzer M, Djundja D, Barthel G, et al : Longterm stability of improved language functions in chronic aphasia after constraint-induced aphasia therapy. *Stroke* 36 : 1462-1466, 2005
10) Meinzer M, Streiftau S, Rockstroh B : Intensive language training in the rehabilitation of chronic aphasia: efficient training by laypersons. *J Int Neuropsychol Soc* 13 : 846-853, 2007
11) Barthel G, Meinzer M, Djundja D, et al : Intensive language therapy in chronic aphasia: which aspects contribute most? *Aphasiology* 22 : 408-421, 2008
12) Berthier ML, Green C, Lara JP, et al : Memantine and constraintinduced aphasia therapy in chronic poststroke aphasia. *Ann Neurol* 65 : 577-585, 2009
13) Kirmess M, Maher L : Constraint induced language therapy in early aphasia rehabilitation. *Aphasiology* 24 : 725-736, 2010
14) Huber H, Poeck K, Weniger D, et al : Aachener Aphasie Test. Hogrefe, Gottingen, 1983
15) Kertesz A : Western Aphasia Battery. The Psychological Corp, San Antonio, 1982
16) Lomas J, Pickard L, Bester S, et al : The communicative effectiveness index: development and psychometric evaluation of a functional communication measure for adult aphasia. *J Speech Hear Disord* 54 : 113-124, 1989
17) Szaflarski JP, Ball A, Grether S, et al : Constraint-induced aphasia therapy stimulates language recovery in patients with chronic aphasia after ischemic stroke. *Med Sci Monit* 14 : CR243-250, 2008
18) Robey RR : A meta-analysis of clinical outcomes in the treatment of aphasia. *J Speech Lang Hear Res* 41 : 172-187, 1998
19) Bhogal SK, Teasell R, Speechley M : Intensity of aphasia therapy, impact on recovery. *Stroke* 34 : 987-993, 2003
20) Cherney LR, Patterson JP, Raymer A, et al : Evidence-based systematic review: effects of intensity of treatment and constraint-induced language therapy for individuals with stroke-induced aphasia. *J Speech Lang Hear Res* 51 : 1282-1299, 2008
21) Davis GA, Wilcox MJ : Adult Aphasia Rehabiitation: Applied Pragmatics. College Hill Press, San Diego CA, 1985
22) Goral M, Kempler D : Training verb production in communicative context: evidence from a person with chronic non-fluent aphasia. *Aphasiology* 23 : 1383-1398, 2009

23) Faroqi-Shah Y, Virion CR : Constraint-induced language therapy for agrammatism: role of grammaticality constraints. *Aphasiology* 23 : 977-988, 2009
24) Pulvermüller F, Hauk O, Zohsel K, et al : Therapy-related reorganization of language in both hemispheres of patients with chronic aphasia. *Neuroimage* 28 : 481-489, 2005
25) Meinzer M, Elbert T, Wienbruch C, et al : Intensive language training enhances brain plasticity in chronic aphasia. *BMC Biol* 2 : 20, 2004
26) Meinzer M, Flaisch T, Breitenstein C, et al : Functional re-recruitment of dysfunctional brain areas predicts language recovery in chronic aphasia. *Neuroimage* 39 : 2038-2046, 2008
27) Meinzer M, Breitenstein C : Functional imaging studies of treatment-induced recovery in chronic aphasia. *Aphasiology* 22 : 1251-1268, 2008
28) Richter M, Miltner WH, Straube T : Association between therapy outcome and right-hemispheric activation in chronic aphasia. *Brain* 131 : 1391-1401, 2008
29) Breier JI, Juranek J, Maher LM, et al : Behavioral and neurophysiologic response to therapy for chronic aphasia. *Arch Phys Med Rehabil* 90 : 2026-2033, 2009
30) Meinzer M, Rodriguez AD, Gonzalez Rothi LJ : First decade of research on constrained-induced treatment approaches for aphasia rehabilitation. *Arch Phys Med Rehabil* 93 : S35-45, 2012
31) Sickert A, Anders LC, Munte TF, et al : Constraint-induced aphasia therapy following sub-acute stroke: a single-blind, randomised clinical trial of a modified therapy schedule. *J Neurol Neurosurg Psychiatry* 85 : 51-55, 2014
32) Naeser MA, Martin PI, Nicholas M, et al : Improved picture naming in chronic aphasia after TMS to part of right Broca's area: an open-protocol study. *Brain Lang* 93 : 95-105, 2005
33) Naeser MA, Martin PI, Nicholas M, et al : Improved naming after TMS treatments in a chronic, global aphasia patient-case report. *Neurocase* 11 : 182-193, 2005
34) Naeser MA, Martin PI, Ho M, et al : Transcranial magnetic stimulation and aphasia rehabilitation. *Arch Phys Med Rehabil* 93 : S26-34, 2012

2 ロボット療法

1 上肢リハビリロボット

1 はじめに

　脳卒中による上肢麻痺は，存命した患者のおよそ85％にみられ[1]，そのうち25％は5年後までに廃用手となるといわれている[2]．これは単純な病理的なデータではなく，国内外の動向としてリハビリテーション（以下，リハビリ）を受けられる頻度や期間が縮小されてきていることの現れといえる．一方，適切な量と質のリハビリによって，これらの機能低下は阻止が可能であり，さらに機能が向上することも報告されている[3]．

　そこで近年，リハビリにおける限られた人的資源の不足を補う手段として，ロボットが開発された．ロボットの特性かつ最大の利点は，同一の運動を一定の介助量で何度でも繰り返すことができることや，さまざまな難易度の多様な運動をプログラミングし提供できることである．そして，その効果はさまざまな国や地域で検討されている[4-13]．本項では，国内外の代表的な上肢訓練ロボットの3種類（ReoGo®，MIT-Manus，Bi-Manu-Track®）を紹介し，ロボットを用いた訓練のもつ可能性と今後の課題について言及する．

2 上肢ロボットの実際

1. ReoGo®

ⓐ 概要

　ReoGo®（図1, 2）はイスラエルのMotorika社によって開発された上肢訓練用ロボットである．ReoGo®は伸縮するジョイスティック構造のアームをもつ機器で，患者は機器の側方に座り，前方のディスプレイに表記されるターゲット（図3）に合わせて，麻痺手を使いReoGo®のアームを操作する．操作部位は4種類のハンドルが用意されており，患者が麻痺手で随意的に握ることが不可能な場合も訓練に参加できるように

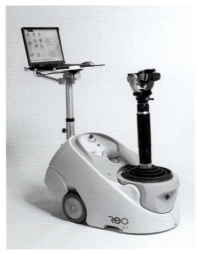

図1　ReoGo®の外観

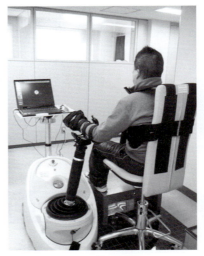

図2　ReoGo®の使用状態

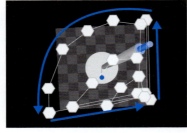

ワイピング

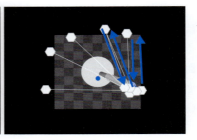

水平外転方向へのリーチ

図3　ReoGo®の使用状態

デザインされている（図4）．ReoGo®は5段階のモーター制御によるアシストシステム（図5）を備えており，通常は療法士による1対1の治療が必要な重度な麻痺を呈する患者にもロボット単体で対応できる．また，運動方向は基本プログラムの5種類に加え，応用プログラムが多数用意されており，治療者が自由にプログラムを作成することもできる．さらに，運動スピードと負荷も各設定において3段階で調整することが可能なため，実質200種類以上の課題が実施でき，患者が運動学習を進める上で重要な観点であるバリエーションと細かな段階づけの実現が可能である．ReoGo®は能動型上肢用他動運動訓練装置の認証基準に基づく機械的および電気的な安全性と性能が審査され，既に医療機器として製造販売認証を取得している．

b 効果

筆者ら[13]は脳卒中回復期におけるReoGo®を用いた訓練の効果について，PROBE法（prospective, randomized, open, blinded-endpoint design）を用い多施設共同研究にて検討した．対象者は初発の脳卒中患者で，発症から4〜8週のBrunnstrom Recovery Stage Ⅲ〜Ⅳの患者とした．患者は，無作為にReoGo®群と対照群に割り付

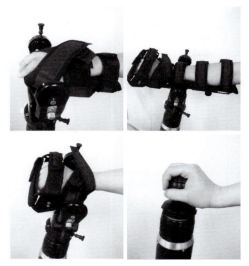

図4 4種類のハンドル

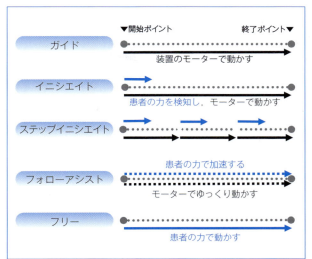

図5 5種類のアシストシステム

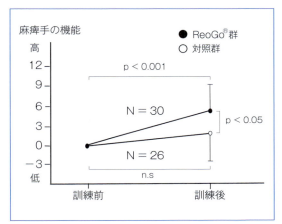

図6 FMA 肩・肘・前腕項目におけるロボット訓練の効果

〔Takahashi K, Domen K, Hachisuka K, et al：Upper Extremity Robotic Therapy is Effective in Post-stroke Hemiplegia：a Randomized Controlled Trial. International Stroke Conference(ISC). LosAngels, 2011 より改変〕

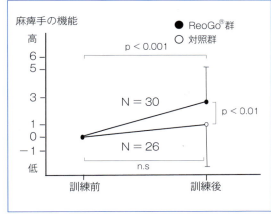

図7 FMA 屈筋共同運動項目におけるロボット訓練の効果

〔Takahashi K, Domen K, Hachisuka K, et al：Upper Extremity Robotic Therapy is Effective in Post-stroke Hemiplegia：a Randomized Controlled Trial. International Stroke Conference(ISC). LosAngels, 2011 より改変〕

けられ，1日40分(2単位)の通常のリハビリに加え，ReoGo® 群は ReoGo(1日40分)を用いた訓練を実施し，対照群はサンディングやストレッチといった伝統的な自主訓練(1日40分)を実施した．麻痺手に対する評価は，上肢麻痺の機能評価である Fugl-Meyer assessment(FMA)，患麻痺側上肢の日常生活における使用頻度と質を示す motor activity log(MAL)を用いた．その結果，ReoGo® 群は対照群に比べ，FMA の肩・肘・前腕の項目および屈筋共同運動において有意な向上を示した(図6,7)[13]．さらに，重症度別の効果では，baseline における FMA が30点以上の群において，ReoGo® 群

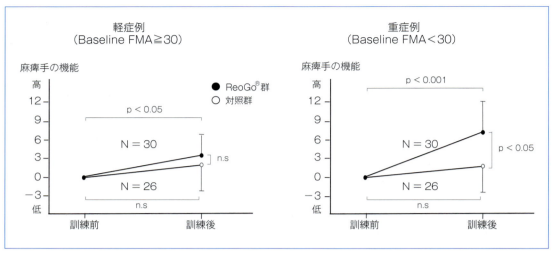

図8 FMA重症度別のロボット訓練の効果
〔Takahashi K, Domen K, Hachisuka K, et al : Upper Extremity Robotic Therapy is Effective in Post-stroke Hemiplegia : a Randomized Controlled Trial. International Stroke Conference(ISC). LosAngels, 2011 より改変〕

はFMAの肩・肘・前腕の項目で対照群との間に有意な差を認めなかったが，FMAが30点未満の群においては有意な改善を認めた(図8)[13]．これらは，脳卒中回復期の上肢麻痺に対して，ReoGoは通常のリハビリとの併用訓練として，従来の自主訓練よりも効果的であることを示している．さらに，その効果は，軽症例よりも重症例において顕著であることも併せて示された．しかし，MALに関しては，ReoGo群と対照群の間に有意な差を認めず，日常生活における麻痺手の使用については今後の課題といえる．

2. MIT-Manus

ⓐ 概要

MIT-Manus(図9, 10[14])は，1990年代に史上初の上肢ロボットとしてマサチューセッツ工科大学(Massachusetts Institute of Technology：MIT)によって開発された機器である[4]．MIT-Manusは麻痺手をモニターから伸びたアームの先に付いたレバーに固定し，前方のディスプレイに表記されるターゲットに合わせて，麻痺手で操作する．MIT-Manusは4つのモジュールからなり，肩肘の水平方向の運動，垂直方向の運動，手関節の屈伸や前腕の回内外の運動，手指の屈伸(把持動作)の運動といった，さまざまな関節や方向の運動が可能な機械である．さらに，モーター制御によるアシストシステムを備えており，患者が遂行困難な動作についてはロボットが介助し課題の運動を遂行できる．

ⓑ 効果

MIT-Manusの研究は数多く行われているが，最も大規模なものがLoら[11]による

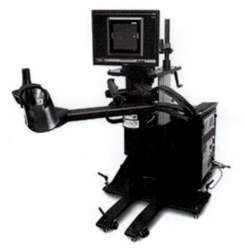

図9　MIT-Manusの外観

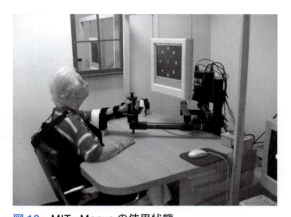

図10　MIT-Manusの使用状態
〔Krebs HI, Ferraro M, Buerger SP, et al：Rehabilitation robotics: pilot trial of a spatial extension for MIT-Manus. *J Neuroeng Rehabil* 1：5, 2004 より〕

多施設比較試験である．対象は，発症から6か月以上経過し，中等度から重度の上肢片麻痺（FMA 7～38点）を呈する患者127名で，無作為にロボット群と類似訓練群，統制群に割り付けられた．ロボット群はMIT-Manusを用いた肩から手指までの多彩な運動訓練（1日60分，毎日1,024回）を実施し，類似訓練群はロボットと同様の運動の訓練（1日60分，毎日60～80回）を12週間にわたり計36回実施した．統制群は，特に麻痺手に対する訓練は受けずに通常の受診のみとした．麻痺手に対する評価は，上肢麻痺の運動機能はFMAとWolf Motor Function Test（WMFT），活動・参加はStroke Impact Scale（SIS）を用い，訓練前後と36週目に評価した．その結果，ロボット群は統制群に比べると，有意ではないものの，FMAおよびSISが訓練後に改善することが示された．さらに36週目では，FMAおよびWMFTで統制群よりも有意な改善がみられた．一方，ロボット群と類似訓練群の間では有意な差は認められなかった．Loらは，ロボットを用いた訓練で有意な改善がみられなかった理由として，慢性期の患者に対して12週間では訓練期間が足りなかったことなどを挙げており，一方長期的な効果がみられた理由としては，ロボット訓練により定期的な訓練が患者自身の生活に定着したため，と考察している．

3. Bi-Manu-Track®

ⓐ 概要

　　Bi-Manu-Track®は，Hesseらがミラー療法の理論に基づいて開発し，ドイツのReha-Stim社によって制作された機器である[8, 15]．Bi-Manu-Track®は左右両側用にグリップが2つ付いており（図11, 12[16]），グリップの向きによって，両側手関節の屈伸運動，または前腕の回内外運動の2種類の反復運動を可能とする．他のロボットが麻痺側のみを訓練するのに対して，Bi-Manu-Track®は両側上肢に対して訓練をするという点が特徴といえる．アシストシステムとしては，左右ともに機械が他動で

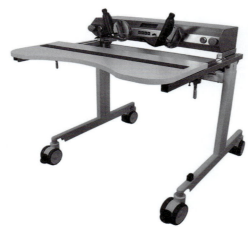

図11 Bi-Manu-Track® の外観

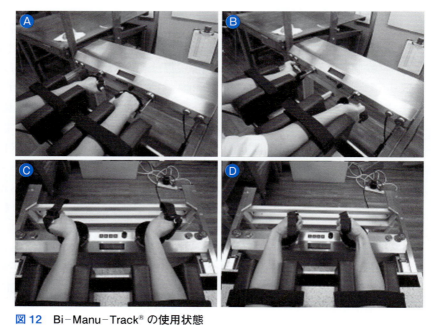

図12 Bi-Manu-Track® の使用状態
〔白石純一郎, 岩永 勝, 佐伯 覚:上肢訓練支援ロボット. 総合リハ 41:330, 2013 より〕

動かす「受動-受動モード」と, 左右どちらか一方を自分で動かすと連動して他方が動く「能動-受動モード」と, 負荷に対して両側とも随意的に動かす「能動-能動モード」の3種類がある. また, 運動範囲や, 運動スピードと負荷も設定することが可能であり, 訓練の難易度を段階づけすることができる.

b 効果

Bi-Manu-Track® の臨床研究として代表的なものが, Hesse ら[15]による無作為化

比較試験(randomized controlled trial：RCT)の研究である．Hesseらは，発症から4～8週のFMAが18点以下の重度の上肢片麻痺を呈する患者44名を対象とした．患者は，無作為にロボット群と電気刺激群に割り付けられ，1日75分の通常のリハビリに加え，ロボット群はBi-Manu-Track®を用いた前腕の回内外と手関節の屈伸の訓練(1日20分，毎日800回)を実施し，電気刺激群は手関節の伸展訓練(1日20分，毎日60～80回)を週5日，6週間にわたり実施した．麻痺手に対する評価は，上肢麻痺の機能はFMA，筋力はmedical research council(MRC)，痙縮はmodified Ashworth scale(MAS)を用いた．結果，FMAおよびMRCは両群ともに改善がみられたが，ロボット群において改善度は有意に大きいことが示された．また，痙縮(MAS)に有意な変化や群間差はみられなかった．Hesseらは，電気刺激よりもロボットによる訓練が上肢機能の改善に効果的だった結果について，ロボットはより多くの運動回数を提供することができるため，と考察している．

さらに，Liaoら[17]は，発症6か月以上の維持期脳卒中患者20名に対し，上肢機能訓練に加えて，ロボットによる訓練(1日90～105分，週5日を4週間)を実施し，対照群(粗大・巧緻動作訓練などを実施)に比べて有意にFMAおよびMALの改善がみられたと報告している．上肢機能(FMA)だけでなく，上肢の日常生活での使用状況(MAL)も向上した理由として，Liaoらはロボットによる訓練に実用的な機能訓練を併用したことを挙げている．

また，Yangら[18]は，同様の訓練を両側上肢と麻痺側上肢のみに実施し，両側上肢に行った群のほうが上肢機能(FMA)を有意に改善させたと報告している．Bi-Manu-Track®はロボットの中でも，左右鏡像運動による訓練といった点で特異的であり，それによる促通効果も麻痺の改善を促している可能性がある．

3 上肢ロボットの効果

1. 患者の主体的な訓練への参加

ロボット訓練を実施した患者から得るフィードバックとして多いのが，「楽しい」という感想である．実際に，臨床試験でロボット訓練を行った対象者に脱落者はほぼ皆無である[13]．これは，療法士による介助運動や自動介助運動と異なり，ロボットという機械を患者が自らの意思でコントロールして上肢を動かすことにより，より主体的かつ能動的に上肢を動かしている感覚を得ることができるからと考えられる．自らの力のみでは腕を自由に動かすことが困難な患者にとって，他者の手を借りずに自身の意思で腕を動かすことが可能になることは，大きな喜びであると思われる．リハビリの要は，患者の主体的な訓練への参加[19]であり，ロボットを訓練に用いることの効果はここにもあると考えられる．

2. 神経系の回路の再構築

ロボットの最大の特徴は，同一の運動を一定の介助量にて長時間，何度も反復する

ことができる点である．先行研究では，特に重度の麻痺患者において，麻痺側上肢の随意運動の出現を認めている[13]．これは，同一の運動を複数回繰り返すことにより，脳内の運動回路が賦活化され再建を促したものと考えられる（152ページ参照）．Saekiら[20]は，ロボット（Bi-Manu-Track®）を用いた訓練中に，障害側大脳半球の運動野から運動前野に酸化ヘモグロビン値の増加がみられたと報告している．つまりロボットを用いた訓練には，障害側大脳半球に直接的な賦活効果があるといえる．ただし，神経回路の再建といった分野はいまだ発展途上であり，今後さらなる研究が求められる．

4 今後の課題

1. 患者の能力に合わせた設定

その他の訓練同様，ロボットを用いた訓練にも難易度や負荷量の適切な設定が必要である．ロボット療法ではそれらを適切に設定することが可能な反面，患者の能力に対して負荷が大きすぎると，代償動作や誤用につながる危険性もあり，なかなか思うようにいかないといった失敗体験による意欲の低下にもつながる可能性がある．また，患者の能力に対して負荷が小さすぎる場合も，現状維持としては有用かもしれないが，機能回復・増強という側面では効果がみられない可能性がある．さらに，簡単に動作が達成できることにより，患者の意欲も減退する可能性も否めない．

Banduraによると，人が行動する際，その動作の難易度は本人が遂行可能と感じられるレベルでなければならない[21]．つまり，難しすぎても，容易すぎても，人の意欲は向上せず，行動につながらないのである．さらに，適切な難易度の課題では，手指の脳領域の増加が認められたが[22]，容易すぎる課題ではむしろその脳領域が減少することが示されている[23]．つまり，ロボットの難易度・負荷量は，設定するセラピストの腕にかかっているといっても過言ではない．適切な設定のためには，より正確に患者の能力を把握し，その後の可能性を予測する必要性がある．ロボット（ハード面）だけでなく，それを用いるセラピスト（ソフト面）の能力についても，今後は検討していくべき課題であるといえる．

2. 実用手への汎化

数々のロボットを用いた研究に共通している課題が，日常生活活動への汎化が困難なことである[12]．つまり，ロボットを用いた訓練によって，上肢の運動機能が向上することは証明されているが，この改善した上肢の機能を実生活で活用できていないという結果が多くある[24]．これは，ロボットによる訓練はあくまでも設定された一定の環境下でのみ行われているため，実生活というさまざまな対象物や負荷での，多方向への動作が必要とされる状況では，適応しきれないためと考えられる．

そこで，Takebayashiら[25]は，ロボットと併用してconstraint-induced movement therapy（CI療法）で用いられる治療コンセプトの1つであり，麻痺手の日常生活での使用を促す患者教育手法である「transfer package」（136ページ参照）を用いることを

提唱している．運動機能が改善してきた上肢を，どのように日常生活活動の中で活用していけばよいのか，患者とともに問題解決していくことで，より実質的かつ実用的なリハビリの効果が示していけるはずである．ロボットの併用療法については，現在さまざまな研究がなされており[17,26]，今後の展望に注目したい．

5 まとめ

　上肢ロボットを用いた訓練は，通常のリハビリよりも少ない人的資源で，一定の運動パターンを適切な負荷量で繰り返すことにより，脳卒中後の麻痺手の機能を改善できる可能性がある．今後，負荷量設定の適正化や，日常生活への般化を促す患者教育など，さらに検討を重ねていくことで，脳卒中リハビリにおいてロボットによる訓練が広く用いられるようになることが期待される．

文献

1) Skilbeck CE, Wade DT, Hewer RL, et al : Recovery after stroke. *J Neurol Neurosurg Psychiatry* 46 : 5-8, 1983
2) Geddes JM, Fear J, Tennant A, et al : Prevalence of self reported stroke in a population in northern England. *J Epidemiol Community Health* 50 : 140-143, 1996
3) Barker RN, Brauer SG : Upper limb recovery after stroke: the stroke survivors' perspective. *Disabil Rehabil* 27 : 1213-1223, 2005
4) Krebs HI, Hogan N, Aisen ML, et al : Robot-aided neurorehabilitation. *IEEE Trans Rehabil Eng* 6 : 75-87, 1998
5) Burgar CG, Lum PS, Shor PC, et al : Development of robots for rehabilitation therapy: the Palo Alto VA/Stanford experience. *J Rehabil Res Dev* 37 : 663-673, 2000
6) Reinkensmeyer DJ, Kahn LE, Averbuch M, et al : Understanding and treating arm movement impairment after chronic brain injury: progress with the ARM Guide. *J Rehabil Res Dev* 37 : 653-662, 2000
7) Fazekas G, Horvath M, Troznai T, et al : Robot-mediated upper limb physiotherapy for patients with spastic hemiparesis: a preliminary study. *J Rehabil Med* 39 : 580-582, 2007
8) Hesse S, Schmidt H, Werner C, et al : Upper and lower extremity robotic devices for rehabilitation and for studying motor control. *Current Opin Neurol* 16 : 705-710, 2003
9) Coote S, Stokes EK : A Gentle Robot-attitudes to the first European prototype of a robot mediated therapy system. Proceedings of the World Congress of Physical Therapy ; 2003 June 7-12 Barcelona, Spain. Barcelona, Spain : WCPT, 2003 : RR-PL-1940
10) Riener R, Nef T, Colombo G : Robot-aided neurorehabilitation of the upper extremities. *Med Biol Eng Comput* 43 : 2-10, 2005
11) Lo AC, Guarino PD, Richards LG, et al : Robot-assisted therapy for long-term upper-limb impairment after stroke. *New Engl J Med* 362 : 1772-1783, 2010
12) Mehrholz J, Hädrich A, Platz T, et al : Electromechanical and robot-assisted arm training for improving generic activities of daily living, arm function, and arm muscle strength after stroke. *Cochrane Database Syst Rev* 6 : CD006876, 2012
13) Takahashi K, Domen K, Sakamoto T, et al : Efficacy of Upper Extremity Robotic Therapy in Subacute Poststroke Hemiplegia : An Exploratory Randomized Trial. *Stroke* 47 : 1385-1388, 2016
14) Krebs HI, Ferarro M, Buerger SP, et al : Rehabilitation robotics: pilot trial of a spatial extension for MIT-Manus. *J Neuroeng Rehabil* 1 : 5, 2004
15) Hesse S, Werner C, Pohl M, et al : Computerized arm training improves the motor control of the severely affected arm after stroke: a single-blinded randomized trial in two centers. *Stroke* 36 : 1960-1966, 2005
16) 白石純一郎, 岩永　勝, 佐伯　覚：上肢訓練支援ロボット. 総合リハ 41：330, 2013
17) Liao WW, Wu CY, Hsieh YW, et al : Effects of robot-assisted upper limb rehabilitation on daily function and real-world arm activity in patients with chronic stroke : a randomized

controlled trial. *Clin Rehabil* 26：111-120, 2012
18) Yang CL, Lin KC, Chen HC, et al：Pilot comparative study of unilateral and bilateral robot-assisted training on upper-extremity performance in patients with stroke. *Am J Occup Ther* 66：198-206, 2012
19) Fallahpour M, Tham K, Joghataei MT, et al：Perceived participation and autonomy: aspects of functioning and contextual factors predicting participation after stroke. *J Rehabil Med* 43：388-397, 2011
20) Saeki S, Matsushima Y, Hachisuka K：Cortical activation during robotic therapy for a severely affected arm in a chronic stroke patient: a case report. *J UOEH* 30：159-165, 2008
21) Bandura A：Self-Efficacy: The Exercise of Control. pp116-161, W. H. Freeman and Company, New York, 1997
22) Nudo RJ, Wise BM, SiFuentes F, et al：Neural substrates for the effects of rehabilitative training on motor recovery after ischemic infarct. *Science* 272：1791-1794, 1996
23) Plautz EJ, Milliken GW, Nudo RJ：Effects of repetitive motor training on movement representations in adult squirrel monkeys: role of use versus learning. *Neurobiol Learn Mem* 74：27-55, 2000
24) Kwakkel G, Kollen BJ, Krebs HI：Effects of Robot-assisted therapy on upper limb recovery after stroke: a systematic review. *Neurorehabil Neural Repair* 22：111-121, 2008
25) Takebayashi T, Takahashi K, Hachisuka K, et al：The role of occupational therapist in robotic therapy. 9th COTEC, Stockholm, 2012
26) 佐伯 覚, 小田太士, 松嶋康之・他：経頭蓋直流電気刺激とロボット訓練. *Jpn J Rehabil Med* 50：281-284, 2013

2 下肢リハビリロボット

1 ニューロリハビリテーションにおけるロボット介入の意義

　ニューロリハビリテーション(以下,ニューロリハ)におけるロボットの介入は,回復に関連する運動学習を促進することを意図して行われる.運動学習における主要な変数は,①転移性,②動機づけ,③行動の変化,④保持・汎化とされており,行動の変化には特に難易度の設定・頻度・フィードバックが影響する[1].
　ニューロリハにおけるロボット介入の意義は,多関節の同時コントロールができる,正常軌道の運動ができる,負荷量の調整と負荷量の維持ができる,結果の提示つまりフィードバックがすぐにできるという点である.
　近年,歩行支援ロボットによる歩行能力の再構築に期待が集まっている.歩行では,ステッピング運動により繰り返し生じる刺激-応答系が,歩行にかかわる中枢神経系の神経回路の再組織化を促進すると考えられている.特に脊髄内に存在する歩行の基盤とされている central pattern generator(CPG)の活動を惹起するためには,①立脚期における荷重と,②立脚期から遊脚期に変わる際の股関節の伸展にかかわる情報が重要な入力信号であるとされている[2-4].歩行リハビリの効果を検証した無作為化比較試験(randomized controlled trial:RCT)[5]では,脊髄不全損傷患者は杖歩行・免荷歩行という違いによらず,歩行リハビリテーション(以下,リハビリ)を施行することで歩行能力改善の可能性があることが示された.ロボットを使用した研究でも,脊髄不全損傷患者がトレッドミルを併用した歩行リハビリを行うことで歩行能力改善の方向に誘導されると結論づけられている[6,7].
　現在のところ完全脊髄損傷患者のリハビリによる歩行機能の再獲得は非常に困難であるが,近年の神経再生技術における大幅な進歩を念頭に置いた歩行リハビリの研究は,今後非常に重要な位置を占めると考えられている.
　このようにロボットを使用した歩行リハビリは,歩行に関連した感覚入力の繰り返しによってもたらされる神経可塑性を理論背景としたニューロリハの一環として位置づけられているのである.

2 ロボットによる運動制御

　学習促進の効率性は,患者による活動の選択とロボットによってもたらされるものとに左右される.和田ら[8,9]は多チャンネル近赤外線光(near-infrared spectroscopy:NIRS)測定装置を利用した研究を行い,歩行支援ロボット(bio-responsive motion system:BRMS)を使用した歩行訓練において,受動歩行訓練よりも能動アシスト歩行訓練で脳の賦活が大きくなると報告している.この結果から,脳の賦活化のためには患者自らが能動的に歩行することが重要なのではないかと考えられている.

ロボットによってもたらされる学習促進を考える上では，ロボットによる運動制御をいかに行うかが歩行運動の成果を左右する因子である．

運動制御のアプローチ方法として，あらかじめ決めた参照軌道を用いる assist-as-needed アプローチと，逆に運動軌道に外乱刺激を加える challenge-based アプローチがある．

assist-as-needed アプローチの1つで path control という方法がある．これは患者が下肢運動のタイミングを決め，あらかじめ決めておいた理想的なトンネル状の参照軌道(path)内で患者が運動できるように，ロボットが必要時に患者をサポートするという考え方である．Duschau-Wicke ら[10]はこの方法を用いることで，多様で活発な電気活動を惹起することが可能であると報告している．また，運動のエラーとロボットによる assist の最適化により参照軌道に沿って一定の自由度を許可する考え方もあり，下肢ロボットでは ALEX で試用されている[11, 12]．

一方で challenge-based アプローチでは，誤差が運動適応を引き出す神経信号であるという考えに基づき抵抗を与えることを意図する方法と，それとは逆に抵抗運動はより多くの努力を必要とするため運動機能の改善を促進するという考えに基づき，誤差を与えることを意図する方法とがある．Weiss ら[13]はこの後者の考えに基づき60歳以上の慢性期脳卒中患者に対し抵抗運動を行い，有意に股関節伸展筋力やバランス能力が改善したと報告している．

また，近年では伸長反射を基にした運動制御や，brain computer interfaces(BCIs)を利用した制御も応用されつつある．

3 代表的な歩行支援ロボット

1. Lokomat®

Hocoma AG 社が製造元である．Lokomat の基本構造は，駆動を股関節・膝関節で行うため駆動装置(driven gait orthosis：DGO)が装具部分に取り付けられており，患者をトレッドミル上に固定する固定部分，患者をつり下げるハーネス部分から成る(図1)．

慢性期脳卒中患者や脊髄損傷患者を対象に行った RCT では，Lokomat を併用した歩行訓練を施行した群と Lokomat を使用せずに歩行訓練のみを施行した群では歩行能力改善の差を認めなかったと報告されている[14, 15]．しかし，脊髄損傷患者を対象に行った研究では，Lokomat を使用した群は，使用しなかった群と比較し装具が必要になる患者が少なかったと報告されており[15]，Lokomat 併用により筋力をより増強することが可能であったためではないかと考えられている．

2. Gaittrainer®

製造元は Reha-Stim 社である．このロボットの特徴は，足板に足を固定し，水平面で足を前後運動させる点である．体幹はハーネスで懸垂し，立脚期の膝関節伸展を

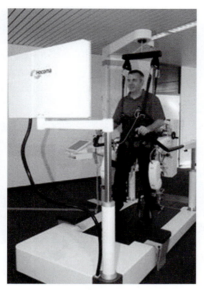

図1 歩行訓練用リハビリテーションロボット Lokomat

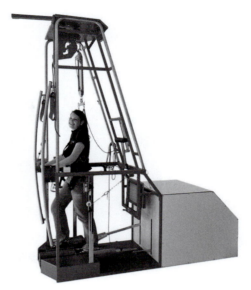

図2 歩行訓練用リハビリテーションロボット Gaittrainer

助ける目的で機能的電気刺激を併用している（図2）．

　亜急性期脳卒中患者を対象に行ったRCTでは，Gaittrainerを使用した歩行訓練と理学療法士によるリハビリを併用した群の方が理学療法士によるリハビリのみを施行した群と比較し有意に自立歩行できた人数が多く，訓練6か月後の時点においても有意にその差が継続していると結論づけており[16]，Ngら[17]が行ったパイロットスタディにおいても歩行速度や歩行能力に関して同様の結果が示されている．

　脊髄損傷の患者を対象とした報告では，全く歩行できないか歩行訓練に2名の理学療法士が必要な脊髄損傷患者に対し，Gaittrainerを使用した歩行訓練を週5日，1回25分施行することで，4人中3人が補助具を用いて歩行できるようになったと報告されており[18]，今後大規模研究での結果が期待される．

3. WPAL (wearable power-assist locomotor)

　藤田保健衛生大学とアスカの共同開発した歩行アシストロボットである（図3）．Tanabeら[19]は対麻痺患者に対し下肢装具（Primewalk）を使用した場合とWPALを使用した場合を比較し，WPALを使用した方が歩行時間と歩行距離が長かったことを報告している．またWPALを装着したまま立ち上がり，歩行，着席を自立して行うことができたとも報告しており，今後の研究結果の蓄積が期待される．

4. HAL (hybrid assistive limb)

　サイバーダイン社のロボットスーツHALは，筋電の計測を基にメカを動かすシステムである（図4）．Kawamotoら[20]は慢性期脳卒中患者を対象に週2回，1回20～30

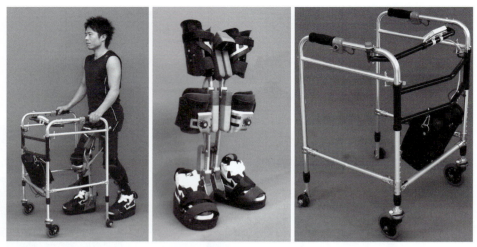

図3　対麻痺者のための歩行訓練用リハビリテーションロボット WPAL-G
〔写真提供：アスカ株式会社〕

分の歩行訓練を行い，訓練前後で有意に歩行速度やバランスが改善したと報告している．今後はより多くの患者に対し従来の歩行訓練とのRCTなどを行う必要があり，その結果が期待される．

5. BRMS (bio-responsive motion system)

　NEDO(New Energy and Industrial Technology Development Organization，新エネルギー・産業技術総合機構)医療福祉機器研究開発制度により行われたプロジェクト「身体リハビリテーション支援システムの研究」の一環として主に安川電機がロボットの開発，製作を行い，産業医科大学リハビリテーション医学講座が臨床での検証・改良を行った製品である（図5）．

　このロボットの特徴は，患者をハーネスでつり下げるのではなく体幹をシートベルトで固定している点であり，体重は大腿カフと短下肢装具で支えている．この特徴のメリットは，ハーネスを使用しないためロボットへの移乗が普段の移乗動作と同様に行うことができる点である．このため理学療法士の労力を大きく軽減できる．越智ら[21]は回復期脳卒中患者に対しロボットを使用した歩行訓練を行うことで歩行速度や日常生活活動(activities of daily living：ADL)が改善したと報告している．

4 ロボットの今後の展望

　現在多くのロボットが開発され，リハビリにロボットを取り入れた研究も多く行われている．実用化されるロボットも年々増加してはいるが，普及にはまだ多くの課題が残されている．例えばつり下げ型の歩行支援ロボットの場合は，装着や準備に少なくとも2人の理学療法士が必要であることや決められた時間内に歩行訓練以外の訓練も行うことを考えると費用対効果の面で実用化にはまだ多くの壁が存在している．

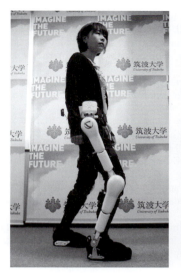

図4 歩行訓練用リハビリテーションロボット HAL
〔写真提供：日刊工業新聞社〕

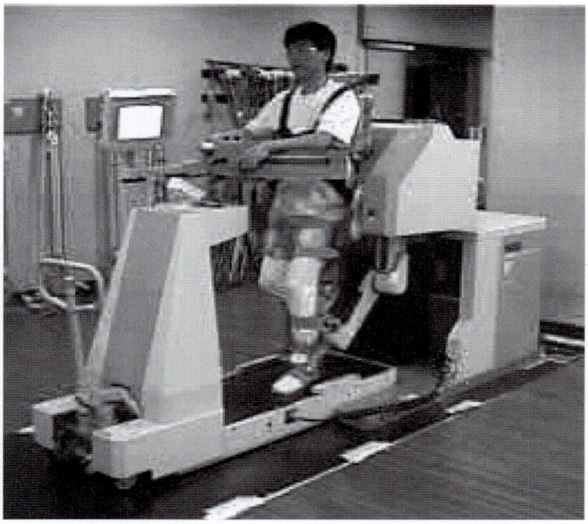

図5 歩行訓練用リハビリテーションロボット BRMS

　リハビリの現場で真に活躍するロボットを開発するには，人間を凌駕するロボットを開発するのではなく，ロボット（ハード）を医療システム（ソフト）の一部分と位置づけ，ロボット（ハード）を医療システム（ソフト）がよりよい方向に変化するためのツールと捉える視点が非常に重要であると考える．つまり，ロボットを導入することで患者に，理学療法士に，医療システム全体にどのようなメリットがあるのかを考えつつ，ロボット（ハード）と医療システム（ソフト）が足並みを揃えて変化していくことこそが，われわれ医療にかかわる者が考えなければならない問題なのである．

　医療技術の進歩は目覚ましく，医療用ロボット以外にもiPS細胞をはじめとする再生医療は大幅に進歩している．神経再生においても神経修復を行うこと自体がゴールではなく，修復後に周囲の神経細胞とのネットワークができあがり，日常生活場面における機能回復が達成できてこその再生医療といえるのではないだろうか．その過程においてニューロリハとロボットの果たす役割は大きく，再生医療の実用化を考える上でも，再生医療の技術の発展と足並みを揃えた医療システムの変革を見据え，今後のロボットを用いた臨床研究を行うことが望まれる．

文献

1) Schmidt RA, Wrisberg CA : Motor Learning and Performance: A Situation-Based Learning Approach. Human Kinetics Pub, Champaign, 2007
2) Dimitrijevic MR, Gerasimenko Y, Pinter MM : Evidence for a spinal central pattern generator in humans. *Ann N Y Acad Sci 860* : 360-376, 1998
3) Harkema SJ, Hurley SL, Patel UK, et al : Human lumbosacral spinal cord interprets loading during stepping. *J Neurophysiol* 77 : 797-811, 1997
4) Kawashima N, Nozaki D, Abe MO, et al : Alternate leg movement amplifies locomotor-like muscle activity in spinal cord injured persons. *J Neurophysiol* 93 : 777-785, 2005

5) Dobkin B, Apple D, Barbeau H, et al : Weight-supported treadmill vs over-ground training for walking after acute incomplete SCI. *Neurology* 66 : 484-493, 2006
6) Gorassini MA, Norton JA, Nevett-Duchcherer J, et al : Changes in locomotor muscle activity after treadmill training in subjects with incomplete spinal cord injury. *J Neurophysiol* 101 : 969-979, 2009
7) Yang JF, Norton J, Nevett-Duchcherer J, et al : Volitional muscle strength in the legs predicts changes in walking speed following locomotor training in people with chronic spinal cord injury. *Phys Ther* 91 : 931-943, 2011
8) 和田　太, 蜂須賀研二：脊髄損傷のリハビリテーション―機能障害改善に向けての挑戦：下肢機能障害. 日脊医誌 19：20-21, 2006
9) 和田　太, 越智光宏, 牧野健一郎・他：下肢術後リハビリテーションの進歩と実践―歩行補助技術などを中心に：歩行支援ロボットの臨床応用と脳賦活. *Jpn J Rehabil Med* 44：271-275, 2007
10) Duschau-Wicke A, von Zitzewitz J, Caprez A, et al : Path control : a method for patient-cooperative robot-aided gait rehabilitation. *IEEE Trans Neural Syst Rehabil Eng* 18 : 38-48, 2010
11) Cai LL, Fong AJ, Otoshi CK, et al : Implications of assist-as-needed robotic step training after a complete spinal cord injury on intrinsic strategies of motor learning. *J Neurosci* 26 : 10564-10568, 2006
12) Emken JL, Benitez R, Reinkensmeyer DJ : Human-robot cooperative movement training : learning a novel sensory motor transformation during walking with robotic assistance-as-needed. *J Neuroeng Rehabil* 4 : 8, 2007
13) Weiss A, Suzuki T, Bean J, et al : High intensity strength training improves strength and functional performance after stroke. *Am J Phys Med Rehabil* 79 : 369-376, 2000
14) Kelley CP, Childress J, Boake C, et al : Over-ground and robotic-assisted locomotor training in adults with chronic stroke: a blinded randomized clinical trial. *Disabil Rehabil Assist Technol* 8 : 1-168, 2013
15) Alcobendas-Maestro M, Esclarín-Ruz A, Casado-López RM, et al : Lokomat robotic-assisted versus overground training within 3 to 6 months of incomplete spinal cord lesion: randomized controlled trial. *Neurorehabil Neural Repair* 26 : 1058-1063, 2012
16) Pohl M, Werner C, Holzgraefe M, et al : Repetitive locomotor training and physiotherapy improve walking and basic activities of daily living after stroke : a single-blind, randomized multicentre trial (DEutsche GAngtrainerStudie, DEGAS). *Clin Rehabil* 21 : 17-27, 2007
17) Ng MF, Tong RK, Li LS : A pilot study of randomized clinical controlled trial of gait training in subacute stroke patients with partial body-weight support electromechanical gait trainer and functional electrical stimulation: six-month follow-up. *Stroke* 39 : 154-160, 2008
18) Hesse S, Werner C, Bardeleben A : Electromechanical gait training with functional electrical stimulation: case studies in spinal cord injury. *Spinal Cord* 42 : 346-352, 2004
19) Tanabe S, Saitoh E, Hirano S, et al : Design of the Wearable Power-Assist Locomotor (WPAL) for paraplegic gait reconstruction. *Disabil Rehabil Assist Technol* 8 : 64-91, 2013
20) Kawamoto H, Kamibayashi K, Nakata Y, et al : Pilot study of locomotion improvement using hybrid assistive limb in chronic stroke patients. *BMC Neurol* 13 : 141, 2013
21) 越智光宏, 牧野健一郎, 和田　太・他：脳卒中リハビリテーションの進歩と実践―歩行障害の治療. リハ医学 43：747-751, 2006

3 HANDS療法

1 はじめに

　脳卒中片麻痺患者の上肢機能障害の問題として，機能障害の回復がいわゆる日常生活に必要とされる上肢機能の回復になかなか結びつかない点にある．

　回復期リハビリテーション病院に入院となった初回発症脳卒中片麻痺患者のうち，入院時に麻痺側手指の分離運動が可能であった患者〔stroke impairment assessment set(SIAS) finger function score 3以上〕では，退院時にその90％以上はページを麻痺側でめくる，コップを口まで持っていくなどが可能となり，実用的な機能を獲得していたが，分離運動が出現していない患者ではその実用的な機能の獲得は困難であった．通常の回復期リハビリテーションにより，分離運動が出現している患者では実用的な手の機能の獲得が可能であるが，分離運動が出現していない例では麻痺手の実用性の獲得が非常に限られているのが現状であるということがいえる．

　そこで，著者らは通常のリハビリテーションでは上肢実用性の獲得が困難であった中等度〜重度麻痺患者に対する機能的な回復を目指すためにhybrid assistive neuromuscular dynamic stimulation(HANDS)療法[1,2]を開発した．

2 HANDS療法とは

　HANDS療法は脳卒中片麻痺患者における上肢機能を改善させる目的で開発された新たな治療法．随意運動介助型電気刺激装置(integrated volitional control electrical stimulator：IVES)と上肢装具を1日8時間装着し，3週間行う治療である[1,2]．

　HANDS療法(図1)で用いる電気刺激は随意運動を介助するための電気刺激という概念である．これは訓練で例えると，自動運動介助に近い．つまり，運動の主体は患者自身が行うactiveな運動であり，その運動を正しい方向または動きを出しやすいように治療者(HANDSの場合は装具とIVES)が手伝い，目的とする動作を獲得していくという考え方である．あくまでもassistive stimulationという考え方である．これは，電気刺激により，動作を再現させる目的のfunctional electrical stimulation(FES)とは異なり，あくまでも患者自身の随意運動を介助するための電気刺激という概念である(図2)．運動の主体は患者自身が行うactiveな運動であり，その運動を装具と電気刺激により手伝い，目的とする動作を獲得していくという考え方である．電

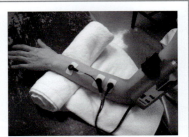
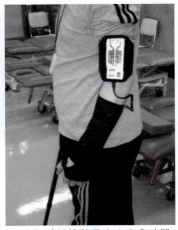

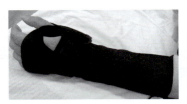

図1　HANDS療法
随意運動介助型電気刺激装置（IVES）と手関節固定装具（長対立装具）を日中8時間装着し，IVESはアームケースに収納し携帯．訓練のみならず，日常生活での麻痺肢の使用を積極的に促す．手指機能に応じて短対立装具なども併用する．

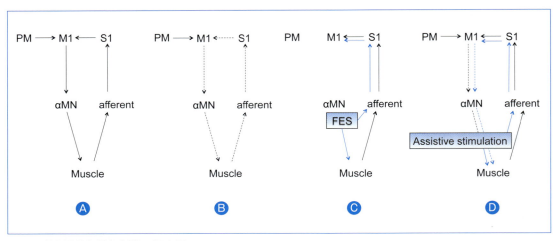

図2　随意運動と電気刺激の概念図
PM：運動前野，M1：運動野，S1：体性感覚野，MN：運動ニューロン，afferent：求心性経路．
Ⓐ 随意運動(voluntary movement)．Ⓑ 脳卒中例〔stroke(subcortical)〕．麻痺により下行路の機能は低下，麻痺による動きは低下しているので上行路へのインプットも低下．Ⓒ FES(compensative FES)．従来のFESでは運動野，運動前野などの活動と電気刺激がリンクされておらず，open loopとなっている．Ⓓ Assistive stimulation．筋電によって制御する電気刺激装置では，電気刺激は随意運動に合わせて行われるため，刺激は運動野，運動前野との活動と同期し，さらに感覚野からの入力も増強するため，運動野可塑性を誘導するために重要なsensory-motor integrationが行われる．

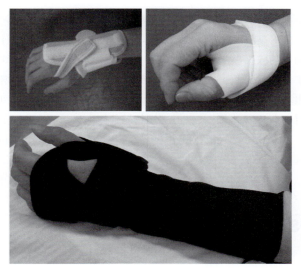

図3 装具
上段左:手関節固定装具,上段右:短対立装具,下段:HANDS療法用に開発された長対立装具.素材は通気性に優れたものを使用.手部のベルトにより対立位などの機能的肢位の調整が可能.HANDS療法終了後にも装具のみの使用により痙縮のコントロールが可能.

気刺激のみで他動的な運動を再現することが目的ではない.よって,HANDS療法は単純な電気刺激による反復訓練を目的とするものではなく,電気刺激,装具を用いて,患者自身の随意運動(主な標的は手指伸展動作)を訓練の場面だけでなく日常生活での麻痺肢の使用を通じて促し,日常生活に必要な機能を回復させる治療である.

HANDS療法で用いる随意運動介助型電気刺激装置(IVES)は村岡により開発された電気刺激装置である[3].IVESでは標的筋の随意筋電量に比例した電気刺激が可能である.標的筋を動かそうとして筋電図が感知された時のみ電気刺激が行われ,随意収縮をやめれば刺激は行われなくなる.よって刺激強度,刺激時間は患者自身の随意収縮によりコントロールされるため,一度設定をすれば,患者自身がスイッチを操作する必要はない.刺激は標的筋に力を入れている時だけ与えられ,力を抜けば刺激は止まる.すなわち,刺激はオンデマンドに与えられる.よってIVESは長時間の装着が可能である.また筋電をピックアップする電極から刺激が行えるので,的確に標的筋への刺激が可能である.

HANDS療法ではIVESとともに装具を用いる.用いる装具はいわゆる長対立装具や手関節装具,短対立装具である(図3).

HANDS療法の目的は機能回復による日常生活での麻痺肢の実用性の改善である.上肢の機能を考えた場合,日常での実用性を改善させるためには,近位ではリーチング動作,手指機能ではgrip and release,pinch and releaseが重要である.これらの機能の再建には手指伸展機能だけでなく母指の外転,対立位の保持や掌側支えによる手掌アーチの再建が重要である.また手関節固定装具により手関節を中間位に保持す

ることで痙性抑制効果が得られ，屈筋共同運動パターンの患者で随意運動時の屈筋群の過剰な筋活動を抑制できることが報告され，さらに日中8時間の装着により自動運動可動域ならびに痙縮の改善を認めることが報告されている[4]．日中の活動時に装着することにより日常生活の諸動作による上肢筋緊張の増強を抑制し，連合反応などの出現も抑制することが可能である．痙縮の抑制効果は手関節のみならず，手指，肘，肩にも及ぶ．機序に関しては持続伸張による monosynaptic spinal reflex の抑制のみならず type Ⅱ afferent を介する polysynaptic spinal reflex pathway の関与も示唆されている[5]．

そこで HANDS 療法では IVES と装具を hybrid して使用している．

3 HANDS療法の実際

1. 対象

対象は脳卒中，脳損傷後の片麻痺患者を対象としている．HANDS 療法の目的は片麻痺患者における手指伸展機能の改善による grip and release，pinch and release の改善による，麻痺側上肢の日常生活活動(activities of daily living：ADL)における実用性の獲得である．近位部も含めて，筋活動を認めないような症例では適応とならない．また，表面電極により筋活動の記録が可能である総指伸筋(extensor digitorum communis：EDC)，長母指伸筋(extensor pollicis langus：EPL)などの手指伸筋群のいずれかに筋活動を認める必要がある．機能回復のメカニズムとしては，求心性感覚神経への入力も重要であるため，手指の位置覚が消失している例では効果が得られにくい．またジストニアなどの不随意運動の例では，かえって不随意運動を増強する可能性があるので，行っていない．表1に当院での適応基準を示す．

表1　HANDS 療法の適応基準

● 脳卒中による片麻痺患者(失調や不随意運動は除く)
● 杖，装具は使用していても構わないが，歩行が1人で可能
● 日常生活の基本的な動作が自立している方(食事，トイレ動作，乗り移り動作など)
● 麻痺手の手指伸筋群(総指伸筋など)の筋活動が表面電極で記録できる
● 麻痺手は乳頭の高さまで上がる
● 感覚障害が重度でない(目をつぶって，非麻痺側の手で，麻痺側の親指を探してつかめる)
● 訓練の指示理解が可能，日常での意思の表出が可能
除外項目(下記項目に当てはまる方はこの治療の対象となりません)
● ペースメーカーを使用されている方
● 麻痺側上肢に異常な疼痛，しびれのある方
● 麻痺手の著しい拘縮(指や手首の関節が既に固くなってしまって，他動的に動かそうとしても動かせない)のある方
● 認知症，高次脳機能障害によって訓練の施行が困難な方
● 麻痺側前腕に金属などの体内異物がある方
● 皮膚の問題があり，電気刺激が困難な方
● コントロール不良のてんかんのある方

対象となる患者は stroke impairment assessment set (SIAS)[6] finger function score で1a（集団屈曲レベル）から3点（分離運動は可能だが拙劣）までとなる．痙縮の影響もあり，繰り返し動作では伸展が困難になる例では，分離運動が可能なレベルでも適応となる．また，日常生活で使うということを考えると近位筋の機能も重要であり，同じく SIAS の knee-mouth test のスコアが2（麻痺手を胸の高さまで上げることができる）以上が必要であると考える．

2. 治療プログラム

IVES の刺激兼導出電極は基本的には麻痺側総指伸筋（EDC）上に置き，刺激強度は安静時には運動閾値下で刺激を感じない程度の刺激とし，EDC 随意収縮時には指の伸展運動が認められる程度に調整する．装着中は刺激装置をアームホルダーに収納し，日中施行中は携帯させる．介助刺激なしには，指の伸展が不十分な例においても，刺激により，随意的な指の伸展運動が促され，麻痺肢による grip and release が助けられ，日常での使用頻度を増加させることが可能である．

治療期間は3週間で，1日8時間，装具と IVES を装着する．OT（occupational therapy，作業療法）訓練（1日60〜90分）と併用し，訓練以外の時間の日常生活でも麻痺手の使用を促すため，機能障害の程度と患者のニーズを考慮して，日常生活での麻痺手の使用方法を十分指導する．重要なのは，補助的にでも麻痺手を使用することである．重度な麻痺患者であっても，ペットボトルのふたをあける際にペットボトルを持たせる，歯磨き粉をつける時に麻痺手に歯ブラシを持たせる，タオルや洗濯物を両手を使ってたたむ，ボタンをかける時に麻痺手で服をおさえる，チャックの上げ下ろしの際に麻痺手で一方をつまんでおさえる，コップを両手で持つなどの日常生活での麻痺手の使用を十分指導する．機能障害のレベルにより難易度に応じて，ドアを開ける，コップを麻痺手で持って飲む，書字，ページめくり，薬の袋開け，ボタンをかける，ふたを回す，食事動作（お椀を持つ〜箸の使用）など日常でのさまざまな場面での麻痺手の使用範囲を広げていく．基本となるのはリーチ動作，grip and release, pinch and release である．

IVES 自体は現在複数社より製品化されて広がりをみせている．HANDS 療法の使用に適した携帯型のものには MURO システムがある．

4 研究成果

1. 臨床評価

HANDS 療法に関しては2009年に Fujiwara らが慢性期片麻痺患者への効果を報告し，その長期的な効果も報告されている[1]．慢性期の重度〜中等度片麻痺患者において3週間の HANDS 療法は有意に手指運動機能の改善を認め，日常生活での上肢の実用性の改善を認めた．また描円課題における筆圧の改善など，巧緻性の客観的評価法においても改善を認めた．3週間の治療後の長期的な効果の持続も follow up study にて確認されている．

さらに 2011 年には Shindo らが無作為化比較試験(randomized controlled trial：RCT)を亜急性期の患者で行い，Fugl-Meyer assessment の上肢運動項目の改善は装具のみを使用した対照群と比較し有意な改善を認め，特に手指機能の顕著な改善が認められたと報告している[7]．

2. 神経生理学的機序

機序に関しても前述した Fujiwara ら[1]は HANDS 療法前後における paired pulse transcranial magnetic stimulation(TMS) による short intracortical inhibition(SICI)[8]ならびに橈側手根屈筋 H 波を用いた condition-test H reflex による脊髄相反性抑制（reciprocal inhibition：RI)[9]の評価を行っている．

中枢性麻痺の回復に際して，その機序として重要なのは，皮質運動野の可塑的変化と脊髄レベルでの相反性抑制の改善が挙げられる．脳卒中後の麻痺の回復の機序としては GABA(γ-aminobutyric acid，γ-アミノ酪酸)作動性皮質内抑制系介在ニューロンの脱抑制による，いわゆる unmasking による mapping area の拡大による機能再構築が重要である[10-12]．SICI はこの GABA 作動性皮質内抑制系介在ニューロンの働きを評価している．

HANDS 療法では臨床的な運動機能の改善に伴い，運動野における皮質内抑制系介在ニューロンの脱抑制が起こり，皮質運動野の興奮性の増大ならびにシナプスの可塑的変化が誘導されていることが示された．また脊髄レベルにおいても，治療前にはうまく機能していなかった 2 シナプス性相反性抑制ならびにシナプス前相反性抑制が治療後に機能するようになり，これが痙縮の改善ならびに手指伸展運動時の拮抗筋である手指屈筋群の過剰な筋活動の抑制に寄与しているものと考えられた．

Schweighofer ら[13]は EXCITE(extremity constraint induced therapy evaluation) trial の結果からいわゆる片麻痺上肢の機能回復における dose dependent recovery に関して，functional threshold の概念をシミュレーションにて検証している．麻痺手の上肢を訓練が終了した後にも使うようにするためには，その訓練回数が functional threshold を超えなくてはならない．Functional threshold を超えれば，訓練終了後にも，麻痺側上肢の使用が持続するが，functional threshold を超えない場合には，その効果は持続せず，また患者は麻痺側を使用しなくなるというものである．

Schweighofer らは同論文にて CI 療法とともに HANDS 療法において，治療が終わってからもその機能回復が維持され，麻痺側上肢の使用が維持または一部では増加する理由として HANDS 療法治療期間における麻痺肢の使用がいわゆる functional threshold を超えていることを推察している．

5 問題点と今後の課題

前述したように evidence level の高い報告がされているが，まだその例数が限られていたこともあり，現在，多数例における検討により，その麻痺レベル，発症後期間

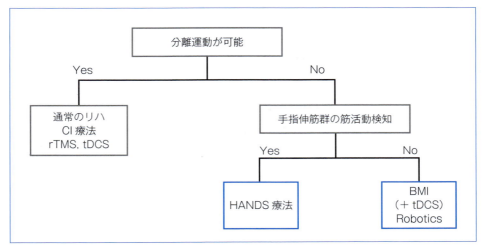

図4 脳卒中片麻痺上肢機能障害に対する新しい治療戦略
CI療法：constraint-induced movement therapy, rTMS：repetitive transcranial magnetic stimulation, tDCS：transcranial direct current stimulation, HANDS療法：hybrid assistive neuromuscular dynamic stimulation therapy, BMI：brain machine interface.

などの諸因子によるHANDS療法の効果が検討されている．また，国内だけでなく海外でのワークショップも行われている．

本治療は，あくまでも患者自身の筋活動をトリガーとしてそれを介助することより，手指伸筋群に活動を認めない患者では適応とならない．そこで，筋活動も認めないさらに重度な症例では現在brain machine interface（BMI）[14]により，手指運動イメージ時の損傷半球運動野近傍における事象関連脱同期を記録し，電動装具と電気刺激による手指伸展を行う治療を行っている．手指伸筋群の筋活動は筋電図上も認めないような非常に重度な麻痺例でも，BMIにより手指伸筋群の筋活動が出現し，HANDS療法に移行できた例を，既に数多く経験している．今後はさらにBMI，HANDSと系統立てた治療の効果を検討していく予定である．

ただし，治療にはおのずと限界があることには注意が必要である．重要なことは，麻痺が重度でも補助的に使えることは何かあり，リハビリテーションの訓練の時だけ動かすのではなくて日常生活の中の動作で麻痺手を補助的にでも使用することが重要なことである．これなしには，新しい治療を行ってもその効果は乏しく，一時的なものとならざるを得ない．いわゆる臨床的な機能障害のスコアの改善のみを目指すのではなく，実際の生活の中での麻痺手の機能を改善させることを目指すべきである．図4に現在われわれが考えている慢性期脳卒中片麻痺上肢機能障害に対する治療戦略を示す．

文献

1) Fujiwara T, Kasashima Y, Honaga K, et al：Motor improvement and corticospinal modulation induced by hybrid assistive neuromuscular dynamic stimulation (HANDS) therapy in patients with chronic stroke. *Neurorehabil Neural Repair* 23：125–132, 2009
2) 笠島悠子，藤原俊之，村岡慶裕・他：慢性期片麻痺患者の上肢機能に対する随意運動介助型

電気刺激(Integrated Volitional control Electrical Stiinulator:IVES)と手関節固定装具併用療法の試み. リハ医学 43:353-357, 2006
3) 村岡慶裕, 鈴木里砂, 島岡秀奉・他:運動介助型電気刺激装置の開発と脳卒中片麻痺患者への使用経験. 理学療法学 31:29-35, 2004
4) Fujiwara T, Liu M, Hase K, et al : Electrophysiological and clinical assessment of a simple wrist-hand splint for patients with chronic spastic hemiparesis secondary to stroke. *Electromyogr Clin Neurophysiol* 44:423-429, 2004
5) Ushiba J, Masakado Y, Komune Y, et al : Changes of reflex size in upper limbs using wrist splint in hemiplegic patients. *Electromyogr Clin Neurophysiol* 44:175-182, 2004
6) Chino N, Sonoda S, Domen K, et al : Stroke Impairment Assessment Set (SIAS) – a new evaluation instrument for stroke patients. *Jpn J Rehabil Med* 31:119-125, 1994
7) Shindo K, Fujiwara T, Hara J, et al : Effectiveness of hybrid assistive neuromuscular dynamic stimulation therapy in patients with subacute stroke: a randomized controlled pilot trial. *Neurorehabil Neural Repair* 25:830-837, 2011
8) Kujirai T, Caramia MD, Rothwell JC, et al : Corticocortical inhibition in human motor cortex. *J Physiol* 471:501-519, 1993
9) Day BL, Marsden CD, Obeso JA, et al : Reciprocal inhibition between the muscles of the human forearm. *J Physiol* 349:519-534, 1984
10) Jacobs KM, Donoghue JP : Reshaping the cortical motor map by unmasking latent intracortical connections. *Science* 251:944-947, 1991
11) Bütefisch CM, Davis BC, Wise SP, et al : Mechanisms of use-dependent plasticity in the human motor cortex. *Proc Natl Acad Sci U S A* 97:3661-3665, 2000
12) Honaga K, Fujiwara T, Tsuji T, et al : State of intracortical inhibitory interneuron activity in patients with chronic stroke. *Clin Neurophysiol* 124:364-370, 2013
13) Schweighofer N, Han CE, Wolf SL, et al : A functional threshold for long-term use of hand and arm function can be determined: predictions from a computational model and supporting data from the Extremity Constraint-Induced Therapy Evaluation (EXCITE) Trial. *Phys Ther* 89:1327-1336, 2009
14) Shindo K, Kawashima K, Ushiba J, et al : Effects of nuerofeedback training with an electroencephalogram-based brain-computer interface for hand paralysis in patients with chronic stroke: a preliminary case series study. *J Rehabil Med* 43:951-957, 2011

4 反復経頭蓋磁気刺激法，経頭蓋直流刺激法を用いたニューロリハビリテーション

大脳皮質の興奮性を頭皮上から人工的に変化させることが可能なニューロモデュレーション(rTMS, tDCS)を用い，脳卒中，パーキンソン病，うつ病，慢性疼痛などの中枢神経疾患の治療を行う報告が相次いでいる．特にリハビリテーション分野においてはニューロモデュレーションと運動訓練を組み合わせることで，脳卒中後運動麻痺の回復を引き出す方法が近年注目を集めている．さらに運動訓練との併用にとどまらず，ロボット訓練，神経ブロック，神経筋刺激手法と併用することで可塑性を誘導し大きな改善効果を引き出すことが期待されている．

1 はじめに

脳卒中後の機能回復は中枢神経系の再構築による可塑性に由来し，適切な可塑性を誘導して機能回復を引き起こすことが重要であり，さまざまなリハビリテーション手法が報告されている[1]．さらに最近では頭皮上から刺激を行い大脳皮質の興奮性を人工的に変化させ，脳可塑性を引き起こし機能回復に結びつけるニューロモデュレーションがリハビリテーション分野において注目を集めている[2]．今回代表的なニューロモデュレーションである反復経頭蓋磁気刺激(rTMS)および経頭蓋直流電気刺激(tDCS)を概説し，脳卒中，パーキンソン病，うつ病，慢性疼痛に対する治療法およびメカニズムを紹介する．

> **コラム　中枢神経系の可塑性**
>
> 中枢神経系は従来に考えられていた恒常的なものではなく，機能的・構造的な変化を起こしており，この性質が可塑性と呼ばれている．この性質により組織の損傷後にも機能が代償されるだけでなく，記憶や学習が成立する．シナプスでの伝達効率変化および形態的変化などが可塑性の基盤と考えられている．

2 ニューロモデュレーション

1. 反復経頭蓋磁気刺激 (図1)

反復経頭蓋磁気刺激(repetitive transcranial magnetic stimulation：rTMS)は経頭

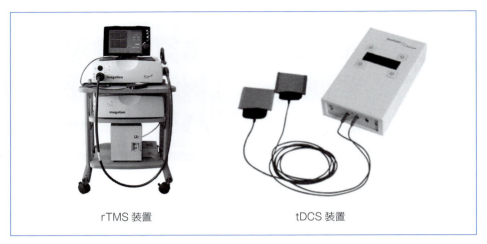

図1 rTMSとtDCS

〔写真提供：株式会社ミユキ技研〕

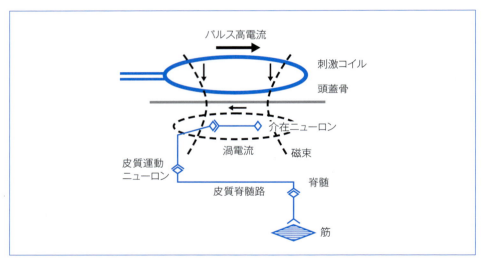

図2 経頭蓋磁気刺激のメカニズム
〔Mano Y, Morita Y, Tamura R, et al : The site of action of magnetic stimulation of human motor cortex in a patient with motor neuron disease. *J Electromyogr Kinesiol* 3 : 245-250, 1993 より〕

蓋磁気刺激(transcranial magnetic stimulation : TMS)を刺激強度，刺激頻度，刺激回数を変化させ反復して行うことによって大脳皮質の興奮性を変化させる手法である．TMS は頭蓋上においたコイルに高電圧の高電流を流し，それにより生じる磁束が頭蓋骨に平行な大脳の良導体部分に渦電流を引き起こすことによって大脳皮質を刺激すると考えられている(**図2**)[3]．抑制性に作用する低頻度 rTMS(1 Hz 以下)と興奮性に作用する高頻度 rTMS(5 Hz 以上)のような古典的 rTMS 手法以外に，現在ではさまざまな条件で rTMS を実施し大脳皮質の興奮性を変化させる方法が報告されており，**表1**に代表的な刺激パターン，効果および文献を記載する[2]．

表1　さまざまなニューロモデュレーション法

刺激法	効果	主な報告者
低頻度 rTMS（1 Hz 以下）	抑制性	Chen et al, 1997 *Neurology*
高頻度 rTMS（5 Hz 以上）	興奮性	Pascual-Leone et al, 1994 *Brain*
低刺激 paired-pulse rTMS（ISI 3 msec; rate 0.6 Hz）	抑制性	Khedr et al, 2004 *Clin Neurophysiol*
高刺激 paired-pulse rTMS（ISI 1.5 msec; rate 0.2 Hz）	興奮性	Thickbroom et al, 2006 *Clin Neurophysiol*
低頻度 PAS（0.1 Hz 以下）	興奮性	Stefan et al, 2000 *Brain*
高頻度 PAS（5 Hz）	興奮性	Quartarone et al, 2006 *J Physiol*
連続的 TBS	抑制性	Huang et al, 2005 *Neuron*
断続的 TBS	興奮性	Huang et al, 2005 *Neuron*
long-interval QPS	抑制性	Hamada et al, 2008 *J Physiol*
short-interval QPS	興奮性	Hamada et al, 2008 *J Physiol*
陰極 tDCS	抑制性	Nitsche et al, 2000 *J Physiol*
陽極 tDCS	興奮性	Nitsche et al, 2000 *J Physiol*

paired-pulse rTMS とは2連発のTMSを反復して行う手法．2連発の間隔（ISI）を変動させ実施する．
PAS（paired associative stimulation）とは末梢への電気刺激とTMSを同期させて実施する手法．
TBS（theta burst stimujation）とは50 Hzの3連発刺激からなるburst刺激を5 Hzの頻度で実施する手法．
QPS（quadripulse stimulation）とは4連発刺激からなるTMSを0.2 Hzの頻度で反復して行う手法．4連発の刺激間隔を変動させ実施する．
〔Lefaucheur JP: Methods of therapeutic cortical stimulation. *Neurophysiol Clin* 39：4, 2009 より改変〕

2. 経頭蓋直流電気刺激（図1）

　　経頭蓋直流電気刺激（transcranial direct current stimulation：tDCS）は表面電極を頭皮上に置き直流電流を通電する手法で動物実験を中心に報告されていたが，2000年頃より生理的効果がヒトにおいても再確認され，その簡便さから注目を集め始めた手法である．陽極刺激は大脳皮質の興奮性を増加させ，陰極刺激は大脳皮質の興奮性を低下させる効果を持つ．tDCSの神経系への作用機序に関しての詳細は明らかではないが，神経細胞の静止膜電位を変化させることによって生理学的効果をもたらすと考えられている．rTMSとtDCSは非侵襲性に大脳皮質興奮性を変化させる点においては共通しているが，それぞれ刺激法に特徴があるため，臨床応用のためにはその特徴に留意する必要がある（表2）[4,5]．

表2　rTMS と tDCS の主な特徴の比較

	rTMS	tDCS
興奮性	主に高頻度刺激（5 Hz 以上）	陽極刺激
抑制性	主に低頻度刺激（1 Hz 以下）	陰極刺激
作用メカニズム	神経脱分極	膜電位調整
刺激範囲	局所刺激可能	局所刺激不可能
不快感や痛み	実施中に軽度あり	開始時に軽度あり
副作用	頭痛，てんかん発作	頭痛
携帯性	なし	あり
費用	高価	安価

〔Gandiga PC, Hummel FC, Cohen LG : Transcranial DC stimulation(tDCS): a tool for double-blind sham-controlled clinical studies in brain stimulation. *Clin Neurophysiol* 117 : 848, 2006 および Zimerman M, Hummel FC : Non-invasive brain stimulation: enhancing motor and cognitive functions in healthy old subjects. *Front Aging Neurosci* 2 : 149, 2010 より改変〕

3 ニューロモデュレーションを用いた治療

1. 脳卒中

ⓐ 脳卒中後運動麻痺

　　両側半球の対立モデルから脳卒中患者の運動麻痺は障害側運動野からの出力減少および健側運動野からの過剰な脳梁抑制によるものと考えられている[6,7]（図3）[8]．そのため脳卒中後運動麻痺に対しニューロモデュレーションを利用する治療戦略として，rTMS・tDCS を用い健側運動野を抑制または障害側運動野を興奮させることが重要である（図3）[8]．障害側運動野への興奮性刺激および健側運動野への抑制性刺激は障害側運動野の興奮性を増加させ錐体路機能の活性化および大脳皮質の可塑性を増大し運動訓練効果が増大すると考えられている[8]．また両側半球間および障害側半球間の神経ネットワークを調整し，脳卒中後に生じる不適切な可塑性を減少させることもニューロモデュレーションが脳卒中後運動麻痺を改善させる重要なメカニズムである（図4）[9]．

> **コラム　神経ネットワーク**
>
> 　脳波活動を時間周波数解析で大脳皮質間連絡を解析することが多かったが，現在では機能的 MRI(fMRI) により脳血流を計測し大脳ネットワークを解析する方法，拡散テンソル画像を用いることで解剖学的な大脳ネットワークを評価する研究が進んでいる．

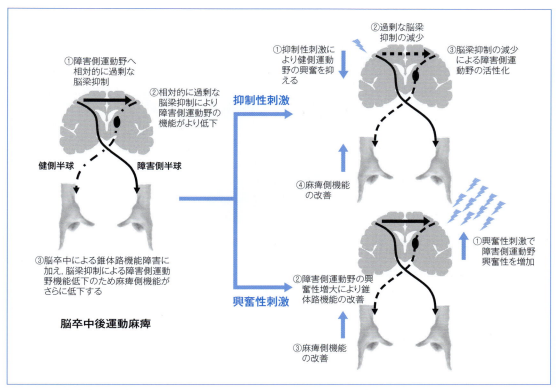

図3 脳卒中後遺症に対するニューロモデュレーション治療のメカニズム
〔竹内直行, 出江紳一：大脳皮質刺激によるニューロリハビリテーション/磁気刺激, 電気刺激（解説/特集）. *MB Med Reha* No.141：8, 2012 より〕

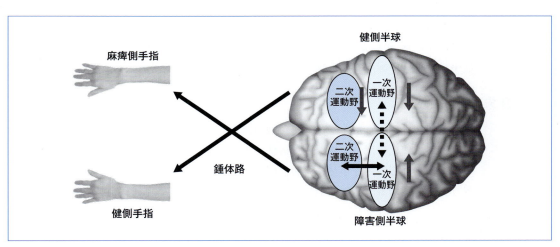

図4 ニューロモデュレーション後の脳活動
健側半球の一次および二次運動野の過剰な興奮性を低下させ, 障害側運動野の興奮性を増加させる. また両側半球の機能結合を低下させ, 障害側運動野の一次および二次運動野の機能結合を増加させる. ニューロモデュレーションは障害側半球の興奮性を増加させ運動機能改善および運動訓練効果を促進させるだけではなく, 両側半球間および障害側半球間の神経ネットワークを調整し, 脳卒中後に生じる不適切な可塑性を減少させる.
〔Takeuchi N, Izumi S：Noninvasive brain stimulation for motor recovery after stroke: mechanisms and future views. *Stroke Res Treat.* 2012；Article ID 584727 より改変〕

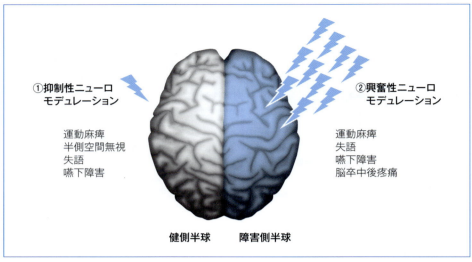

図5 脳卒中後遺症に対するニューロモデュレーションの概要

ⓑ 嚥下障害

　嚥下障害も同様に障害側半球への興奮性刺激および健側半球への抑制性刺激が有効と考えられている．ただ嚥下機能は両側支配の影響が強く健側半球を興奮性刺激で活性化させ嚥下機能が改善した報告を認めるため，健側機能を低下させることにより嚥下機能が悪化する可能性に留意する必要がある．

ⓒ 半側空間無視

　片側半球障害によって引き起こされた半側空間無視は運動麻痺と同じメカニズムで，健側半球（主に左）からの過剰な脳梁抑制にて障害半球機能が低下すると考え，健側半球へ抑制性刺激を行い障害側半球を活性化させる報告が多い．

ⓓ 失語・認知機能低下

　言語機能に関しては左半球言語領域周囲または右半球の病巣対側部位など，患者間によって機能代償部位が異なるため個々の症例に合わせ刺激部位を決定する必要があると考えられるが，左半球に興奮性刺激を行うだけでなく，右半球への抑制性刺激を行う報告を認める．認知機能に関しては障害側半球の背外側前頭前野に興奮性ニューロモデュレーションを行ったところ，ワーキングメモリの改善が得られた報告を認める．図5に脳卒中後遺症に対するニューロモデュレーション治療のまとめを示す．

> **コラム　ワーキングメモリ**
>
> 　ワーキングメモリとは作業記憶とも呼ばれ，理解，学習，推論など認知的課題の遂行中に情報を一時的に保持しながら操作するためのシステム過程を指す構成概念である．前頭皮質，頭頂皮質，前帯状皮質，大脳基底核などがワーキングメモリに関与していると考えられている．

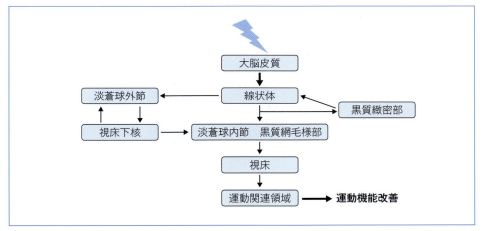

図6 パーキンソン病に対するニューロモデュレーション
〔Fregni F, Pascual-Leone A : Technology insight: noninvasive brain stimulation in neurology-perspectives on the therapeutic potential of rTMS and tDCS. *Nat Clin Pract Neurol* 3 : 387, 2007 より改変〕

2. パーキンソン病

　パーキンソン病患者ではドーパミン不足による大脳皮質基底核ルートの機能障害を是正することを目的とし，刺激可能な大脳皮質に興奮性刺激を行う報告が多い(図6)[10]．刺激部位としては一次運動野が多く，他に補足運動野，前頭前野などをターゲットとする報告を認めているが，どの刺激部位が最適であるかについての見解は得られていない．

3. うつ病

　うつ病では薬物治療前に認められる左右の前頭葉領域での右優位の血流不均衡が治療後に改善する知見から，左前頭前野への興奮性刺激，右前頭前野への抑制性刺激による治療が血流不均衡を是正し改善効果が得られると考えられている．特にrTMSにおいては薬物治療抵抗性の成人の重度のうつ病に限定するという厳しい条件ではあるが，2008年に米国食品医薬局(U.S. Food and Drug Administration : FDA)によって治療機器(NeuroStar TMS Therapy® System)が認可されている．

4. 慢性疼痛

　以前より運動野に設置した電極で電気刺激を行うことで除痛効果が得られることが分かっていたが，頭皮上からのニューロモデュレーションでも除痛効果を認める報告をきっかけに，その簡便さから急速に研究が行われるようになった．主に一次運動野に興奮性刺激を行う報告が多い．作用機序は解明されていないが，脳機能画像の研究から一次運動野と視床の連絡の活性化，帯状回，視床下部，中脳被蓋への作用，上位脳幹の活性化による下行性抑制の関与が推測されている(図7)[10]．

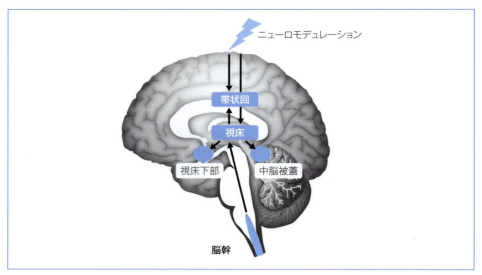

図7　慢性疼痛に対するニューロモデュレーション
〔Fregni F, Pascual-Leone A : Technology insight: noninvasive brain stimulation in neurology-perspectives on the therapeutic potential of rTMS and tDCS. *Nat Clin Pract Neurol* 3 : 385, 2007 より改変〕

> **コラム　慢性疼痛**
>
> 　慢性疼痛は疼痛の原因が治っても痛みが持続する，または疼痛の原因が治りにくいために6か月以上疼痛が持続する病態．炎症や関節の変形，軟骨の変性により引き起こされる「侵害受容性疼痛」，中枢神経や末梢神経が損傷することで生じる「神経障害性疼痛」，心理的要因が疼痛に重要な役割を果たし身体的障害だけでは説明できない「心因性疼痛」に大別される．

4 刺激方法の問題点

　ニューロモデュレーションにはrTMSとtDCSの方法があるが，現在のところ，脳卒中後運動麻痺に対するrTMSとtDCSの効果の違いを認める報告はない．そのため現段階では，rTMSとtDCSの利点と欠点を考慮し治療を行う必要がある．本項では臨床応用が進んでいる脳卒中後運動麻痺に対するニューロモデュレーション治療を大きく抑制性ニューロモデュレーションと興奮性ニューロモデュレーションに大別し，その特徴および適切な刺激方法を考察する．

1. 健側運動野への抑制性ニューロモデュレーション

　健側運動野への抑制性ニューロモデュレーションは障害側を刺激しないため，脳卒中後の障害側半球における解剖学的変化および機能的変化に刺激効果が影響されにくい利点を持つ．さらに健側運動野への抑制性ニューロモデュレーションはてんかん誘発や障害部位の組織障害を引き起こす可能性が少なく安全に実施可能である[11]．しかしながら健側運動野への抑制性ニューロモデュレーションは刺激部位の興奮性を低下させるため，なんらかの運動機能を低下させるリスクを持つ．特に同側支配の強い体

幹筋，小児患者などは麻痺側機能の悪化を引き起こす可能性があるため細心の注意を払う必要がある．さらに抑制性ニューロモデュレーションは両側運動に関与している脳梁抑制を低下させ，一過性ではあるが両側運動機能を低下させることが報告されている[12]．

2. 障害側運動野への興奮性ニューロモデュレーション

興奮性ニューロモデュレーションは刺激部位を抑制することはないが，刺激部位である障害側運動野における脳卒中後の解剖学的変化に効果が大きく左右される．また興奮性ニューロモデュレーションは健側運動野へ投与することで，同側支配の強い運動機能が改善する可能性を持つ．特に嚥下機能に関しては健側運動野への興奮性ニューロモデュレーションが嚥下機能を改善した報告を認める[13]．前述のように体幹筋，小児脳卒中患者は同側支配が強いため，健側半球への興奮性ニューロモデュレーションを実施することで運動機能が改善する可能性があるかもしれない．

3. 刺激パターン

健常者では強い刺激強度，長い刺激時間がニューロモデュレーション効果を強く引き起こすと報告され，運動麻痺への興奮性ニューロモデュレーションは，強い刺激強度，多い刺激回数，長い刺激時間が有効と考えられる．しかしながら抑制性ニューロモデュレーションは必ずしも強い刺激強度が効果的とは限らない可能性を持つ．健常者におけるrTMSの検討になるが，刺激部位の対側運動野の興奮性を増大させるためには115％または150％安静時閾値よりも90％安静時閾値の刺激方法が有効と報告されている．閾値下の刺激は局所的な抑制作用のみにとどまるが，閾値上の刺激は刺激部位だけでなく，脳梁抑制の経路を刺激し対側の運動野を抑制する可能性がある．そのため健側運動野への抑制性rTMSは強い刺激強度では効果が少なく，閾値と同レベルまたは閾値下（90％安静時閾値）にて刺激を行うことが望ましい．

5 ニューロモデュレーションの応用

本項ではニューロモデュレーション法と脳可塑性を促進し機能回復を引き起こすニューロリハビリテーションおよび薬剤との併用，新しいニューロモデュレーション法である両側ニューロモデュレーションについて考察する．

1. 神経リハビリテーションおよび薬剤の併用

大脳皮質興奮性を人工的に変化させることが可能なニューロモデュレーションとニューロリハビリテーションを併用し脳可塑性を促進することで脳卒中後運動麻痺を大きく改善することが期待される．現在では運動訓練との併用にとどまらず，リハビリテーション分野で研究が進んでいる強制使用，ロボット訓練，神経筋刺激との併用も報告され始めている（図8）[8]．ニューロモデュレーションとの併用効果が期待できる他の方法としては薬剤との併用が考えられる．健常者では，N-メチル-D-アスパ

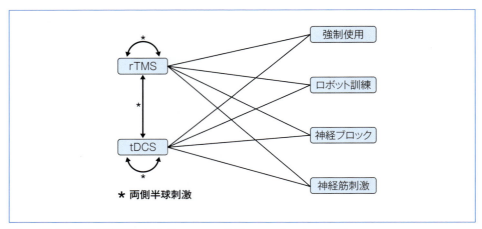

図8 脳卒中後運動麻痺に対するニューロモデュレーションの応用
〔竹内直行，出江紳一：大脳皮質刺激によるニューロリハビリテーション／磁気刺激，電気刺激（解説／特集）．*MB Med Reha* No.141：11, 2012 より〕

ラギン酸受容体作動薬，L-ドーパ，ドーパミン作動薬，ニコチン，アンフェタミン，選択的セロトニン再取り込み阻害薬などがニューロモデュレーション効果を増大すると報告されており今後の研究発展が期待されている．

> **コラム　強制使用**
>
> 　健側上肢を抑制する治療法のため constraint-induced movement therapy（CI 療法）とも呼ばれる．麻痺のある上肢を使うと時間を要したり満足に動作ができないなどの悪い結果に終わるため麻痺側の使用頻度が低下する．また，健側の使用にて日常生活を過ごすことができるため健側を使うことが強化され，より麻痺側を使用しなくなる不使用状態に陥り麻痺側機能が一段と低下する．強制使用によって健側上肢をアームスリングやグローブなどによって拘束し強制的に麻痺側を使用させ，この悪循環を断ち切り，不使用状態から抜け出すことにより麻痺側の改善が促されると考えられている．現在では，不使用状態に対する強制使用の概念は，脳卒中後の麻痺側上肢だけでなく，脳外傷，脳性麻痺，失語症，麻痺側下肢などのさまざまな病態に対し広がっている（「第 3 章 1　CI 療法」112 ページ参照）．

> **コラム　神経筋刺激**
>
> 　治療的電気刺激（therapeutic electrical stimulation：TES）と機能的電気刺激（functional electrical stimulation：FES）に大別される．治療的電気刺激は神経や筋肉などを刺激することで，筋力増強や刺激部位の血流増加による末梢循環改善を目的とする．臨床的にはゲートコントロール理論で説明される電気的除痛に使われることが多い．機能的電気刺激は，上位ニューロンの障害によって麻痺した筋肉や末梢神経を刺激しその支配領域の筋肉を収縮させ機能的な動きを生み出す方法．脳卒中後運動麻痺において上肢および下肢ともに運動機能回復を引き起こすことが期待されている．

表3 ニューロモデュレーションによる治療報告

- 脳卒中
- パーキンソン病
- うつ病
- ジストニア
- 耳鳴り
- 神経因性疼痛
- てんかん
- 筋萎縮性側索硬化症
- 統合失調症
- 強迫性障害
- トゥレット症候群
- 片頭痛

2. 両側ニューロモデュレーション

　ニューロモデュレーション治療のメカニズムで前述したように，抑制性および興奮性ニューロモデュレーションともに障害側運動野興奮性を増大させ，両側半球間のバランスを改善させることで麻痺側運動機能の改善を引き起こすと考えられている．そのため両側半球間対立モデルを考慮すると抑制性ニューロモデュレーションと興奮性ニューロモデュレーションを同時に行うことで，より機能回復が促進されることが期待される．報告数は少ないが，片側ニューロモデュレーションよりも両側ニューロモデュレーションが運動機能をより改善した研究[12,14,15]，またrTMSを用いた両側ニューロモデュレーションは障害側運動野の脱抑制を誘導し片側rTMSよりも運動麻痺を大きく改善させた研究が報告されている[16]．

6 まとめ

　ニューロモデュレーションに関する研究は数多く報告されているが（表3），疾患ごとの最適な刺激方法は確立されていないのが現状である．そのため現時点ではrTMS・tDCSおよび抑制性・興奮性ニューロモデュレーションの特性を考慮しながら臨床場面でニューロモデュレーションを実施する必要がある．運動訓練との併用にとどまらず，リハビリテーション分野で研究が進んでいる強制使用，ロボット訓練，神経筋刺激との併用も報告され始めており，今後は大脳皮質興奮性を人工的に変化させることが可能な非侵襲的脳刺激法（non-invasive brain stimulation：NIBS）とリハビリテーション手法を併用し可塑性を促進することで機能が大きく改善することが期待される．

文献

1) Takeuchi N, Izumi S : Rehabilitation with poststroke motor recovery: a review with a focus on neural plasticity. *Stroke Res Treat*. 2013 ; Article ID 128641
2) Lefaucheur JP : Methods of therapeutic cortical stimulation. *Neurophysiol Clin* 39 : 1-14, 2009

3) Mano Y, Morita Y, Tamura R, et al : The site of action of magnetic stimulation of human motor cortex in a patient with motor neuron disease. *J Electromyogr Kinesiol* 3 : 245-250, 1993
4) Gandiga PC, Hummel FC, Cohen LG : Transcranial DC stimulation (tDCS) : a tool for double-blind sham-controlled clinical studies in brain stimulation. *Clin Neurophysiol* 117 : 845-850, 2006
5) Zimerman M, Hummel FC : Non-invasive brain stimulation: enhancing motor and cognitive functions in healthy old subjects. *Front Aging Neurosci* 2 : 149, 2010
6) Murase N, Duque J, Mazzocchio R, et al : Influence of interhemispheric interactions on motor function in chronic stroke. *Ann Neurol* 55 : 400-409, 2004
7) Takeuchi N, Chuma T, Matsuo Y, et al : Repetitive transcranial magnetic stimulation of contralesional primary motor cortex improves hand function after stroke. *Stroke* 36 : 2681-2686, 2005
8) 竹内直行, 出江紳一：大脳皮質刺激によるニューロリハビリテーション/磁気刺激（解説/特集）. *MB Med Reha* No.141 : 5-13, 2012
9) Takeuchi N, Izumi S : Noninvasive brain stimulation for motor recovery after stroke: mechanisms and future views. *Stroke Res Treat*. 2012 ; Article ID 584727
10) Fregni F, Pascual-Leone A : Technology insight: noninvasive brain stimulation in neurology-perspectives on the therapeutic potential of rTMS and tDCS. *Nat Clin Pract Neurol* 3 : 383-393, 2007
11) Rossi S, Hallett M, Rossini PM, et al : Safety, ethical considerations, and application guidelines for the use of transcranial magnetic stimulation in clinical practice and research. *Clin Neurophysiol* 120 : 2008-2039, 2009
12) Takeuchi N, Tada T, Matsuo Y, et al : Low-frequency repetitive TMS plus anodal transcranial DCS prevents transient decline in bimanual movement induced by contralesional inhibitory rTMS after stroke. *Neurorehabil Neural Repair* 26 : 988-998, 2012
13) Kumar S, Wagner CW, Frayne C, et al : Noninvasive brain stimulation may improve stroke-related dysphagia: a pilot study. *Stroke* 42 : 1035-1040, 2011
14) Lindenberg R, Renga V, Zhu LL, et al : Bihemispheric brain stimulation facilitates motor recovery in chronic stroke patients. *Neurology* 75 : 2176-2184, 2010
15) Mahmoudi H, Borhani Haghighi A, Petramfar P, et al : Transcranial direct current stimulation: electrode montage in stroke. *Disabil Rehabil* 33 : 1383-1388, 2011
16) Takeuchi N, Tada T, Toshima M, et al : Repetitive transcranial magnetic stimulation over bilateral hemispheres enhances motor function and training effect of paretic hand in patients after stroke. *J Rehabil Med* 41 : 1049-1054, 2009

5 促通反復療法などの神経筋促通手技

1 はじめに

　ニューロリハビリテーションとは，ニューロサイエンスとその関連の研究によって明らかになった脳の理論の知見を，リハビリテーション医療に応用した概念，評価方法，治療法などの neuroscience based rehabilitation のことである[1]．その背景には，脳の可塑性についてのさまざまな実験的事実の積み重ねがある[2,3]．従来，リハビリテーション医療の現場では，脳の可塑性は過小評価されていたため，脳がいったん損傷を受けると永久に回復しないと信じられてきた．しかし少なくとも損傷を免れた部分の神経ネットワークの可塑性は残存していることが明らかになりつつある．よって損傷脳であっても練習を繰り返すことによってその可塑性を最大限に引き出せば，ある程度の回復につなげることができると考えられる[4]．また，運動学習に関する理論的もしくは実験的成果も，再学習の要素を含むリハビリテーションと切り離せないものとして注目されつつある[5]．

　このような近年の脳科学の知見が出る以前の1950年代から，特に脳卒中のリハビリテーションにおいて機能回復を促進することが期待された神経筋促通手技（ファシリテーション；facilitation technique）が提唱されてきた．それは感覚入力の操作を介して中枢神経活動を促通あるいは抑制して，患者の筋緊張や運動パターンをより正常化することによって中枢性麻痺自体を回復させる治療手技である[6]（表1）[7]．

　その代表的治療法としては Bobath（neurodevelopmental training）法[8]，PNF（proprioceptive neuromuscular facilitation，固有受容覚性神経促通法）[9]，Brunnstrom 法[10]などである．これらは神経生理学的アプローチと総称されている．随意運動は高位中枢が下位中枢の運動パターンや反射を促通あるいは抑制したものであるとした反射説に基づき，反射の統合過程として運動発達を重視しているアプローチ法である．脳の損傷によって生じている異常な姿勢反射や筋緊張を正常化することを優先し，それを基盤として成立している複雑な動作や巧緻性の回復を図るものである[11]．

2 従来の神経筋促通手技とその問題点

　提唱後50年以上経過する中で，対照群との比較や他の治療法との比較など多くの研究が行われてきたが，これらの神経筋促通手技の治療効果への評価は，「日本脳

表1 脳卒中リハビリテーションの神経筋促通手技

開発者/タイプ	理論
従来法	可動域訓練/筋力強化訓練
	代償法
	移動/日常生活活動訓練
Bobath法 (neurodevelopmental training：NDT)	共同運動パターン抑制
	正常運動パターン促通
Knott, Voss(proprioceptive neuromuscular facilitation：PNF)	正常運動パターン抑制
	集団運動パターン促通
Brunnstrom法	共同運動パターン促通
Rood法	経皮的感覚刺激による運動修正

〔Selzer ME, Clarke S, Cohen L, et al：Textbook of Neural Repair and Rehabilitation. Volume 2, Medical Neurorehabilitation. p580, Cambridge University Press, New York, 2006 より〕

卒中ガイドライン2009」では「行ってもよいが，伝統的なリハビリテーションより有効であるという科学的根拠はない（グレードC1）」となっている[12]．また最近の海外のレビューでは推奨されない治療法とされている[13]．脳卒中への理学療法の有効性について，Van Peppenらは，1970～2004年までの無作為化比較試験（randomized controlled trial：RCT）123編，比較臨床試験（controlled clinical trial）28編を解析した[14]．神経筋促通手技が筋力や共同運動，筋緊張，歩行能力，巧緻性，日常生活活動（activities of daily living：ADL）について他の治療法に勝ることはないとしている．

1. Bobath法

Bobath法（neurodevelopmental training）とは，1940年代にKarel Bobath（神経科医）とBerta Bobath（理学療法士）が提案したアプローチ法である[8]．これは「中枢神経系の病変に起因する機能や運動および姿勢制御の障害を持つ個人の評価と治療であり，問題解決型アプローチ」である．このアプローチ法は概念としてまとめられており，常に変遷を遂げている[15]．上位中枢からの抑制の解放により下位に筋トーヌスの変化と異常共同運動が出現するといわれている．1970年代では，これらを抑制するために，一定の姿勢をとり平衡反応や立ち直り反射を利用する自律運動を促通した「反射抑制パターン」を用いたアプローチ法であった．しかし1990年以降，治療テクニックは「反射抑制パターン」から「姿勢筋トーン調整パターン」という概念に変革した．姿勢筋トーン調整パターンとは正常な活動パターンへと導くために，異常な運動パターンを修正し，過緊張を減弱させその出現を予防し，低緊張を高めるために使われる運動パターンのことである[16-18]．

Lukeらは，1966～2003年までのBobath法の片麻痺上肢への治療効果に関するRCT 5編，single-group crossover design 1編，single case design 2編について検討して，上肢の筋緊張の低下についてはPNFより優れるが，運動機能については他の治療法より優れることはなかったとしている[19]．

Kollenらは，2008年までのBobath法の脳卒中片麻痺への治療効果に関するRCT 16編を用いてシステマチックレビューを報告している[20]．その結果，上肢・下肢機能，

巧緻性，移動能力，ADL，健康関連QOL（health-related quality of life），治療効果対コスト面などでBobath法の優位性は示されなかった．しかし唯一，バランス能力でBobath法の優位性が示された．

Bobath法が重視する筋緊張の亢進や姿勢反射の異常を抑制することより，患者の麻痺肢の運動を繰り返し求めることの方が重要なのかもしれない．

2. PNF

神経生理学者で医師でもあったKabatは，1940年代のGellhornの生理学実験結果[21-23]などを参考として具体的テクニックを"Studies on neuromuscular dysfunction"というタイトルでまとめている[24]．1950年代には臨床経験に基づいた運動麻痺に有効である促通テクニックが応用され，Knott，Vossらによって広められた[9]．

運動療法としてのPNF（proprioceptive neuromuscular facilitation）の特徴は，PNF運動パターンを用いて強い部分と弱い部分を組み合わせて行う運動パターンで刺激を加えることである．この理論的根拠は脊髄反射の脊髄固有反射である．この脊髄反射を基にして過負荷の原理である抵抗運動を応用する促通法である[25]．

PNFと伝統的リハビリテーションを比較したRCTでは，有意な治療効果の差は認めなかった[26, 27]．またPNFも原法のままでは，そのパターンが共同運動パターンに近いものがある点，必ずしも患者の歩行や上肢の実用的な運動パターンでない点，患者に最大筋収縮を要求すると共同運動の誘発強化に陥る危険性がある点が短所と考えられる[28]．

3. Brunnstrom法

脳血管障害の麻痺の回復過程をⅠ～Ⅵの6段階に分類し，初期には回復過程に生ずる緊張性頚反射や緊張性迷路反射などの共同運動，連合運動を利用し，運動を回復させる．その後に分離した随意運動を誘発させるアプローチ法である[10]．

Brunnstrom法と伝統的リハビリテーションを比較したRCTでは，有意な治療効果の差は認めなかった[27]．

3 促通反復療法とその理論

わが国においてBobath法，PNF，Brunnstrom法などの従来の神経筋促通手技は，脳卒中後の運動機能回復を促進すると経験的に信じられ広く使用されている．しかし，これまでにエビデンスレベルの高い統制された研究で運動機能を回復させるという根拠は示されていない[12]．

そのような中わが国で，脳卒中患者の病態に合わせ四肢末端からの入力による脊髄レベルの興奮水準の操作と患者の意図による運動性下降路の興奮をうまく組み合わせることを目標に新しい神経筋促通手技である促通反復療法が開発された[28]．

促通反復療法は，川平により開発当初，脳卒中患者の病態像に即し十数種類のパターンに標準化された．これらの詳細は川平の著書を参考にしていただきたい[28]．ここで

はその共通の考え方を列挙し紹介する．①あらゆる手段で自動運動を実現する，②脊髄レベルの興奮水準を操作する，③強化したい神経路にのみ興奮を与える，④共同運動パターンから分離した運動も反復する，⑤軽い抵抗と主動筋の反復運動を行う，⑥手指の運動も重視，⑦筋緊張を抑制することに過剰な配慮はしない[29]．

運動機能改善のキーワードとして脳の可塑性がある．大脳皮質において可塑的変化が起こるメカニズムとしては，いくつかの可能性が考えられる[30]．1つはシナプスの結合強度の変化である．シナプス可塑性として知られる長期増強(long-term potentiation：LTP)，長期抑制(long-term depression：LTD)については，海馬や小脳における記憶や学習に実際に機能している可能性があることが明らかになってきている．近年，海馬や小脳以外にも皮質感覚野や視床への電気刺激が皮質運動野にLTPを引き起こすことが明らかになり[31]，自動運動の反復と同時に体性感覚などの上行性の入力が，新しい運動技能を獲得することを容易にすると示された[32]．

促通反復療法が従来の神経筋促通手技に対して異なるのは，意図した運動を実現して高頻度に反復する点，患者への徒手抵抗は弱く最大筋力を発揮させない点，個々の手指運動の促通手技を有する点などが挙げられる．

4 促通反復療法のエビデンス

促通反復療法の臨床的有効性のエビデンスは，まず発症より1年以上経過した脳卒中慢性期片麻痺患者を対象にした介入前後比較試験がある[33]．1日に40分間の片麻痺上肢への促通反復療法を6週間実施し，前後の評価を上肢，手指12段階回復グレード，簡易上肢機能検査(simple test for evaluating hand function：STEF)で行った．結果は全対象では，促通反復療法により上肢，手指のグレード，STEFが有意に改善した．共同運動レベル群と分離運動可能群に分け両群を比較すると，手指グレード，STEFで分離運動群の改善度が有意に大きかった．

回復期片麻痺患者に関してはRCTがあり[34]，上肢Brunnstromステージ3以上で罹病期間が3か月未満の脳卒中片麻痺患者52名に関して，促通反復療法群と対照治療群の2群で検討された．片麻痺上肢への治療は両群とも1日40分，週5日で4週間行った．その結果action research arm test(ARAT)およびFugl-Meyer assessment(FMA)の改善度の比較において促通反復療法群が有意に高かった．

5 促通反復療法の適応と実際

現時点における知見では，促通反復療法の単独にて有意に改善効果が得られるのは，上肢Brunnstromステージが脳卒中回復期においておおむね3以上，慢性期がおおむね4以上である．重度麻痺や著しい運動時痛，関節拘縮がある場合，治療者の指示に従えない症例ではその効果をあまり期待できない[35]．痙縮が著明な症例ではボツリヌス療法などの併用によって痙縮をコントロールした上で実施することもできる．以下に実際の促通反復療法の基本手技の原則を概説する．

1. 目標の神経路の興奮

　　　促通反復療法の基本的手技の原則として麻痺した筋に収縮を起こすには，その筋の運動性下降路の興奮水準を高める必要がある．それには共同運動や伸張反射，皮膚筋反射，姿勢反射（緊張性迷路反射，緊張性頚反射），連合反応，PNF の肢位や運動パターン，口頭指示，目標部位の注視などを利用できる[28]．

2. 共同運動からの分離

　　　麻痺肢の共同運動分離を促進するには，まず共同運動でよいので麻痺肢の運動を誘発する．続いて目標の筋に促通法を用いて緊張を高めた直後に目標の筋だけの収縮を促す．特に歩行や ADL に必要な筋の組み合わせの再獲得を優先する．この促通は随意性が高い近位部の運動から遠位部へ拡大する[28]．

3. 運動パターンと反復回数

　　　麻痺の回復を目的とした促通反復療法の運動パターンを，麻痺の程度に合わせて 3～4 種類に選択する．一般的には 100 回（困難な場合は 50 回）の促通反復を行う．必要性の高い運動パターンは上肢では①肩関節の屈曲・内転，②肘の屈曲・伸展，③母指と示指の屈伸，下肢では④股関節の屈曲・内転−伸展・外転（膝屈曲位），⑤膝関節屈曲・伸展などがある[28]．

ⓐ 肩関節の屈曲・内転（臥位）（図 1）

　　　治療者は片手の指先で前腕を軽くつかんで外旋位に保持する（図 1 Ⓐ）．対側手の母指を上腕に置き，示指，中指あるいは中指，環指で三角筋前部をタップする（図 1 Ⓑ）．前腕は肘が顔の前，手が対側の前額部に近づくように誘導する（図 1 Ⓒ）．

ⓑ 肘の屈曲・伸展（臥位）（図 2）

　　　治療者は片手の母指と他指で手関節の近位部を持ち，肩関節屈曲 90°，肘屈曲 90° に支持する（図 2 Ⓐ）．対側手の母指を上腕三頭筋遠位部，中指と環指を上腕三頭筋近位部に当てる．前腕の回外と同時に母指と環指で上腕三頭筋を突くように肘伸展を促通する（図 2 Ⓑ）．上腕に置いた示指，中指を上腕二頭筋の上へ，母指を肘頭へ移す．「肘を曲げて」と指示を出し上腕二頭筋腱を刺激しながら肘屈曲を促す（図 2 Ⓒ）．

ⓒ 母指の伸展（臥位）（図 3）

　　　片手の母指と示指，中指で麻痺肢の手関節を掌屈位にし，対側手の母指を麻痺手の母指中手骨に，示指を母指基節骨，中指を母指の爪の上に置く（図 3 Ⓐ）．母指を素早く屈曲させ，同時に「はい，伸ばして」と指示する（図 3 Ⓑ）．母指の中手骨を内転方向へ押して，遠位指節間（distal interpharangeal：DIP）関節の伸展を誘発する（図 3 Ⓒ）．

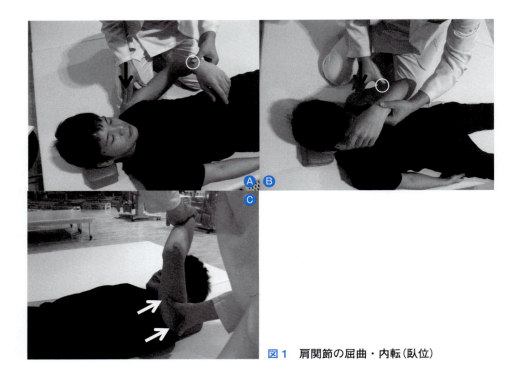

図1　肩関節の屈曲・内転（臥位）

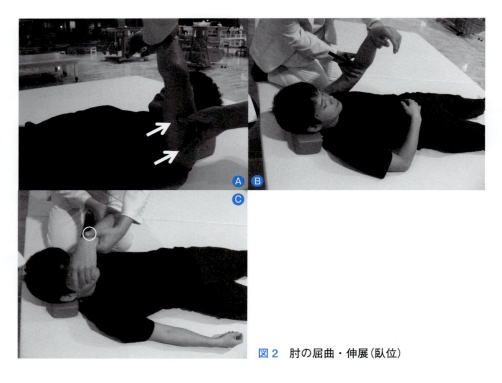

図2　肘の屈曲・伸展（臥位）

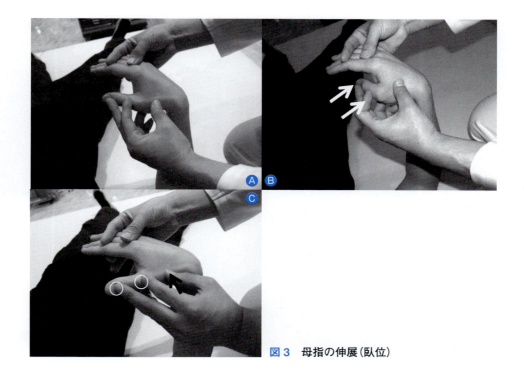

図3　母指の伸展（臥位）

ⓓ 股関節の屈曲・内転―伸展・外転（臥位，膝屈曲位）（図4）

治療者は患者の麻痺側に座る．片手で下腿近位部を前方からつかむ（図4Ⓐ）．膝を完全に屈曲した状態で，股関節を屈曲位にする．対側母指は鼠径部，他の指を殿部に置く（図4Ⓑ）．「膝を斜め下へ」と指示する．股関節伸展の促通には大殿筋を，股関節外転の促通には大転子と腸骨稜との間を指先でタッピングする．今度は，「はい，膝を臍の上へ」と指示し，母指で鼠径部をこすり，股関節を屈曲・内転へ促通する（図4Ⓒ）．

ⓔ 膝関節の屈曲・伸展（座位）（図5）

治療者は座位の患者の前に座り，片手でハムストリングを下からつかみ，対側手で足部を足背からつかみ，膝関節を屈曲位にする（図5Ⓐ）．足部をつかんだ手で，膝屈筋にストレッチを加え，同時に内がえしを加える（図5Ⓑ）．片手でハムストリングスを軽くタッピングしながら膝屈曲を促通する．その後膝蓋腱上を母指でこすって膝伸展を促通する（図5Ⓒ）．

6 神経筋促通手技の今後

神経筋促通手技は，その効果が個人の技能や患者の症状の差に依存するところが多く，これまでもエビデンスの確立が十分ではない分野である．そのようななか2000年代に，促通反復療法が提唱された．神経路の強化は興奮伝導によるシナプス伝達効率の向上と神経栄養因子の放出，組織的結合強化によるとの事実に基づいて，複数の

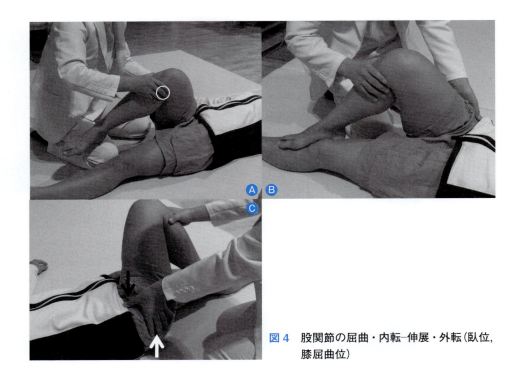

図4　股関節の屈曲・内転―伸展・外転（臥位，膝屈曲位）

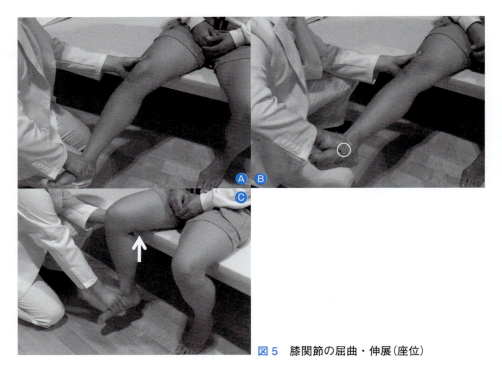

図5　膝関節の屈曲・伸展（座位）

刺激を用いて目標の神経路を興奮させ，意図した運動の実現と反復によって運動性下降路を再建・強化し，麻痺の回復促進を図るものであった．そして最近，回復期の脳卒中片麻痺に関してRCTにてその効果が証明された．しかし重度麻痺例・意識障害例への適応や，手技の習得の問題などの課題がある．またさらなるエビデンスの確立と適応拡大，その他の治療法との併用による効果の検討など，今後の研究が期待される．

文献

1) 道免和久：Neuro-Rehabilitation ニューロリハビリテーション．http://www.neuroreha.jp/Neuro-Rehabilitation.html
2) Biernaskie J, Corbett D : Enriched rehabilitative training promotes improved forelimb motor function and enhanced dendritic growth after focal ischemic injury. *J Neurosci* 21 : 5272-5280, 2001
3) Biernaskie J, Chernenko G, Corbett D : Efficacy of rehabilitative experience declines with time after focal ischemic brain injury. *J Neurosci* 24 : 1245-1254, 2004
4) Nudo RJ : Mechanisms for recovery of motor function following cortical damage. *Curr Opin Neurobiol* 16 : 638-644, 2006
5) Doya K : What are the computations of the cerebellum, the basal ganglia and the cerebral cortex ? *Neural Netw* 12 : 961-974, 1999
6) 川平和美，下堂薗恵：【ニューロリハビリテーション】促通法の進歩―促通反復療法の理論と実際．*MB Med Reha* No.141 : 37-42, 2012
7) Selzer ME, Clarke S, Cohen L, et al : Textbook of Neural Repair and Rehabilitation. Volume 2, Medical Neurorehabilitation. p580, Cambridge University Press, New York, 2006
8) Bobath B : Adult Hemiplegia: Evaluation and Treatment. 3rd ed, Butterworth-Heinemann Medical Books, London, 1990
9) Knott M, Voss DE : Proprioceptive Neuromuscular Facilitation : Patterns and Techniques. 2nd ed, Harper & Row, Publishers Inc, New York, 1968
10) Sawner KA : Brunnstrom's Movement Therapy in Hemiplegia: A Neurophysiological Approach. 2nd ed, Lippincott, Philadelphia, 1992
11) 川平和美，下堂薗恵：【リハビリテーション医学2007―最近10年の動向とエビデンス】リハビリテーション・アプローチ ファシリテーション・テクニック．総合リハ 35 : 1199-1204, 2007
12) 篠原幸人，小川 彰，鈴木則宏・他（編）：運動障害・ADLに対するリハビリテーション．脳卒中治療ガイドライン2009, pp296-299, 協和企画, 2009
13) Langhorne P, Bernhardt J, Kwakkel G : Stroke rehabilitation. *Lancet* 377 : 1693-1702, 2011
14) Van Peppen RP, Kwakkel G, Wood-Dauphinee S, et al : The impact of physical therapy on functional outcomes after stroke: what's the evidence? *Clin Rehabil* 18 : 833-862, 2004
15) 古沢正道：脳卒中片麻痺に対する理学療法 15年の変遷 脳卒中片麻痺へのBobathアプローチの変遷．PTジャーナル 29 : 237-243, 1995
16) 古澤正道，宮井一郎：リハビリテーション技術 Bobathアプローチ．臨床リハ 14 : 70-72, 2005
17) 福田道隆：片麻痺に対するファシリテーション・テクニックの効用―Bobath法の評価．総合リハ 14 : 173-184, 1986
18) 紀伊克昌：〔脳卒中リハビリテーションの再検討〕Bobath Approachの位置付け．理学療法と作業療法 21 : 735-740, 1987
19) Luke C, Dodd KJ, Brock K : Outcomes of the Bobath concept on upper limb recovery following stroke. *Clin Rehabil* 18 : 888-898, 2004
20) Kollen BJ, Lennon S, Lyons B, et al : The effectiveness of the Bobath concept in stroke rehabilitation: what is the evidence? *Stroke* 40 : e89-97, 2009
21) Gellhorn E : Patterns of muscular activity in man. *Arch Phys Med Rehabil* 28 : 566-574, 1947
22) Gellhorn E : Proprioception and the motor cortex. *Brain* 72 : 35-62, 1949
23) Gellhorn E : The validity of the concept of multiplicity of representation in the motor cortex under conditions of threshold stimulation. *Brain* 73 : 267-274, 1950
24) Kabat H : Studies on neuromuscular dysfunction: new principles of neuromuscular

reeducation. *Perm Found Med Bull* 5:111-123, 1947
25) Kabat H : Studies on neuromuscular dysfunction. XV. The role of central facilitation in restoration of motor function in paralysis. *Arch Phys Med* 33:521-533, 1952
26) Dickstein R, Hocherman S, Pillar T, et al : Stroke rehabilitation. Three exercise therapy approaches. *Phys Ther* 66:1233-1238, 1986
27) Stern PH, McDowell F, Miller JM, et al : Effects of facilitation exercise techniques in stroke rehabilitation. *Arch Phys Med Rehabil* 51:526-531, 1970
28) 川平和美：片麻痺回復のための運動療法—促通反復療法「川平法」の理論と実際．第2版，医学書院，2010
29) 野間知一：【OTの臨床実践に役立つ理論と技術-概念から各種応用まで】（第2章）中枢神経系に関するもの 6 促通反復療法（川平法）．OTジャーナル 47:661-665, 2013
30) Hallett M : Plasticity of the human motor cortex and recovery from stroke. *Brain Res Brain Res Rev* 36:169-174, 2001
31) Asanuma H, Keller A : Neuronal mechanisms of motor learning in mammals. *Neuroreport* 2:217-224, 1991
32) Asanuma H, Pavlides C : Neurobiological basis of motor learning in mammals. *Neuroreport* 8:i-vi, 1997
33) 野間知一，鎌田克也，海 唯子・他：慢性期の脳卒中片麻痺上肢への促通反復療法の効果．総合リハ 36:695-699, 2008
34) Shimodozono M, Noma T, Nomoto Y, et al : Benefits of a repetitive facilitative exercise program for the upper paretic extremity after subacute stroke: a randomized controlled trial. *Neurorehabil Neural Repair* 27:296-305, 2013
35) 下堂薗恵：片麻痺上肢への革新的治療法 促通反復療法．*Jpn J Rehabil Med* 48:188-191, 2011

6 下肢に対する機能的/治療的電気刺激

1 はじめに

　リハビリテーション科(以下,リハビリ科)では中枢性の下垂足や内反尖足を有する患者に対し短下肢装具などを標準的な歩行装具として幅広く使用しており,臨床的有用性も確立している[1].しかし近年,特に欧米諸国では中枢性の下垂足に対する新たな治療機器として機能的電気刺激(functional electrical stimulation：FES)装置が広く使用されている.

　脊髄損傷や脳卒中に起因する運動麻痺は主に上位ニューロン障害に起因するため,麻痺筋とその支配神経に正常な電気的興奮性が残存していることが多い.この場合,電気刺激を加えることで麻痺筋を収縮させることが可能である.FESは刺激電極を介して神経,筋に刺激を与えることで動作の再建を行う治療機器である.

　短下肢装具と比較し,FES装置は足関節背屈方向への運動を制限しないため足関節背屈筋の筋力が低下しにくいと考えられている.また,下腿近位のセンサーが下腿の傾きを感知して遊脚期を判別するウォークエイド®(図1)は外観上も足関節以下に装着する装置がなく目立ちにくいため,自由に靴を選べるというメリットや日本人の裸足での畳上での生活が可能であるというメリットがある.本項では下肢FES装置の効果を短下肢装具との比較という観点も含め言及する.

2 機能的電気刺激(FES)療法とは(歴史・種類)

　脳卒中や脊髄損傷などによって中枢からの連絡が途絶えた末梢の二次運動ニューロンとその支配筋は,生理学的な興奮を持っているにもかかわらずその機能を果たすことができず廃用性の筋萎縮を生じる場合がある.この場合,二次運動ニューロンは興奮性を維持しているため,中枢神経を経由せず直接電気刺激で発火させることが可能である.治療的電気刺激(TES)ではこの現象を利用し,対象とする神経・筋を動かすことを目的としている.このため末梢神経障害には適応がなく,中枢性神経障害による運動麻痺に対して適応があると考えられている.

　FESの研究は1961年にLibersonら[2]が脳卒中による片麻痺患者に対して行った研究に端を発する.Libersonらは遊脚期の総腓骨神経刺激を刺激することで足関節の背屈を制御できることを報告したが,当初の装置では複雑な制御は不可能であり実用

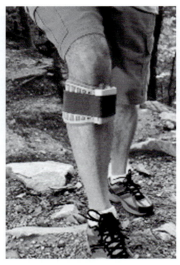
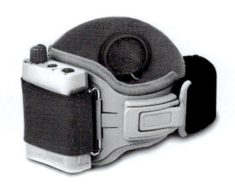

図1　ウォークエイド®
〔写真提供：帝人ファーマ株式会社〕

性に乏しかった．1980年代に入ると医用工学の技術が進み，実用的なFES装置が開発され始めた．1985年にはわが国で初めて厚生省の認可を受けた，表面電極による下肢の電気刺激装置が市販されている．

以降開発が進み，中枢性の下垂足や内反尖足による歩行障害に対する実用的なFES装置が開発されている．現在広く使用される下肢のFES装置にはL300フットドロップシステム®，ウォークエイド®などがある．L300フットドロップシステム®は中枢性麻痺性の下垂足による歩行障害に対するFES装置として，2010年12月に厚生労働省から薬事承認を取得し国内での臨床使用が可能となった．ウォークエイド®もまた2012年11月に薬事承認を得た装置である．

後述する体内埋め込み型磁気刺激駆動型装置の研究も進んでおり，より小型で対象筋をより特異的に刺激できる装置の開発が期待されている．

3　表面刺激型機能的電気刺激療法（使用方法）

L300フットドロップシステム®は，下腿近位部に装着して刺激を行うFS cuff，刺激に関するモード設置を行うcontrol unit，足のかかと部分に装着するIntelli-sense gait sensorから構成されている．このかかと部分の圧力センサーが圧を感知し，無線でFS cuffに圧情報を送ることで刺激のON/OFFを行う仕組みである（図2）．

一方ウォークエイド®は圧センサーにより刺激を調整するのではなく，下腿近位部の小型刺激装置に内蔵された傾斜を感知するセンサーが下腿の傾斜変化を感知し，傾斜角度に合わせて刺激のON/OFFを調整するシステムである．モード設定はパソコンを用いて行うことができ，刺激強度・刺激開始と終了の下腿傾斜角度・最大刺激持続時間・刺激終了後に新たな刺激が開始されないようにする時間を設定することができる（図1）．

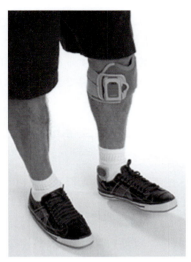 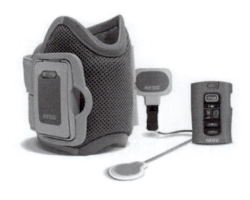

図2　NESS L300 フットドロップシステム®

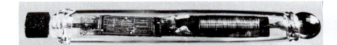 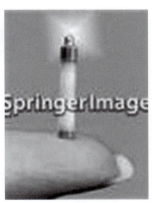

図3　RF BION Microstimulation

4 体内埋め込み型磁気刺激駆動型装置

　1988年にHeetderksが，初めてミリ単位のサイズの神経補綴を目的とした埋め込み型装置，体内埋め込み型磁気刺激駆動型装置の実現可能性を発表した．年を経て現在の形の小型刺激装置ができ上がり，RF BION 小型刺激装置は1999年に初めて人体への応用が始まった．この完全埋め込み型の刺激装置は，末梢神経の機能的電気刺激を目的とするセラミック製の長さ16.6 mm，直径2.4 mm，重さ0.265 gの小型ワイヤレス刺激装置である．刺激電極は筒状装置の両端に位置しており，小さな生体侵襲で埋め込みが可能である（図3）．

　こういった刺激装置を用いて海外では多くの臨床試験が行われている．研究対象は脳卒中患者の肩関節亜脱臼，排尿コントロール，睡眠時無呼吸症候群など多岐にわたる．Weberら[3]は，脊髄損傷発症後中枢性の下垂足を呈する患者にBIONic

WalkAide®を使用した経験を報告している．この装置を使用することで遊脚期における下垂足が改善し，患者の歩行速度も改善したと報告している．また，表面電極と異なり小型で埋め込むことができるため表面電極と比較するとより特異的に神経を刺激できることから，よりバランスよく足関節の背屈を誘導できるのではないかと考えられている．

5 治療的電気刺激（TES）の効果

電気により筋肉を刺激する方法には，治療的な利用法と機能的な利用法がある．前者は治療的電気刺激（therapeutic electrical stimulation：TES）と呼ばれている．まずTESの定義を述べる．

TESの効果としては，①歩行速度の改善，②筋肉量の増加，③痙縮の改善，④日常生活活動（activities of daily living：ADL）や生活の質（quality of life：QOL）の改善が期待される．

Robbinsら[4]の行ったメタアナリシスにおいて，慢性期脳卒中患者に対するTESにより歩行スピードが改善することが証明されている．Kludingら[5]やEveraertら[6]は慢性期脳卒中患者がTESを行うことで歩行スピードが有意に改善すると結論づけているが，その改善は短下肢装具（ankle foot orthosis：AFO）と比較して有意差はないとしている．近年では中枢性の下垂足を呈する亜急性期脳卒中患者に対してFESを併用したリハビリを行う試みもなされており[7]，亜急性期における効果の検討が行われている．下肢機能改善に関して，TESはAFOとの比較を行った研究が多いが，実際にわれわれが臨床で使用する際はどちらが器具として有用かではなく，個々の特性を理解し個々の患者によりよい器具を提供するようそれぞれの特性や効果を習熟しておくことが重要である．

Damianoら[8]は，小児の脊髄不全麻痺の患者に3か月間のTESを行うことで前脛骨筋の筋肉量が有意に増加したと報告しており，筋肉の使用依存性可塑性を示唆している．また，脳卒中患者や脊髄損傷患者が毎日の生活の中でFES装置を使用し，3か月以上経過した時点で筋電図検査を行うと，運動誘発電位（motor evoked potential：MEP）と最大随意収縮（maximal voluntary contraction：MVC）がそれぞれ50％と48％増加したとの報告がなされており[9]，毎日電気刺激装置を使用することで大脳運動野と下降線維の残存したネットワークを活性化させることができるのではないかと考えられている．

TESに期待できる効果としては痙縮の改善も挙げられる．われわれは，慢性期脳卒中患者を対象にウォークエイド®を着用した状態で理学療法士による歩行訓練を行い，その効果を検証しており，今後痙縮の改善を示す結果が期待できるのではないかと考えている．海外では，Loら[10,11]が慢性期脳卒中患者に対し，TESにleg-cycling wheel chairを使用した運動を併せて行うことで電気生理学的に有意に痙縮の改善を認めたと報告している．また，理学療法士による訓練のみ行った群と比較し，訓練にFESとしてL300フットドロップシステム®を併用した群は有意に痙縮が改善

するという研究結果も出ており[12]，今後大規模無作為化比較試験でのさらなる研究結果の蓄積が期待される．

TESによる下肢機能改善の副次的な効果としてADLやQOLの改善も期待されている．Laufer ら[13]はFES装置を使用している慢性期脳卒中患者を1年間経過観察し，日常生活の中での機能的能力や社会参加の程度の変化を評価している．それによると，FES装置を使用し始めてからの2か月目で，身体機能はSIS(stroke impact scale)の点数で18%増加し，社会参加の項目の点数は25.2%増加したと報告されている．TESを併用したリハビリを行う方が併用しないよりもQOLが改善するという報告[14]や装置使用の満足度はAFOと比較し下肢FES装置の方が高いと結論づけている報告が多く[5]，下肢機能改善以外の副次的な効果も期待できる可能性が高い．

また，歩行能力改善による全身的な効果も検討されている．下肢麻痺患者では歩行の機会が減ることによる運動耐容能の低下やメタボリックシンドロームの合併が問題になる場合がある．特に対麻痺患者の場合，上肢を用いた車椅子スポーツは行われるが，下肢に対し積極的な運動を行うことは困難であった．このため下肢を動かす運動を行うことで運動耐容能の改善やメタボリックシンドローム発症予防を行う試みがなされている．Wheeler ら[14]は脊髄損傷患者に対しFES装置を併用し週3回・1回当たり30分の歩行訓練を行うことで，3か月後に最大酸素摂取量が有意に上昇したと報告している．国内ではShimada ら[15]がFESローイングマシンを開発し，対麻痺患者が適切な負荷量での運動を行うことができたと報告している．Davoodi ら[16]は対麻痺患者を対象に3か月間のFESローイングエクササイズを行い，最大酸素摂取量やローイング距離が有意に改善したことを報告しており，メタボリックシンドロームの改善や予防という観点からもTESは有用な治療であると考えられている．

近年ではTaylor ら[17]が中枢性の下垂足を呈する患者に対する長期的な費用対効果についての検証を行っており，TESは費用対効果のよい治療法であることが示されている．

以上の結果から，今後TESはAFOとならび脳卒中の標準的なリハビリの一翼を担う可能性が非常に高いと考える．

6 治療的電気刺激（TES）の今後の展望

近年ロコモティブシンドロームやサルコペニアが医療のトピックスであり，麻痺患者の不活動による全身の運動耐容能の低下やメタボリックシンドロームの合併も大きな問題になっている．麻痺患者における耐容能低下予防のフィットネスエクササイズは重要なリハビリであり，心血管イベントの予防を目標としたFESの使用が今後さらに期待される．

また，現段階ではAFOを比較対象とした研究が多いが，ゲートソリューション®やPrimewalk®など比較的新しい装具との比較検討を行った研究は非常に少ない．

また，脳卒中や脊髄損傷発症後どの時期からどの程度の介入で歩行能力改善の効果があるのかの検討は今後の課題でもある．

重要な点は，AFO と TES を比較しどちらが優れているのかの優劣をつけることではない．AFO・TES それぞれのメリット・デメリットを把握した上で，患者のニーズに合わせてよりよい選択ができるようそれらの特徴を熟知し選択の幅を広げることである．

文献

1) Hesse S, Werner C, Matthias K, et al : Non-velocity-related effects of a rigid double-stopped ankle-foot orthosis on gait and lower limb muscle activity of hemiparetic subjects with an equinovarus deformity. *Stroke* 30 : 1855-1861, 1999
2) Liberson WT, Holmquest HJ, Scot D, et al : Functional electrotherapy, stimulation of the peroneal nerve synchronized with the swing phase of the gait of hemiplegic patient. *Arch Phys Med Rehabil* 42 : 101-105, 1961
3) Weber DJ, Stein RB, Chan KM, et al : BIONic WalkAide for correcting foot drop. *IEEE Trans Neural Syst Rehabil Eng* 13 : 242-246, 2005
4) Robbins SM, Houghton PE, Woodbury MG, et al : The therapeutic effect of functional and transcutaneous electric stimulation on improving gait speed in stroke patients: a meta-analysis. *Arch Phys Med Rehabil* 87 : 853-859, 2006
5) Kluding PM, Dunning K, O'Dell MW, et al : Foot drop stimulation versus ankle foot orthosis after stroke: 30-week outcomes. *Stroke* 44 : 1660-1669, 2013
6) Everaert DG, Stein RB, Abrams GM, et al : Effect of a foot-drop stimulator and ankle-foot orthosis on walking performance after stroke: a multicenter randomized controlled trial. *Neurorehabil Neural Repair* 27 : 579-591, 2013
7) Salisbury L, Shiels J, Todd I, et al : A feasibility study to investigate the clinical application of functional electrical stimulation (FES), for dropped foot, during the sub acute phase of stroke-A randomized controlled trial. *Physiother Theory Pract* 29 : 31-40, 2013
8) Damiano DL, Prosser LA, Curatalo LA, et al : Muscle plasticity and ankle control after repetitive use of a functional electrical stimulation device for foot drop in cerebral palsy. *Neurorehabil Neural Repair* 27 : 200-207, 2013
9) Everaert DG, Thompson AK, Chong SL, et al : Does functional electrical stimulation for foot drop strengthen corticospinal connections? *Neurorehabil Neural Repair* 24 : 168-177, 2010
10) Lo HC, Tsai KH, Su FC, et al : Efects of a functional electrical stimulation-assisted leg-cycling wheel-chair on reducing spasticity of patients after stroke. *J Rehabil Med* 41 : 242-246, 2009
11) Lo HC, Hsu YC, Hsueh YH, et al : Cycring exercise with functional electrical stimulation improves postural control in stroke patients. *Gait Posture* 35 : 506-510, 2012
12) Sabut SK, Sikdar C, Kumar R, et al : Functional electrical stimulation of dorsiflexor muscle: effects on dorsiflexor strength, plantarflexor spasticity, and motor recovery in stroke patients. *NeuroRehabilitation* 29 : 393-400, 2011
13) Laufer Y, Hausdorff JM, Ring H : Effects of a foot drop neuroprosthesis on functional abilities, social participation, and gait velocity. *Am J Phys Med Rehabil* 88 : 14-20, 2009
14) Wheeler GD, Andrews B, Lederer R, et al : Functional electric stimulation-assisted rowing: increasing cardiovascular fitness through functional electric stimulation rowing training in persons with spinal cord injury. *Arch Phys Med Rehabil* 83 : 1093-1099, 2002
15) Shimada Y, Sato M, Miyawaki K, et al : The Akita functional electrical-assisted rowing machine for rehabilitation exercise. *Akita J Med* 33 : 105-111, 2006
16) Davoodi R, Andrews BJ, Wheeler GD, et al : Development of an indoor rowing machine with manual FES controller for total body exercise in paraplegia. *IEEE Trans Neural Syst Rehabil Eng* 10 : 197-203, 2002
17) Taylor P, Humphreys L, Swain I, et al : The long-term cost-effectiveness of the use of Functional Electrical Stimulation for the correction of dropped foot due to upper motor neuron lesion. *J Rehabil Med* 45 : 154-160, 2013

7 下肢のその他のニューロリハビリテーション

本項では,ロボットや機能的電気刺激(functional electrical stimulation:FES)を用いた下肢のリハビリテーションなど他項で既に紹介されている治療を除いた,下肢,特に歩行に対するリハビリテーション(以下,リハ)・アプローチを紹介したい.

1 はじめに

本項で取り扱う歩行のリハ・アプローチは,脳卒中合同ガイドライン委員会による「脳卒中治療ガイドライン2009」で,グレードB(行うように勧められる治療法)以上として挙げられている以下の内容である.

① 起立-着席訓練や歩行訓練などの下肢訓練の量を多くすることは,歩行能力の改善のために強く勧められる(グレードA).
② トレッドミル訓練,免荷式動力型歩行補助装置は脳卒中患者の歩行を改善するので勧められる(グレードB).
③ 脳卒中片麻痺で内反尖足がある患者に,歩行の改善のために短下肢装具を用いることが勧められる(グレードB).

これらを中心として述べるが,一部脳卒中以外の疾患の下肢のニューロリハについても取り扱う.

2 課題特異的訓練とそれに影響する因子

まず,上記①に関連し,歩行の課題特異的訓練(task-specific training)と訓練量の効果について概説する.ここで,歩行の課題特異的訓練とは,具体的には歩行という課題そのものを訓練するということである.

1. 課題特異的訓練と訓練量の重要性

これまで,歩行のリハ施行量の効果についての報告はなされてきたが,課題特異的訓練の量の効果に関する報告は多くない.Mooreら[2]は,発症から6か月以上経過し,ベースラインの歩行指標に変化が乏しく,いわゆるプラトーに達していると考えられ,PT(physical therapy)訓練終了を計画していた中等度から重度の歩行障害(歩行速度は<0.9 m/秒)の脳卒中片麻痺患者20人に対し歩行訓練量がその効果に及ぼす影響に

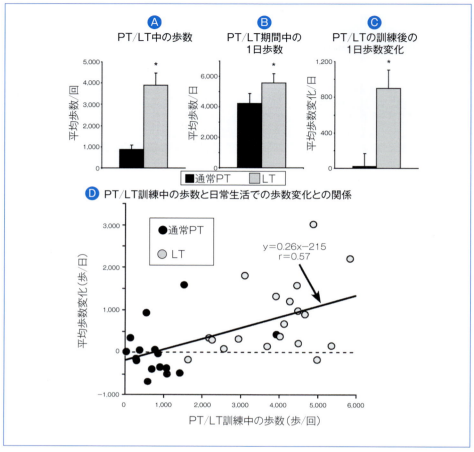

図1　🅐 PT/LT訓練中の歩数の差，🅑 PT/LT期間中の1日歩数の差，🅒 PT/LTの訓練後の1日歩数の変化の差，🅓 PT/LT訓練中の歩数と日常生活での歩数変化との相関
〔Moore JL, Roth EJ, Killian C, et al：Locomotor training improves daily stepping activity and gait efficiency in individuals poststroke who have reached a "plateau" in recovery. *Stroke* 41：131, 2010 より改変〕

ついての検討を行った．介入方法は，通常のPT終了後，トレッドミルを用いた歩行訓練であるLT(locomotor training)を直後から行う群と4週間遅れてLTを行う群に分けるクロスオーバー試験を行った．研究期間中，自宅や屋外，PT・LTセッション中の歩行量を患側下肢に装着した加速度計によって測定を行った．結果は通常のPT訓練中の歩行量は900歩未満(図1🅐)で，PT訓練前後で，歩行速度，12分間歩行距離はいくらかの向上をみたが，屋外歩行の主要な決定因子である歩行効率には変化はみられなかった．また，PT前後の自宅と屋外での5日間の歩行量はほとんど変化がなかった(図1🅒)．その後LT〔介助不要な限りにおいての最大速度，予測最大心拍数(heart rate max：HRmax)の85％未満で施行〕を施行した後では，歩行速度，12分間歩行距離，歩行効率に顕著な改善がみられた．45分間のLTセッションで平均3,896歩が観察され(図1🅐)，1日当たりの自宅・屋外での歩行量はLT後平均898歩(25%)の増加(図1🅒)をみた．PTとLTの訓練での歩数と実生活での歩行量の増加との関

連を検討すると，有意な相関（r＝0.57，p＜0.01）（図1 D）がみられた．

以上より，課題特異的（この場合は歩行）な訓練中の歩行量を増加させることにより，実生活での歩行能力が改善し，歩行量が増加させることができることが示され，課題特異的訓練とその量の重要性を証明する報告である．

> **コラム** 課題特異的訓練とは
>
> 歩行能力を向上させるためには歩行訓練を行う，といったように，課題の能力を向上させるために，その課題自体の訓練を反復して行うことを課題特異的訓練（task-specific training）という．
> 運動学習では，課題特異的な訓練とその訓練量が最も重要であるとされている．したがってリハにおける介入において，歩行に関する安定性・耐久性・歩容・速度といったさまざまなパラメーターを改善するためには，下肢関節の関節可動域訓練（range of motion exercise）や下肢筋群の筋力増強訓練だけでは不十分である．課題特異的訓練の量を増加することにより，その動作に関連する脳や脊髄での神経回路の活動の増加が起こり，神経回路の可塑性変化を促進すると考えられている．さらにはこのような変化は機能的な側面だけではなく，ニューロンの樹状突起と成長，シナプスの強度の増強と数の増加などを目的とする課題遂行に関与する神経の可塑性を直接刺激するため，訓練効果が高いとされている．

2．訓練強度の重要性

脳卒中後の歩行回復に歩行訓練の量が影響することは上記のとおりであるが，訓練強度（時間当たりの訓練量）が影響することについての報告もされてきている．例えば，トレッドミルでの歩行訓練ではトレッドミル上での歩行速度を増加させると訓練強度は上がる．Sullivan ら[3]の脳卒中患者を対象とした報告では，トレッドミルの速度を速くして歩行訓練をした群が遅くして歩行訓練した群より，地面での歩行速度が有意に改善することを示した．そのメカニズムとしては，トレッドミルの速度を増加させると，立位での歩行を維持継続し，歩行率や歩幅を増加させるための神経筋に対する要求（立脚期にはより高い推進力と制動力，遊脚期にはより大きな下肢を振り出す力）が増加し，より高い強度の神経活動が必要になる．このような高い強度の神経活動は，神経回路の持続的なシナプス効率の増加（長期増強）を引き起こしシナプスの結合性を強めること，および脳幹由来の内因性神経調節物質（セロトニン，ノルエピネフリン）の放出が促進され，脊髄の歩行機能に関連する神経回路の興奮性を高めることが知られている．

訓練の強度を全体の訓練量から厳密に区別して検討を行った研究は少ない．Mackoら[4]は脳卒中発症から6か月以上経過した慢性期患者に対し，心拍予備能の60〜70％の強度で週3回，1回40分の有酸素運動域の強度のトレッドミル歩行訓練を6か月施行した群（T群：35人）と従来のリハ（35分間のストレッチと5分間の心拍数予備能30〜40％の強度で5分間のトレッドミル歩行訓練）を同じ頻度・期間で施行した群（C群：20人）を比較し，T群はC群に比し最高酸素摂取量（17％ vs 3％，p＜0.005）（図2），6分間歩行距離（761〜922 ft vs. 848〜868 ft，p＜0.02）が有意に増加したことを報告している．さらに，同じグループのLuftら[5]は別の報告でfMRIで歩行時の脳活動を解析し，T群では訓練前に比べ，患側下肢の運動時に小脳後部の活動が72％，中脳

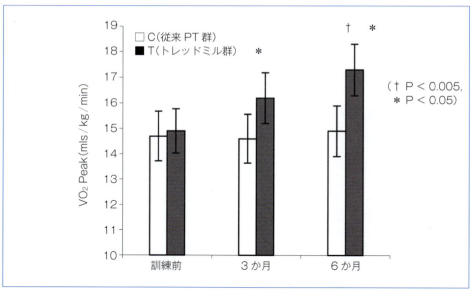

図2 訓練施行後3か月，6か月での最高酸素消費量（peak VO_2）のC群とT群との比較
〔Macko RF, Ivey FM, Forrester LW, et al : Treadmill exercise rehabilitation improves ambulatory function and cardiovascular fitness in patients with chronic stroke : a randomized, controlled trial. *Stroke* 36 : 2209, 2005 より〕

の活動が18％増加したが，このような変化はC群では起こらなかったことを報告した．これらの報告からも，訓練強度が高い訓練の方が脳の可塑的変化を促進し，心肺機能の向上も相まって，歩行改善に対しより効果的であることが示唆される．もちろん，この報告では，運動負荷の制限が必要な患者は対象から除外されており，年齢も平均62～63歳と比較的若いことも考慮すべきである．しかし，いくつかの米国での多施設の検討[6]では，脳卒中患者に対する1回のPTセッション（平均36分）は入院患者で平均249歩，外来患者で501歩しか歩行訓練を施行していないという報告があり，また，カナダの別の報告でも，PTの大部分の時間は心拍数予備能の，歩行介助の人は24％，歩行自立の人においても35％までという，非常に低い強度の訓練しか施行されていないことが報告されている[7]．本邦においても状況は大きく変わらないと思われ，リスク管理は当然必須であるが，可能な範囲で強度が高い訓練を提供することを心がける必要がある．

3 免荷式トレッドミル歩行訓練（BWSTT）

課題特異的訓練の考え方から，当初，脊髄損傷患者のリハとして登場したのがBWSTT（body weight supported treadmill training）であり，現在は上記「脳卒中治療ガイドライン2009」でも②で推奨されている．

1. ヒトの歩行の神経的な基礎[8]

　ヒトの中枢神経がどのように歩行中の下肢の動きを一見「簡単」で自動的な様式として制御しているのかは，100年以上もの間，神経科学者が挑んできた課題であった．20世紀の初め（1911年）にGraham-Brown[9]が彼の「半中枢（half-center）」仮説を考案した．それは，哺乳類において，上行性・下行性の入出力なしに律動的な運動パターンを発生できるという能力が本来脊髄に備わっていることを提起したものである．続いて，Grillner[10]がこれらの脊髄の神経回路をcentral pattern generator（CPG）と呼んだ．CPGは腰仙髄部分の脊髄の中に埋もれていて，歩行のような活動パターンを発生することができる．しかし，CPGの活動だけでは地面を歩行するには十分ではない．歩行は，生来備わった歩行パターンと，地面の状態などの外的環境に適応して下肢筋の活動を適切に調節することとの相互作用によって生み出される．それには，視覚系，前庭系，固有感覚系といったさまざまな入力情報からのフィードバックがCPGの活動へと統合される必要がある．CPGは諸感覚によるフィードバックや環境によって変わる運動課題の必要性に応じて，その反射的な回路を開けたり閉じたりすることで筋群の運動を調節する．さらには，複雑な環境へ適応するためには脊髄より上位中枢からの制御が必要となる．ヒトにおいて，皮質脊髄路が歩行のコントロールに関与している様式は，歩行の立脚期・遊脚期などの位相依存性に筋活動を調節することであり，歩行パターン自体は変えない．すなわち，脳の中枢はCPG活動を開始することは可能であるが，基本的な律動性は変更しがたいものである．歩行における脳の役割としては近赤外線による脳機能画像の検討で，一次感覚皮質の内側と補足運動野が歩行中に活動がみられ，その活動する領域の広さは歩行スピードと関連していること，および障害物を乗り越えるといったようなより高度な課題の遂行には大脳皮質の活動が必要であることが報告されている[11]．

2. 脊髄損傷患者に対する効果[8]

　現代のリハにおいては脊髄損傷（spinal cord injury：SCI）の両下肢麻痺障害に対して，単に代償的なアプローチを行うだけでなく，神経可塑性と神経修復を引き起こして歩行能力を再獲得することが目的となってきている．ヒトの歩行パターンを発生する神経回路は柔軟性が高く，神経の可塑性はSCIの患者で1年間にわたり起こるとされている．BWSTTで下肢へ荷重することにより，下肢伸筋群のIb afferentの固有感覚受容体と足底の機械受容体を介した下肢への荷重の情報が，多シナプスの脊髄反射経路で統合され，自動的な歩行パターンを実際の地面の状態に適合させるように働く．このように，健常歩行と同様の課題特異的な刺激を筋・関節から脊髄およびさらなる上位中枢まで繰り返し入力することにより，CPGをはじめとする神経回路の可塑性を刺激し，歩行の再学習が促進されると考えられている．

　SCIに対するBWSTTは，通常トレッドミル上でパラシュート用ハーネスと免荷装置を用いてトレッドミル上で上方に牽引して立たせ（図3 Ⓐ），部分的に免荷した状態で行われる．歩行訓練プログラムの開始時には理学療法士かロボット機器

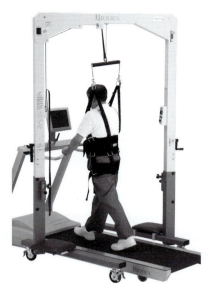

図3Ⓐ 通常のBWSTT
〔写真提供：酒井医療株式会社〕

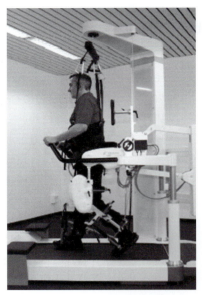

図3Ⓑ Lokomat®を用いたBWSTT

（Lokomat®，図3Ⓑ）で重症度に合わせて体幹・両下肢を介助する必要がある．残念ながら，現状では完全麻痺の患者の歩行能力回復に対して効果は望めず，不全麻痺の患者が適応となる．2013年に，不全脊髄損傷を対象にした論文のシステマティックレビュー[12]が発表されている．採用された9論文で，対象年齢は16～71歳，受傷後1か月から最高444か月まで，神経学的高位がC2～L3，米国脊髄損傷協会（American Spinal Cord Injury Association：ASIA）のグレードはB～Dで施行されていた．訓練の方法は平均30～40％の免荷で，週2～5回，30～60分/回で対照群は通常のPTが施行されていた．論文によってはBWSTTに下肢のFESも組み合わせたアプローチを行っていた．結果は，発症1年以内の患者を対象にした研究ではBWSTT群（徒手的に介助群，Lokomat®群ともに）が対照群に比べ，歩行速度，単位時間当たりの歩行距離において統計学的に有意な改善をみているが，その改善度は報告によって差（歩行速度で0.10～0.40 m/秒）があり，対照群との差が小さい報告もある．また，発症1年以上経過した群ではBWSTT単独では介入前後での変化は他のアプローチと大きな差がなく，FESと組み合わせることにより，対照群やBWSTT単独群より歩行パラメーターの改善が得られたとしている．著者らの結論はBWSTTの効果についてのエビデンスは限られたものであり，さらなる検討が必要とされている．著者らは，このような結果をきたした原因として，①対象患者の歩行能力に差があること，②BWSTTは地面での歩行とは違う歩行をする訓練であり，厳密な意味では課題特異的な訓練ではないこと，を挙げているが，今後，どのような対象に最も有効かの研究が必要と考える．

このレビューでの代表的な研究を1つ紹介する．Dobkinら[13]は，発症8週間

以内の脊髄損傷(C5〜L3)の患者で機能的自立度評価法(functional independence measure：FIM)の歩行スケールが4未満の患者146人に対し，12週間のBWSTT訓練(BWSTT)群と，同じ時間でのBWSTTなしで装具・補助具を用い介助下で地面での歩行訓練を行った群(CONT群)に分けその効果を検討した．その結果，ASIA-Bの35%(ただし，改善した人は発症8週間以内にASIA-Cに移行)，ASIA-Cの92%，すべてのASIA-Dが歩行自立したことを報告している．しかし，BWSTT群とCONT群の間で，歩行速度などのリハ効果には差はみられなかった．この報告では，①対照群も装具を用いての歩行訓練を毎回30〜45分行っていた，②BWSTT群のBWSTT自体の施行時間は20〜30分と短く，10〜20分は地面での歩行訓練であった，などが，有意差が出なかった理由として考えられるが，歩行自立へのためには，どんな方法であれ，早期からの歩行訓練が重要で，特にASIA-Cにおいても高い歩行自立率を獲得できることを示した重要な報告である．

3. 脳卒中患者に対する効果

a 亜急性期

　脳卒中患者へのBWSTTの効果についても，最近これまでの発症から3か月以内の亜急性期の歩行が未自立の脳卒中患者に対してBWSTTを行った群と通常の地面での歩行訓練をした対照群との無作為化比較試験(randomized controlled trial：RCT)を行った報告を6つ抽出したシステマティックレビュー[14]が発表されている．その結果，4週間で539人，6か月では312人の患者において，歩行自立となった患者の割合はBWSTT群は4週間で55%，6か月で70%であるのに対し，対照群では，それぞれ，32%，46%と有意に低かった．歩行速度もBWSTT群が対照群に比べ4週間で0.09 m/秒，6か月で0.12 m/秒，有意に歩行速度が速かったと報告している．ただ，その後，効果に対して，否定的な報告が多くみられるようになった．一例を挙げるとDuncanら[15]は，発症2か月以内の当初歩行介助が必要な脳卒中患者を週3回12〜16週の，BWSTT訓練を発症2か月後に施行した早期訓練群と6か月後に施行した晩期訓練群，自宅でPTの指導の基にホームプログラムを施行した3群にランダムに分け，発症6か月後，1年後の歩行速度，ベルグ・バランス・スケール，日常生活活動(activities of daily living：ADL)を検討した．しかし，3群間で有意差はみられず，むしろ，BWSTT群には訓練中のめまいなどの頻度が高く，転倒も多かったと報告している．

　現状では，亜急性期の脳卒中患者の歩行リハにおいて，他の治療法に比べてのBWSTTの優越性はまだ定まっているとはいえず，今後，有効な患者群の検討などのさらなる検討が望まれる．

b 慢性期

　脳卒中慢性期のBWSTTの報告も多くみられる．主に歩行速度向上の目的に用いられるが，まだ，その有用性は確立しているとはいえない．しかし，訓練者に与える運

動強度のコントロールが容易であり,可能であれば試みるべき治療法であると考える.
　Sullivanら[3]は,慢性期で少なくとも歩行速度が正常の半分未満で10m歩行が修正自立以上の脳卒中患者24人を週3回4週間,1回20分のBWSTTを0.5m/秒で行うslow群と2.0m/秒で行うfast群と,0.5,1.0,1.5,2.0と変更して行うvariable群の3群に割り付け,1か月後,3か月後歩行速度の変化を比較した.その結果すべての群で歩行速度の増加をみたが,fast群が他の2群より有意に歩行速度の改善が大きかったことを報告している.このように,可能な限り,トレッドミルの速度は速く設定して訓練を施行する方が効果的であるようである.
　また,Hornbyら[16]は48人の10m歩行が修正自立以上の慢性期脳卒中患者に30分×12回のBWSTT訓練を施行し,下肢の移動をロボットが介助する群とセラピストが介助する群に分け,歩行速度,麻痺側下肢の単脚支持期の長さを比較した.その結果,ロボット介助群よりもセラピスト介助群の方が,歩行速度の増加と単脚支持期の長さの増加が有意に大きかった.著者らは,ロボット介助ではセラピスト介助に比べて訓練者のエネルギー消費が低くなることを原因として挙げているが,やはり,人に介助してもらう方が訓練者の意欲もより向上し,セラピストもフィードバックがより適切になることも一因と考えられる.

4. パーキンソン病

　パーキンソン病に対するBWSTTの有用性に対する報告もある.
　Miyaiら[17]は24人のヤールの重症度分類(Yahr)2.5～3のパーキンソン病患者24人に対して,20%までのBWSTTを施行群と,同じ時間従来の理学療法を行う群(PT)群にランダムに分け,1回45分,週3回,1か月間の訓練を施行し,パーキンソン病の重症度評価(unified Parkinson's disease rating scale:UPDRS),10m歩行時間,10m歩行の歩数を1か月後から6か月まで1か月ごとにフォローし,その長期効果を比較した.その結果,BWSTT群はPT群と比べて,1か月後の有意な10m歩行時間の向上(BWSTT群:10.8→8.5 s,PT群:11.5→10.8 s)と10m歩行の歩数の改善(BWSTT群:23.4→20.0,PT群:22.8→22.7)がみられた.興味深いのはBWSTT群のPT群と比較しての有意な改善は,10m歩行時間では2か月以降みられなくなっているのに比べ,10m歩行の歩数は4か月後まで有意に改善が持続していたことである.この原因は明確にはされていないが,著者らはBWSTTにより,パーキンソン病で知られている外的手がかりによる歩行改善と同様の脳領域の活性化が起こり,潜在的な運動学習を誘導したか,あるいは脊髄損傷のBWSTTのようにCPGを活性化したのではないかと考察している.

5. 多発性硬化症(MS)

　神経疾患では最近,多発性硬化症(multiple sclerosis:MS)に対しての効果の検討が報告された.
　Piluttiら[18]は神経症状評価尺度(expanded disablity status scale:EDSS)で,5.5(100m以上歩けない)～8(車椅子移動レベル)の歩行障害を有するMS患者6人(一次

性進行型：5人，二次性進行型：1人）に対し，1回5〜10分から始め30分（15分を2回），週3回，12週間のBWSTT訓練を，免荷量は立位で膝折れがしない最小の量から開始，漸減し，歩行スピードも漸増させて訓練強度を上げていく方法で行った．その結果，免荷量は平均77.9%から51.7%へ，歩行速度は平均1.1 km/時から1.6 km/時まで増加し，生活の質（quality of life：QOL）のスコアであるMSQoLの身体・精神健康は有意に改善したが，生活機能の指標であるEDSSなどに有意な改善はみられなかった．特にMSで日常生活の阻害因子となる疲労のスケールであるmodified fatigue impact scaleにおいて有意差はないもののスコアは31%の減少を認めたと報告している．MS患者は進行性疾患であり，過負荷にも十分注意しなければならないので，免荷量も他の疾患より多く，施行する歩行速度も低く低負荷であるため，生活機能の改善は望めないにしろ，疲労やQOLといった，MSで特に問題となる指標に改善がみられることは興味深く，今後の研究が期待される．

6. 小児疾患

小児へのBWSTT利用には，まだ質の高い研究は少ない．

Doddら[19]は歩行障害が比較的重度の脳性麻痺の小児14人（5〜14歳，平均8歳10か月，痙性四肢麻痺6例，アテトーゼ型6例，痙性対麻痺2例，粗大運動能力分類システム（gross motor function classification system：GMFCS）レベルは10人がレベルⅣ，4人がレベルⅢ）に対し，マッチドペアを作成し，週2回6週間の1回30分以内（子供が「止めて」といえば終了）のBWSTTを施行群と通常訓練群と比較した．その結果，BWSTT群では対照群に比べ訓練後の10m歩行速度で有意な改善，10分間歩行距離において改善の傾向を示したと報告した．

Ulrichら[20]はダウン症の生後10か月の乳児に対し，乳児用のトレッドミルを自宅に導入し，親が体重を部分的に支持して歩行訓練を，患児が地面で3歩できるまで行った．患児を0.15 m/秒の低速度で1日8分，週5回施行する低強度群（14人）と，可能な限り歩行速度を増加させ，歩行時間も増加させていく高強度群（16人）にランダムに分け，その効果を比較した．その結果，高強度群は低強度群に比べ，1分間の歩行数も有意に多く，運動のマイルストーンの出現も早く現れる傾向にあること（有意なものは，ハイハイする，起立するのみで，介助歩行はp＝0.10，1人で歩行はp＝0.14で有意差に至らなかった）が報告された．これらから，BWSTTは歩行の遅れを軽減させる目的での介入として優れた方法であると結論している．

以上，小児への応用はまだ端緒についたばかりで施行症例数も少なく，これからの研究の発展が期待される．

4 下肢装具の有用性

1. 短下肢装具（AFO）

脳卒中をはじめとする神経障害の歩行障害に対する下肢装具の有用性については，

上記ガイドラインの③に示されているとおりであるが，臨床現場ではまだ，装具の利用を「正常の動き」を阻害ないしは回復を遅らせるということを主張する風潮も最近まで存在した．最近 Tyson ら[21]の脳卒中患者のバランスと歩行に対する短下肢装具(ankle-foot orthosis：AFO)の効果についてのメタアナリシスが報告された．13 の RCT が抽出され，AFO あり群と AFO なし群とで，歩行速度，歩幅，バランスなどについて比較を行った．脳卒中患者の背景には RCT ごとにばらつきがみられ，発症からの期間が 6.5 週の亜急性期から 3 年以上の慢性期までが含まれていた．また，歩行能力も慢性期の患者が対象の研究では日常生活で歩行が自立であったが，亜急性期の患者を対象とした研究では非自立の患者も含まれていた．検討された AFO は一部両側支柱付もあるが，ほとんどの報告ではプラスチックでジョイントのない，いわゆるスタンダードなシューホンブレースが使用されており，介入方法も装着直後から 1 週間程度と，2～6 か月の「日常生活で装着して慣れる」が最も多く，明確な歩行訓練有無の記載はないものがほとんどであった．

　その結果を順に述べると，

①実用的歩行能力分類(functional ambulance category：FAC)は，1：屋内介助，2：屋内自立，3 以上は屋外歩行自立も，交通公共機関利用が 3：不可，4：制限あり，5：自立の 6 段階からなる日常生活での歩行能力の分類であるが，AFO ありの方が，AFO なしに比べて平均 1.34 段階，有意に歩行能力が高かった．

②歩行速度は，AFO ありの方が，AFO なしに比べて，有意に歩行速度が速かったが，その差は平均 0.06 m/秒とわずかであった．また，発症からの期間による差を検討した Wang ら[22]の報告では，脳卒中発症後 6 か月以内の患者 61 人では装着前後で有意差(平均値で，前：0.58 m/秒→後：0.69 m/秒，$p=0.028$)があったが，12 か月以上経過した患者 61 人では改善傾向はあるものの，効果は少なく有意差はなかった(前：0.61 m/秒→後 0.71 m/秒，$p=0.095$)と報告し，その一因として，発症から時間が経過すると足関節に構造的な変化が起こり，AFO の効果が現れにくい可能性を指摘している．

③歩幅は AFO ありの方が，AFO なしに比べて平均 0.28 m 長かった．

　それ以外の階段昇降，timed up and go test，バランス，下肢荷重の対称性，重心動揺についても AFO ありの方が，AFO なしよりも優れている傾向があった．著者らは，AFO の有効性については認めた上で，今後の検討課題として，「その患者にとって，どのタイプの AFO が最も適しているのか？」「いつ処方するのが最もよいのか？」「どのくらいの期間それを装着するのか？」「有害作用はないのか？」「それを患者が受け入れ，継続して使用することに影響する因子は何か？」を挙げており，今後のさらなる検討が待たれる．

　また，Tyson ら[23]は，脳卒中患者の AFO 装着による運動学・運動力学的な効果について検討した 20 の研究のシステマティックレビューも行っている．それぞれサンプル数は少なく，集められた 314 名の患者背景は，大多数は慢性期であるが，一部急性期・亜急性期も含まれている．使用している AFO は両側支柱付，シューホンブレースからゲイト・ソリューションまで多くの種類が含まれていた．その結果，

①装具使用の効果の運動学の検討では，足関節背屈角度は，かかと接地時・立脚期の最大値・遊脚期のいずれにおいても有意に増加，膝関節屈曲角度は，かかと接地時・立脚期の最大値とも有意に増加したが，遊脚期には差を認めなかった．股関節においては有意な効果はみられなかった．
②運動力学的な検討では，装具使用により立脚期の足圧中心（center of pressure：COP）の前方移動が有意に増加した．
③エネルギー・コスト（酸素消費量/歩行速度）は装具使用により有意に減少した．
が示され，歩行への効果が運動学・運動力学・運動生理学的にも裏づけられた．今後は AFO の種類による適応の差を検討するためにも，この観点からの研究の発展が望まれる．

2. 長下肢装具（KAFO）

　長下肢装具（knee-ankle-foot orthosis：KAFO）の有効性を示した研究はほとんどみられていない．
　その中で，Hachisuka ら[24]はポリオ患者 11 人にカーボンで作成した軽量 KAFO（平均 992 g，通常の KAFO は平均 1,403 g）の歩行に及ぼす効果を検討した．その結果，装具なしでの歩行と比べて，歩幅は平均 39.7 から 45.6 cm へ，歩行速度は平均 31.0 から 39.5 m/分と有意な増加がみられ，酸素消費量も 13.5 から 11.4 mL/m/kg へ有意に減少したことを報告している．また，彼らは，通常の KAFO の歩行についても検討し，軽量 KAFO に比べ，酸素消費量は有意に高く，歩行速度は有意に低く，軽量 KAFO の有用性を強調している．
　以上のように，装具装着時の機能代償的目的の装具の有効性について，脳卒中患者の AFO については支持されてきている．しかし，装具を外した下肢の機能障害を改善する訓練における「治療用装具」としての下肢装具の効果については明確なエビデンスはほとんど報告がない．学習理論的[25]には，重度から中等度の下肢麻痺の患者にとって，装具なしの歩行訓練で，いきなり，股・膝・足関節の立脚期と遊脚期を同時に制御し，歩行する課題は，難易度が高すぎて，ほとんど学習効果が得られないと考えられる．そこで，装具の装着により，KAFO であれば膝と足関節，AFO であれば足関節の自由度を制約して歩行課題の難易度を下げることにより，段階的かつ効率的な学習効果が得られるようにする目的で処方されるのが「治療用装具」の考え方である．
　最近，Kluding ら[26]は，脳卒中患者を発症から 3 か月以上経過した，歩行速度が 0.8 m/秒以下の患者 197 名を，30 週間の腓骨神経刺激での足関節背屈の FES を用いた訓練群と AFO を用いた訓練群（両群とも PT 訓練は最初の 6 週間に 8 回のみ）にランダムに分け，その効果を比較した論文で，AFO を用いた訓練群は FES 群と同様，AFO を装着しない状態で訓練前と比べ 0.12～0.18 m/秒の歩行速度の改善を認めたことを報告した．本研究では装具なしの訓練群という対照群はなかったことから，AFO の治療用装具としての効果とは断言できない．しかし，介入した PT の回数・期間が研究期間に比して短く，慢性期患者では歩行速度のベースラインが一定であると考えられることから，治療用の装具としての効果と考えてもよいと思われる．

一方，通常，治療用装具としての処方は急性期〜回復期に使用される頻度が最も高いことを考慮すれば，この時期での使用を含めたさらなる治療用装具の観点からの研究の進展が望まれる．

5 下肢麻痺に対するCI療法

他項に，その背景・理論などについて詳述されているが，下肢についてもCI療法の理論は用いられてきている．ただ，上肢とは異なり下肢の場合，歩行という動作は必然的に，両足をある程度は強制的に用いるので，麻痺側下肢の学習された「不使用（nonuse）」というよりは，健常側に比べて患側下肢の荷重量やプッシュオフが少ないといった，「不十分な使用」と考えられる．また，共同運動パターンなどの筋活動の協調不全なども含めるとTaubら[27]もその総説で述べているように，「学習された誤用（learned misuse）」といった表現の方が当てはまるかもしれない．

Taubら[27]は，自験例で慢性期の脳卒中片麻痺患者16人に，トレッドミル歩行訓練，地面での歩行訓練，起立・着座訓練，階段昇降訓練，各種バランス訓練などを，上肢のCI療法の際のように，下肢訓練課題をシェイピング項目として提示し，休憩をはさみ1日7時間3週間施行し，通常のフィットネス運動を行った群と比較した結果を報告している．その結果，訓練施行前に，歩行に介助が必要であった患者4人が歩行自立となり，他の中等度の歩行障害があった12人の患者も，多くの評価法で，対照群より優れていることを報告している．また，症例報告で，同様の考え方は，慢性期の不全脊髄損傷や大腿骨頚部骨折の患者にも適応可能で効果があったと報告している．

またこのグループのMarkら[28]は，45〜63歳の発症から4.6〜14.1年経過した，16 mを1日に5回以上歩行可能であるが，日常生活では歩行困難のため，下肢の使用頻度が低い，慢性期のMSの患者4人に，下肢のCI療法を施行した．その内容は①障害された身体部分を用いて，機能的に関連した課題を集中的に行う，②代償運動をさせないようにする，③訓練動作をシェイピング項目とし，少しずつパフォーマンスを改善させる，④病院で訓練成果はトランスファーパッケージを用いて，実生活に汎化させる，という上肢と同様の手法を用い，1日平均3.5時間3週間を行った．その結果，日常生活での下肢の使用頻度の評価法であるLE-MAL（motor acrivity log）が訓練直後のみならず，6か月後および1年後に，4人全員，訓練前に比べて改善を保っており，再発と他の疾患で死亡した2人を除く，残りの2人は4年後までその効果が持続していた．これらの報告では，患側下肢の使用については口頭指示でのフィードバックのみで，上肢のCI療法のように患側下肢の使用頻度・強度を上げる目的で，健常側下肢を抑制していない．

これに対しHaseら[29]は，脳卒中片麻痺患者の健側下肢を膝屈曲位で固定した下腿義足（図4）を装着し患側下肢を強制的に使用させる方法を考案し，その効果を報告している．健側下肢による代償を最小限に抑制するという意味で，本質的にCI療法と同様の治療ととらえられる．彼らは，発症6か月以上経過し，10 mの杖なし歩行が自立している慢性期脳卒中患者22人に対し，この義足を用いた5分間の歩行訓練を，

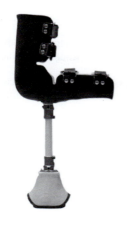

図4 膝屈曲位で健側を固定した義足
〔Hase K, Suzuki E, Matsumoto M, et al : Effects of therapeutic gait training using a prosthesis and a treadmill for ambulatory patients with hemiparesis. *Arch Phys Med Rehabil* 92 : 1963, 2011 より〕

休憩をはさみ1日2〜3回，週3〜5回，3週間施行した群(n = 11)と，同じ訓練回数・期間のトレッドミルを用いた歩行訓練を施行した群(n = 11)に割り当て，訓練前後の運動力学的なパラメーターを比較した．その結果，義足を用いて訓練した群はトレッドミルを使用して歩行した群に比べて，患側下肢のプッシュオフ時の前後方向の床反力が有意に増加していた．彼らは健側を義足で拘束した歩行訓練はトレッドミル訓練と異なる効果を有していると考察し，その機序として，本訓練中には，①義足の足部の形状から，健常側の前方への推進力は乏しくなるため，前へ進むために患側下肢のプッシュオフに頼らなければならないこと，②義足装着で機能的に長くなった健側下肢の遊脚期に患側下肢に通常より多くの荷重をする必要があったこと，を挙げている．

また，本来の CI 療法のコンセプトとは相違があるが，Numata ら[30]も，左補足運動野の脳梗塞患者で，指示により右下肢を動かしたり，右下肢に荷重することは不可能であるが，いったん歩行が開始されると独歩可能である，運動開始困難が14日間継続している72歳の男性に対し，日常生活と40分の PT の間，左膝装具で6：30から19：30まで，健側下肢を拘束して患側下肢を強制的に使用させた訓練の効果を報告している．その結果，施行2日目の夕方には右下肢を随意的に動かすことが可能となり，その理由として，今回の CI 療法が，患者が麻痺側下肢への意識を高め，補足運動野の神経可塑性の活動を高めたことを挙げている．

以上のように，CI 療法の考え方は，下肢リハにおいても有用であることが示されてきており，より効果的な方法の開発が期待される．

歩行可能かどうかは，リハの大きな目標である．ニューロリハの研究により，さらに効果的な歩行に対するリハ・アプローチをされることを願いつつ，本項を終わりたい．

文献

1) Hornby TG, Straube DS, Kinnaird CR, et al : Importance of specificity, amount, and intensity of locomotor training to improve ambulatory function in patients poststroke. *Top Stroke Rehabil* 18 : 293-307, 2011
2) Moore JL, Roth EJ, Killian C, et al : Locomotor training improves daily stepping activity

and gait efficiency in individuals poststroke who have reached a "plateau" in recovery. *Stroke* 41 : 129-135, 2010
3) Sullivan KJ, Knowlton BJ, Dobkin BH : Step training with body weight support: effect of treadmill speed and practice paradigms on poststroke locomotor recovery. *Arch Phys Med Rehabil* 83 : 683-691, 2002
4) Macko RF, Ivey FM, Forrester LW, et al : Treadmill exercise rehabilitation improves ambulatory function and cardiovascular fitness in patients with chronic stroke: a randomized, controlled trial. *Stroke* 36 : 2206-2211, 2005
5) Luft AR, Macko RF, Forrester LW, et al : Treadmill exercise activates subcortical neural networks and improves walking after stroke: a randomized controlled trial. *Stroke* 39 : 3341-3350, 2008
6) Lang CE, Macdonald JR, Reisman DS, et al : Observation of amounts of movement practice provided during stroke rehabilitation. *Arch Phys Med Rehabil* 90 : 1692-1698, 2009
7) MacKay-Lyons MJ, Makrides L : Cardiovascular stress during a contemporary stroke rehabilitation program: is the intensity adequate to induce a training effect? *Arch Phys Med Rehabil* 83 : 1378-1383, 2002
8) Hubli M, Dietz V : The physiological basis of neurorehabilitation-locomotor training after spinal cord injury. *J Neuroeng Rehabil* 10 : 5, 2013
9) Graham-Brown T : The intrinsic factors in the act of progression in the mammal. *Proc R Sopc Lond B Biol Sci* 84 : 308-319, 1911
10) Grillner S : Neurobiological bases of rhythmic motor acts in vertebrates. *Science* 228 : 143-149, 1985
11) Miyai I, Tanabe HC, Sase I, et al : Cortical mapping of gait in humans: a near-infrared spectroscopic topography study. *Neuroimage* 14 : 1186-1192, 2001
12) Morawietz C, Moffat F : Effects of locomotor training after incomplete spinal cord injury: a systematic review. *Arch Phys Med Rehabil* 94 : 2297-2308, 2013
13) Dobkin B, Apple D, Barbeau H, et al : Spinal Cord Injury Locomotor Trial Group : Weight-supported treadmill vs over-ground training for walking after acute incomplete SCI. *Neurology* 66 : 484-493, 2006
14) Ada L, Dean CM, Vargas J, et al : Mechanically assisted walking with body weight support results in more independent walking than assisted overground walking in non-ambulatory patients early after stroke: a systematic review. *J Physiother* 56 : 153-161, 2010
15) Duncan PW, Sullivan KJ, Behrman AL, et al; LEAPS Investigative Team : Body-weight-supported treadmill rehabilitation after stroke. *N Engl J Med* 364 : 2026-2036, 2011
16) Hornby TG, Campbell DD, Kahn JH, et al : Enhanced gait-related improvements after therapist- versus robotic-assisted locomotor training in subjects with chronic stroke: a randomized controlled study. *Stroke* 39 : 1786-1792, 2008
17) Miyai I, Fujimoto Y, Yamamoto H, et al : Long-term effect of body weight-supported treadmill training in Parkinson's disease: a randomized controlled trial. *Arch Phys Med Rehabil* 83 : 1370-1373, 2002
18) Pilutti LA, Lelli DA, Paulseth JE, et al : Effects of 12 weeks of supported treadmill training on functional ability and quality of life in progressive multiple sclerosis: a pilot study. *Arch Phys Med Rehabil* 92 : 31-36, 2011
19) Dodd KJ, Foley S : Partial body-weight-supported treadmill training can improve walking in children with cerebral palsy: a clinical controlled trial. *Dev Med Child Neurol* 49 : 101-105, 2007
20) Ulrich DA, Lloyd MC, Tiernan CW, et al : Effects of intensity of treadmill training on developmental outcomes and stepping in infants with Down syndrome: a randomized trial. *Phys Ther* 88 : 114-122, 2008
21) Tyson SF, Kent RM : Effects of an ankle-foot orthosis on balance and walking after stroke: a systematic review and pooled meta-analysis. *Arch Phys Med Rehabil* 94 : 1377-1385, 2013
22) Wang RY, Yen Lu, Lee CC, et al : Effects of an ankle-foot orthosis on balance performance in patients with hemiparesis of different durations. *Clin Rehabil* 19 : 37-44, 2005
23) Tyson SF, Sadeghi-Demneh E, Nester CJ : A systematic review and meta-analysis of the effect of an ankle-foot orthosis on gait biomechanics after stroke. *Clin Rehabil* 27 : 879-891, 2013
24) Hachisuka K, Makino K, Wada F, et al : Oxygen consumption, oxygen cost and physiological cost index in polio survivors: a comparison of walking without orthosis, with an

ordinary or a carbon-fibre reinforced plastic knee-ankle-foot orthosis. *J Rehabil Med* 39 : 646-650, 2007
25) 才藤栄一, 横田元実, 平野明日香・他：特集 脳卒中の治療用下肢装具はありえるか 脳卒中患者の治療用装具. 日本義肢装具学会誌 28：87-92, 2012
26) Kluding PM, Dunning K, O'Dell MW, et al : Foot drop stimulation versus ankle foot orthosis after stroke: 30-week outcomes. *Stroke* 44 : 1660-1669, 2013
27) Taub E, Uswatte G, Pidikiti R : Constraint-Induced Movement Therapy: a new family of techniques with broad application to physical rehabilitation–a clinical review. *J Rehabil Res Dev* 36 : 237-251, 1999
28) Mark VW, Taub E, Uswatte G, et al : Constraint-induced movement therapy for the lower extremities in multiple sclerosis: case series with 4-year follow-up. *Arch Phys Med Rehabil* 94 : 753-760, 2013
29) Hase K, Suzuki E, Matsumoto M, et al : Effects of therapeutic gait training using a prosthesis and a treadmill for ambulatory patients with hemiparesis. *Arch Phys Med Rehabil* 92 : 1961-1966, 2011
30) Numata K, Murayama T, Takasugi J, et al : Effect of modified constraint-induced movement therapy on lower extremity hemiplegia due to a higher-motor area lesion. *Brain Inj* 22 : 898-904, 2008

8 認知系からのニューロリハビリテーションアプローチ

1 はじめに

　神経科学の進歩は近年目覚ましく，リハビリテーション医療においても，その最新の知見を臨床へどのように応用していくかが大きな課題となっている．脳は機能に応じた固有の部位局在を有しているが，反復運動や感覚入力によってダイナミックな可塑的変化を生じることが知られている．特に成人脳においても可塑性が明らかになって以降，脳機能の変化が運動機能改善の基盤的な役割を果たしていることが広く受け入れられている．

　一方臨床では，重度の麻痺や疼痛，切断などにより反復した運動練習が困難な症例も多く経験する．このような患者に対しても，さまざまな感覚入力を用いることで，反復運動を行わなくても脳の可塑的な変化を誘発することができる可能性が報告されてきている．また脳血管障害後の高次脳機能障害患者や難治性疼痛患者に対しても，感覚入力により機能改善が得られることが示され，臨床応用が進んでいる．本項では，ヒトを対象に主に感覚入力を用いた認知系からの介入の効果を整理するとともに，その神経生理学的機序に関する考察を行う．

2 ミラーセラピー

　ミラーセラピー（mirror therapy）とは，鏡を使用して健側肢の正常な運動を患者に見せることで，患側肢があたかも正常な運動を行っているという錯覚を与え，疼痛の軽減や運動機能の改善を図る方法である．近年，わが国においても臨床応用が盛んに行われてきている．

1. ミラーセラピーの臨床応用

ⓐ 疼痛に対するミラーセラピー

　ミラーセラピーは元来幻肢痛に対する治療法として開発されたもので[1]，幻肢痛の原因が運動とそれに伴う感覚の誤差によるものという考えに基づいている．四肢切断後に頻発する幻肢痛に関しては，その感覚経験の内容によって脳の活動部位も明らかにされてきている（図1）[2]．身体は脳にとって最大の情報器管であるが，脳に到達す

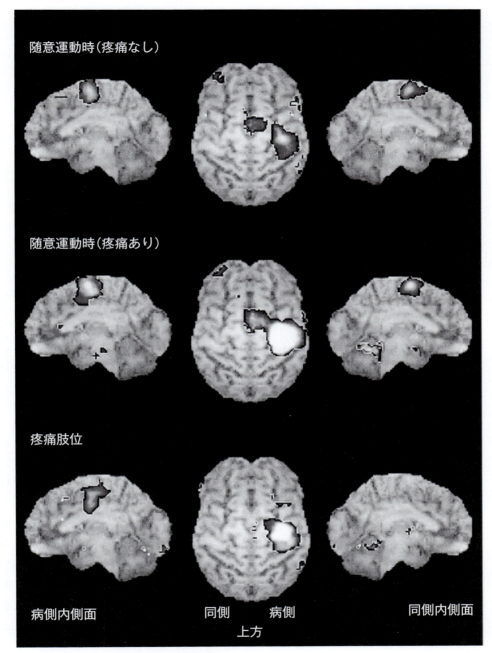

図1 幻肢による随意運動時の脳活動領域
幻肢を有する患者は，一定の感覚入力があるわけではなく，疼痛運動では疼痛がない運動と異なる感覚入力を受ける．しかし一次運動感覚野は共通して活動する．
〔Willoch F, Rosen G, Tolle TR, et al：Phantom limb pain in the human brain: unraveling neural circuitries of phantom limb sensations using positron emission tomography. *Ann Neurol* 48：847, 2000 より一部改変〕

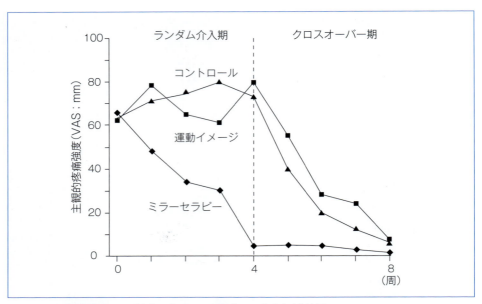

図2　脳卒中後CRPSに対するミラーセラピーの疼痛軽減効果
脳卒中後CRPS患者に対して，ミラーセラピー，運動イメージ，コントロール（鏡の代わりに板を使用）の課題を実施し，疼痛軽減効果を検討した．この結果，ミラーセラピー実施により88%の疼痛軽減効果がみられた．また運動イメージとコントロール介入で疼痛軽減効果がなかった対象者に対しても，介入4週間後からは，全対象者にミラーセラピーを実施した結果（クロスオーバー），ほぼ全例で疼痛軽減効果がみられた．
〔Cacchio A, De Blasis E, Necozione S, et al：Mirror therapy for chronic complex regional pain syndrome type 1 and stroke. N Engl J Med 361：635, 2009 より一部改変〕

る情報に問題があれば脳を含む中枢神経系における予測機構との間に食い違いが生じる．幻肢痛では，その誤差が脳内で更新され，疼痛として知覚されるという認知的側面が考えられる．そしてミラーセラピーはその認知的側面に対するアプローチとしての要素を多分に含んでいるものと理解されている．

　近年，臨床研究において疼痛軽減効果が数多く報告されている[3,4]．特に，難治性の疼痛に対するミラーセラピーおよびその類縁治療法が国際的にも注目されてきている．Sumitaniら[5]は神経障害性疼痛患者にミラーセラピーを実施し，約70%の患者で鎮痛効果があったことを報告している．一方Chanら[4]は，下肢切断後の幻肢痛に対して1日15分のミラーセラピーを4週間実施することで疼痛の軽減を確認し，またCacchioら[3]は，脳卒中後複合性局所疼痛症候群（complex regional pain syndrome：CRPS）による疼痛に対してミラーセラピーを1日30分4週間実施することで，有意な疼痛の軽減と運動機能の改善を報告している（図2）．一方，長期間疼痛が継続している慢性期のCRPS患者に対しては，ミラーセラピーの効果がないことも指摘されている[6]．そしてこのような患者に対して，Moseley[7,8]は大脳皮質の興奮性異常を調整することを目的とした治療手段（motor imagery program：MIP）を開発し，効果を挙げている．MIPとは，手の左右認知課題と運動イメージおよびミラーセラピーを組み合わせたもので，段階的に実施することで皮質興奮性を調整する方法と考えられている．またKawashimaら[9,10]は，幻肢痛を有する切断患者にミラーセラピーを実

ⓑ 運動麻痺に対するミラーセラピー

疼痛に対するミラーセラピーの目的は，持続的な侵害刺激により歪んだ身体図式に対して，適切な感覚フィードバックを与えることでその再組織化を図ることであった．この考え方は脳卒中片麻痺患者にも適応され，Altschulerら[11]により運動機能の改善効果が報告された．また近年のメタアナリシスより，ミラーセラピーが上肢運動機能，日常生活活動(activities of daily living：ADL)，疼痛の改善に効果があることが確認されている[12]．

2. ミラーセラピーの神経基盤

ミラーセラピー実施時の脳機能変化に関しては，鏡の後ろの運動していない対象肢の対側運動関連領域が活性化されることが数多く報告されている[13, 14]．経頭蓋磁気刺激(transcranial magnetic stimulation：TMS)を用いてミラーセラピーによる運動学習効果を検討したわれわれの報告でも，ミラーセラピーにより対象肢の運動機能が向上するとともに，対側の一次運動野の興奮性が増大することが示された[15]．また脳梁離断徴候を呈する患者に対してもミラーセラピーを実施することで，ミラーセラピーによる一次運動野の興奮性増大に，半球間連絡の関与が低いことを報告した[16]．これらの検討から，ミラーセラピーによる一次運動野の可塑的変化は，運動錯覚を伴った視覚入力が直接関与している可能性が示唆されている．

またミラーセラピーによって随意運動感覚を学習する際には，一次運動野や運動前野および補足運動野の活性化が示唆されている[17]．ミラーセラピーのような視覚を用いた四肢運動学習時には運動前野に存在すると考えられているミラーニューロンが関与している可能性が考えられる．さらに，患側肢の随意運動獲得により運動感覚皮質における体部位再現地図が変更されることも明らかにされている[18, 19]．

一方，ミラーセラピーによりこれらの効果を得るためには，運動錯覚を伴う視覚入力が重要であることも知られている．そして，この視覚入力に近い錯覚刺激としてラバーハンド錯覚がある．Ehrssonら[20]はラバーハンド錯覚時の脳活動を測定し，錯覚が生じた際に運動関連領域に錯覚の程度と相関する活動増加を報告している．これらの研究は，運動錯覚入力が脳の可塑的変化を誘発する可能性を示唆しており，今後のさらなる検討が望まれている．

3 運動イメージ

運動イメージ(motor imajery)は，運動出力を伴わずに身体運動を内的に模倣する能力と定義されている[21]．そしてこの認知過程には，運動観察または他者理解，心的認知操作や運動の計画などさまざまな認知運動要素を含んでいる[22]．

1. 運動イメージの臨床応用

リハビリテーション領域における運動イメージの効果としては，Cha ら[23]による脳卒中患者を対象としたメタアナリシスで，中等度の効果が報告されている．また Page ら[24, 25]は，脳卒中片麻痺症例の麻痺側上肢機能に対する系統的な介入を実施し，臨床応用の可能性を模索している．一方，運動イメージ介入は課題特異的であるとされ，実際の課題動作以外には汎化されにくいことが指摘されている．また脳卒中患者に対する運動イメージの効果に関して，有意な効果を示さないとする無作為化比較試験（randomized controlled trial：RCT）も報告されており[26]，その治療適応には慎重な態度が求められる．

一方，運動イメージの疼痛軽減への応用も実践されている．特に前述のようにミラーセラピーと組み合わせることにより，難治性の疼痛への介入効果が示唆されている．MacIver ら[19]は，上肢切断後に幻肢痛を有する患者に対して切断肢のリラクゼーションや運動および感覚情報に集中するといった介入を行い，随意運動感覚が獲得されることで，幻肢痛が軽減することを報告している．そして介入前後の脳活動計測の結果，介入前の両側性活動から介入による対側への限局した活動への変化が示唆されている（図3）．

2. 運動イメージの神経基盤

運動イメージに関する脳機能研究は実際の運動を伴わずに実施できることから，fMRI などのイメージング研究と相性がよく，研究が盛んに行われている．そして，運動実行にかかわる神経基盤と実質的に重複する大脳皮質または皮質下活動が示されている（表1）[27]．Ehrsson ら[28]は，手指・舌・足趾の運動イメージが一次運動野の体部位局在の組織化された領域を活性化させることを報告している．また Spiegler ら[29]も，舌を突出する運動イメージにより一次運動野に両側性の活動領域を確認している．このように運動イメージ中に一次運動野に活動性向上が見られたという報告もあるが，反対に有意な活動は見られなかったという報告[30-32]もある．一次運動野の活動に関するこれらの矛盾は，イメージする課題が統一されていないことと運動イメージ中の筋活動の混入の可能性が考えられている．Hanakawa ら[22]は，fMRI と筋電図の同時計測を行うことで運動イメージと運動実行にかかわる脳活動解析を詳細に行っている．そして，運動イメージ時には小脳前葉や運動前野に活動を認めたが，運動実行で顕著な活動が見られた一次運動野には活動を認めなかったことを報告している（図4）．さらに複雑な実験課題を用いた検討で，運動イメージに伴う脳活動は運動実行よりも運動計画に伴う脳活動と類似していることが示されている[33]．これらの結果は，臨床への導入に向けて，運動準備段階における運動企図や準備で積極的に使用していくことの有用性を示唆しているものと考える．

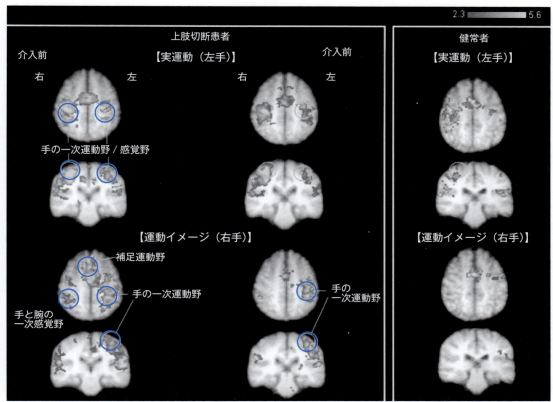

図3 上肢切断後に幻肢痛が出現した患者に対する，運動イメージ介入前後での脳活動変化
介入による疼痛の軽減効果に加え，特に運動イメージ実施時の大脳皮質両側性活動が軽減している．
〔MacIver K, Lloyd DM, Kelly S, et al：Phantom limb pain, cortical reorganization and the therapeutic effect of mental imagery. *Brain* 131：2188, 2008 より一部改変〕

表1 運動イメージ中の脳活動パターン（fMRI研究）

著者名	一次運動野		補足運動野		前補足運動野		ブロードマン6		中心後回		ブロードマン44/45/46		ブロードマン9/10/11		上頭頂野		前部帯状皮質		下頭頂野		小脳	
	対側	同側	対側	同側	対側	同側	対側	同側	対側	同側	対側	同側	対側	同側	対側	同側	対側	同側	対側	同側	対側	同側
Binkofski(2000)	−	−	+	−	−	+	+	+	−	−	−	−	−	−	−	−	+	−	+	−	−	−
Gerardin(2000)	−	−	−	−	−	−	+	+	+	+	+	−	+	−	+	+	+	−	−	−	−	−
Boecker(2001)	−	−	−	−	−	−	+	+	−	−	−	−	+	−	−	−	+	−	+	−	−	+
Naito(2002)	−	−	−	+	−	−	+	−	−	−	−	−	−	−	−	−	−	−	−	−	−	+
Lacourse(2005)	+	+	−	−	+	−	−	−	−	−	+	−	−	+	+	−	−	−	+	+	−	+

〔Sharma N, Pomeroy VM, Baron JC：Motor imagery：a backdoor to the motor system after stroke? *Stroke* 37：1947, 2006 より一部改変〕

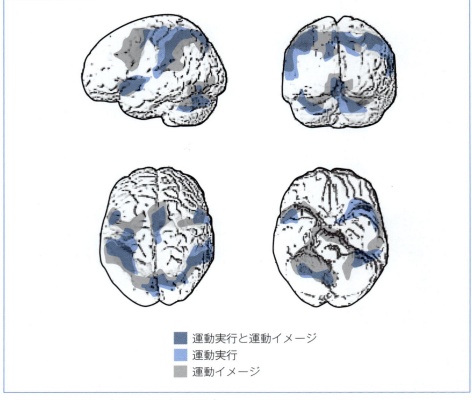

図4　手指タッピング運動およびイメージ時の脳活動
運動イメージでは運動前野と頭頂弁蓋に活動を認めるが，一次運動野には有意な活動は見られていない．
〔Hanakawa T, Immisch I, Toma K, et al：Functional properties of brain areas associated with motor execution and imagery. *J Neurophysiol* 89：992, 2003 より一部改変〕

4 プリズム適応

　プリズム眼鏡によって視野を平行に変化させた状態で視覚目標に向かって到達運動を行うと，初めは誤差を生じるがやがて正しく運動できるようになることをプリズム適応という．その後プリズム眼鏡を外して到達運動を再度行うと今度は逆方向に誤差を生じることが知られている（残効）．小脳に疾患のある患者ではプリズム適応が生じないことから，一般にプリズム適応には小脳の役割が大きいと考えられている[34,35]．リハビリテーション領域において，このプリズム適応は半側空間無視患者に応用され効果を示している．
　一方プリズム適応は，心理学の分野で説明される視覚あるいは体性感覚の知覚の変化なのか，あるいは運動の学習であるのかは古くから議論があった．この問題に対して，Kitazawaらは一連の研究を行っている．その結果，プリズム適応は運動の速度に依存すること，両手間での転移が起こらないこと[36]，そして 50 msec 以内の誤差フィードバックが重要であること[37]を明らかにし，プリズム適応が運動学習であるこ

1. プリズム適応の臨床応用

半側空間無視は右半球損傷の臨床症状としてしばしば経験する症状であり, さまざまな治療方法が提案されているが, どの方法も効果が限局的であった. そのような中, Rossetti ら[38]が半側空間無視患者に対してプリズム適応課題を用いて, 長期的な改善効果を示した. その後も, この視覚刺激を用いた半側空間無視症状の改善効果が多数報告されている[39].

2. プリズム適応の神経基盤

健常成人を対象とした研究で, 後部頭頂葉, 側頭葉, 小脳領域の神経ネットワークの関与が報告されている[40, 41]. また fMRI による検討より, 半側空間無視患者に対してプリズム適応が効果を示した場合, 両側の後部頭頂葉や内側前頭皮質を含む空間注意に関連するいくつかの脳領域の調整が関連していることが報告されている[42].

5 その他の認知系からのニューロリハビリテーションアプローチ

1. 仮想現実 (VR)

近年, 仮想現実 (virtual reality：VR) を利用したリハビリテーションが脳卒中片麻痺患者に応用されてきている. そして, 楽しみながら運動することにより慢性期片麻痺患者の上肢機能の改善[43]や, 運動感覚皮質の興奮性調整による歩行能力の改善[44]が報告されている. また, メタアナリシスによる検討の結果, VR は上肢機能向上と ADL 能力改善に有意な効果が認められている[45].

2. 行動観察

運動を実行するだけではなく, その運動の観察によっても運動前野や頭頂皮質のミラーニューロンが活動することが知られている[46, 47]. またヒトにおいても, 行動観察 (action observation) により一次運動野の興奮性が増大し, 他者理解や運動学習, 運動記憶形成が行われる. そして近年, 脳卒中片麻痺患者などに対して行動観察と身体運動を組み合わせることで運動機能の改善を図る取り組みが積極的に行われている[48].

行動観察の認知機能に対する効果については, 共感覚への影響が報告されている. これは, 女性被験者と心情的に強い絆のある男性に電気刺激による痛みを与えることを告げた際の脳活動を記録したもので, 自身が刺激される場合も他者が刺激される場合も, 前部帯状回と両島皮質前部が活性化することが報告されている[45]. また同様の研究から, 他人が痛みを経験している際に, 前部帯状回と島皮質前部が活性化されるのに加え, 前部帯状回の活動が被験者の想像した痛みの程度と相関することも報告されている[49].

6 まとめ

　本項では，主に感覚入力によって得られる大脳皮質の可塑的変化とその臨床応用について整理した．運動練習の反復により脳が劇的に変化していくことは既に多くの先行研究で明らかにされている．今回は視覚をはじめとした感覚入力に加え，運動イメージなどを用いることで，難治性の疼痛や高次脳機能障害を改善できる可能性を紹介した．しかしこれらは単独で十分な効果を示すわけではなく，運動を通して感覚器官としての身体から情報を入力することで，より効果を発揮するものと考える．

　脳科学の進歩により，運動学習だけでなく認知機能面の改善における科学的根拠が明らかとなってきている．しかし，これらは介入による結果の背景を説明したものである．今後はさらに一歩進んで，外的に脳の機能を変えていくような戦略をリハビリテーション領域から提案していくことが重要であると考える．そしてニューロリハビリテーションのさらなる発展を臨床へ還元していけるような包括的なネットワークを構築していく必要があるものと考える．

文献

1) Ramachandran VS, Rogers-Ramachandran D : Synaesthesia in phantom limbs induced with mirrors. *Proc Biol Sci* 263 : 377-386, 1996
2) Willoch F, Rosen G, Tölle TR, et al : Phantom limb pain in the human brain: unraveling neural circuitries of phantom limb sensations using positron emission tomography. *Ann Neurol* 48 : 842-849, 2000
3) Cacchio A, De Blasis E, Necozione S, et al : Mirror therapy for chronic complex regional pain syndrome type 1 and stroke. *N Engl J Med* 361 : 634-636, 2009
4) Chan BL, Witt R, Charrow AP, et al : Mirror therapy for phantom limb pain. *N Engl J Med* 357 : 2206-2207, 2007
5) Sumitani M, Miyauchi S, McCabe CS, et al : Mirror visual feedback alleviates deafferentation pain, depending on qualitative aspects of the pain : a preliminary report. *Rheumatology (Oxford)* 47 : 1038-1043, 2008
6) McCabe CS, Haigh RC, Ring EF, et al : A controlled pilot study of the utility of mirror visual feedback in the treatment of complex regional pain syndrome (type 1). *Rheumatology (Oxford)* 42 : 97-101, 2003
7) Moseley GL : Graded motor imagery is effective for long-standing complex regional pain syndrome: a randomised controlled trial. *Pain* 108 : 192-198, 2004
8) Moseley GL : Graded motor imagery for pathologic pain: a randomized controlled trial. *Neurology* 67 : 2129-2134, 2006
9) Kawashima N, Mita T : Metal bar prevents phantom limb motion: case study of an amputation patient who showed a profound change in the awareness of his phantom limb. *Neurocase* 15 : 478-484, 2009
10) Kawashima N, Mita T, Yoshikawa M : Inter-individual difference in the effect of mirror reflection-induced visual feedback on phantom limb awareness in forearm amputees. *PLoS One* 8 : e69324, 2013
11) Altschuler EL, Wisdom SB, Stone L, et al : Rehabilitation of hemiparesis after stroke with a mirror. *Lancet* 353 : 2035-2036, 1999
12) Thieme H, Mehrholz J, Pohl M, et al : Mirror therapy for improving motor function after stroke. *Cochrane Database Syst Rev* 3 : CD008449, 2012
13) Tominaga W, Matsubayashi J, Deguchi Y, et al : A mirror reflection of a hand modulates stimulus-induced 20-Hz activity. *Neuroimage* 46 : 500-504, 2009
14) Michielsen ME, Smits M, Ribbers GM, et al : The neuronal correlates of mirror therapy: an fMRI study on mirror induced visual illusions in patients with stroke. *J Neurol Neurosurg Psychiatry* 82 : 393-398, 2011
15) Nojima I, Mima T, Koganemaru S, et al : Human motor plasticity induced by mirror

visual feedback. *J Neurosci* 32 : 1293-1300, 2012
16) Nojima I, Oga T, Fukuyama H, et al : Mirror visual feedback can induce motor learning in patients with callosal disconnection. *Exp Brain Res* 227 : 79-83, 2013
17) Giraux P, Sirigu A : Illusory movements of the paralyzed limb restore motor cortex activity. *Neuroimage* 20 Suppl 1 : S107-111, 2003
18) Farne A, Roy AC, Giraux P, et al : Face or hand, not both: perceptual correlates of reafferentation in a former amputee. *Curr Biol* 12 : 1342-1346, 2002
19) MacIver K, Lloyd DM, Kelly S, et al : Phantom limb pain, cortical reorganization and the therapeutic effect of mental imagery. *Brain* 131 : 2181-2191, 2008
20) Ehrsson HH, Spence C, Passingham RE : That's my hand! Activity in premotor cortex reflects feeling of ownership of a limb. *Science* 305 : 875-877, 2004
21) Decety J : The neurophysiological basis of motor imagery. *Behav Brain Res* 77 : 45-52, 1996
22) Hanakawa T, Immisch I, Toma K, et al : Functional properties of brain areas associated with motor execution and imagery. *J Neurophysiol* 89 : 989-1002, 2003
23) Cha YJ, Yoo EY, Jung MY, et al : Effects of functional task training with mental practice in stroke: a meta analysis. *NeuroRehabilitation* 30 : 239-246, 2012
24) Page SJ, Levine P, Leonard AC : Effects of mental practice on affected limb use and function in chronic stroke. *Arch Phys Med Rehabil* 86 : 399-402, 2005
25) Page SJ, Levine P, Sisto S, et al : A randomized efficacy and feasibility study of imagery in acute stroke. *Clin Rehabil* 15 : 233-240, 2001
26) Ietswaart M, Johnston M, Dijkerman HC, et al : Mental practice with motor imagery in stroke recovery: randomized controlled trial of efficacy. *Brain* 134 : 1373-1386, 2011
27) Sharma N, Pomeroy VM, Baron JC : Motor imagery: a backdoor to the motor system after stroke? *Stroke* 37 : 1941-1952, 2006
28) Ehrsson HH, Geyer S, Naito E : Imagery of voluntary movement of fingers, toes, and tongue activates corresponding body-part-specific motor representations. *J Neurophysiol* 90 : 3304-3316, 2003
29) Spiegler A, Graimann B, Pfurtscheller G : Phase coupling between different motor areas during tongue-movement imagery. *Neurosci Lett* 369 : 50-54, 2004
30) Deiber MP, Ibanez V, Honda M, et al : Cerebral processes related to visuomotor imagery and generation of simple finger movements studied with positron emission tomography. *Neuroimage* 7 : 73-85, 1998
31) Gerardin E, Sirigu A, Lehericy S, et al : Partially overlapping neural networks for real and imagined hand movements. *Cereb Cortex* 10 : 1093-1104, 2000
32) Parsons LM, Fox PT, Downs JH, et al : Use of implicit motor imagery for visual shape discrimination as revealed by PET. *Nature* 375 : 54-58, 1995
33) Hanakawa T, Dimyan MA, Hallett M : Motor planning, imagery, and execution in the distributed motor network: a time-course study with functional MRI. *Cereb Cortex* 18 : 2775-2788, 2008
34) Martin TA, Keating JG, Goodkin HP, et al : Throwing while looking through prisms. I. Focal olivocerebellar lesions impair adaptation. *Brain* 119 : 1183-1198, 1996
35) Martin TA, Keating JG, Goodkin HP, et al : Throwing while looking through prisms. II. Specificity and storage of multiple gaze-throw calibrations. *Brain* 119 : 1199-1211, 1996
36) Kitazawa S, Kimura T, Uka T : Prism adaptation of reaching movements: specificity for the velocity of reaching. *J Neurosci* 17 : 1481-1492, 1997
37) Kitazawa S, Kohno T, Uka T : Effects of delayed visual information on the rate and amount of prism adaptation in the human. *J Neurosci* 15 : 7644-7652, 1995
38) Rossetti Y, Rode G, Pisella L, et al : Prism adaptation to a rightward optical deviation rehabilitates left hemispatial neglect. *Nature* 395 : 166-169, 1998
39) Redding GM, Wallace B : Prism adaptation and unilateral neglect: review and analysis. *Neuropsychologia* 44 : 1-20, 2006
40) Clower DM, Hoffman JM, Votaw JR, et al : Role of posterior parietal cortex in the recalibration of visually guided reaching. *Nature* 383 : 618-621, 1996
41) Danckert J, Ferber S, Goodale MA : Direct effects of prismatic lenses on visuomotor control: an event-related functional MRI study. *Eur J Neurosci* 28 : 1696-1704, 2008
42) Luaute J, Michel C, Rode G, et al : Functional anatomy of the therapeutic effects of prism adaptation on left neglect. *Neurology* 66 : 1859-1867, 2006
43) Merians AS, Jack D, Boian R, et al : Virtual reality-augmented rehabilitation for patients following stroke. *Phys Ther* 82 : 898-915, 2002
44) You SH, Jang SH, Kim YH, et al : Virtual reality-induced cortical reorganization and

associated locomotor recovery in chronic stroke: an experimenter-blind randomized study. *Stroke* 36 : 1166-1171, 2005
45) Singer T, Seymour B, O'Doherty JP, et al : Empathic neural responses are modulated by the perceived fairness of others. *Nature* 439 : 466-469, 2006
46) Fogassi L, Ferrari PF, Gesierich B, et al : Parietal lobe: from action organization to intention understanding. *Science* 308 : 662-667, 2005
47) Gallese V, Fadiga L, Fogassi L, et al : Action recognition in the premotor cortex. *Brain* 119 : 593-609, 1996
48) Celnik P, Webster B, Glasser DM, et al : Effects of action observation on physical training after stroke. *Stroke* 39 : 1814-1820, 2008
49) Jackson PL, Meltzoff AN, Decety J : How do we perceive the pain of others? A window into the neural processes involved in empathy. *Neuroimage* 24 : 771-779, 2005

9 ニューロリハビリテーションとしてのボツリヌス療法

1 はじめに

　脳血管障害，脳性麻痺，脊髄損傷などの錐体路障害のある患者にリハビリテーション（以下，リハ）を進めていく上で，問題となる症状の1つに痙縮がある．特に脳卒中片麻痺患者は，発症後3か月の時点で19%[1]，発症後12か月の時点で38%[2]の患者に痙縮が見られるとされている．近年，脳科学の知見から発展したニューロリハの理論を基に，ボツリヌス療法による痙縮のコントロールを行った上で，CI療法（constraint-induced movement therapy）などの治療を併用し，学習性不使用からの脱却や脳の可塑性変化を促すことで，麻痺の改善や運動機能の向上が得られることが分かってきた．本項では，ニューロリハとしてのボツリヌス療法に関し解説する．

2 痙縮に対するボツリヌス療法

　A型ボツリヌス毒素（Botulinum toxin type A：BTXA）はボツリヌス菌によって産生される神経毒素であり，神経伝達物質であるアセチルコリンの開口分泌に関係する蛋白質を切断し，筋を弛緩させる働きがある．BTXAは，わが国ではこれまで痙性斜頸，眼瞼痙攣，片側顔面痙攣，2歳以上の小児脳性麻痺患者における下肢痙縮に伴う尖足への効能が承認されているのみであったが，2010年にようやく成人の上肢痙縮および下肢痙縮に対する保険適用が認められた．わが国の「脳卒中治療ガイドライン2009」では，痙縮治療のエビデンスレベルAとして推奨されている[3]．

　BTXAは，痙縮筋に選択的に投与することができ，対象筋の筋腹内に投与すれば，筋内で神経筋接合部まで浸潤するため手技的に簡単である．また，原則的に運動神経に対して特異的に作用するので，フェノールによる神経ブロックのように注射部位近傍の感覚神経を障害する可能性が極めて少ない[4]．BTXA投与後は2～3日で効果が現れ，約1週間程度で効果が安定し，3～4か月間効果が持続する．反復投与をする場合，中和抗体が産生される可能性があるため，少なくとも3か月間の投与間隔が必要なことや，BTXAの筋弛緩作用は用量依存性であるため，過剰投与した場合に過度の筋力低下を認めることが注意点として挙げられる．

3 痙縮の病態

ボツリヌス療法の効果を考える上で，痙縮の病態を知っておく必要がある．痙縮とは，上位運動ニューロンの障害により運動速度依存性の伸張反射の亢進を呈し，深部腱反射の亢進を伴う運動障害と定義される．痙縮が存在することで，下肢では立位時の伸展パターンを利用してその安定に貢献することもある．しかし一方で，痙縮はそれ自体が随意運動の障害となり，リハの阻害因子になり得るだけでなく，二次的に関節拘縮や疼痛を引き起こし，患者の日常生活活動(activities of daily living：ADL)へ支障をきたす．

痙縮を含む痙性麻痺は，以下の3段階によって引き起こされるとされる[5]．①運動単位の自発的動員の減少によって起こる麻痺，②短縮位でのポジショニングから生じる筋短縮や関節拘縮による麻痺肢の不動，③麻痺肢の慢性的な不使用による運動関連領域の可塑的な再組織化，である．このように痙縮は，中枢神経の損傷だけに由来するものではなく，麻痺による二次的な軟部組織の線維化や筋短縮，関節拘縮から骨格筋の弾性が失われ，その結果，錘内線維内の筋紡錘の興奮性が増大することにも由来すると考えられる．そのためわずかな伸張刺激により筋紡錘は過敏に反応し，深部腱反射の亢進として現れ，さらには病的共同運動，病的同時収縮などの筋の過活動を招く．そして慢性期に移行すると，麻痺による不動が大脳レベルでの退行変容を引き起こし，麻痺肢の大脳皮質領域が縮小し，学習性不使用を招く．それがさらに麻痺肢の使用を妨げ，筋短縮や関節拘縮を引き起こすといった「負のスパイラル」を招き，筋の過活動を助長する(図1)[6]．

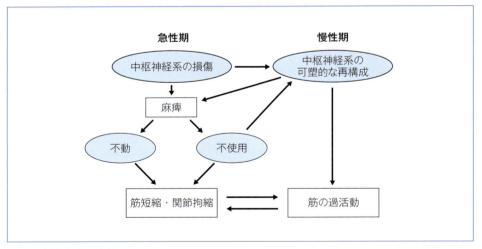

図1　痙性麻痺の病態
〔Gracies JM：Pathophysiology of spastic paresis. II: Emergence of muscle overactivity. *Muscle Nerve* 31：553, 2005 より〕

4 ボツリヌス療法の効果と脳機能への影響

　上肢痙縮に対するボツリヌス療法の効果に関しては，痙縮の軽減，疼痛の軽減，介護者の負担軽減や手や肘，脇の衛生の保持，肢位の改善などの受動的機能の改善に有効であるとされる[7]．しかし，上肢機能に関する有効性の報告[8]はあるものの，同様に機能改善を示した報告は少ない．より最新の報告[9]でも，治療後に痙縮は軽減し，1年後には疼痛の軽減も認められたものの，上肢機能評価では治療効果は見られなかったとしている．

　下肢痙縮における問題点として，典型的な内反尖足変形は前足部が最初に接地し，歩行の遊脚期に困難がある．内反尖足変形はまた，バランスと歩行において不十分な支持基底面を作り出し，立位の不安定性を招く．これら下肢痙縮に対するボツリヌス療法の効果を検証した報告[10, 11]では，痙縮は改善するものの機能改善は認められなかったとする報告が多い．その一方，ボツリヌス療法の約2か月後の患側および健側の歩行パターンが正常化したとする報告[12]や，理学療法との併用で歩行速度の改善を認めたとの報告がある[13]．

　ボツリヌス療法による脳機能の変化に関し，慢性期脳梗塞で上肢痙縮を有する5人の患者について，治療前，4週後，11週後での脳機能MRIを撮影し，大脳皮質の活動領域の変化を観察した報告がある[14]．その結果，治療前と治療直後の脳の活動領域には大きな違いが見られた．また，治療効果が減弱していると考えられる11週後の状態は，治療前と酷似していた．さらに，最近の経頭蓋磁気刺激（transcranial magnetic stimulation：TMS）を用いた大脳皮質の興奮性の測定では，ボツリヌス療法前と6週後で比較し，非損傷脳の皮質の興奮性が変化したと報告している[15]．ボツリヌス療法による痙縮の改善が，脳損傷後の異常な可塑性に変化をもたらしていることを示している．

　これらの報告からボツリヌス療法は，脳機能に影響を与えている可能性が示唆されるが，単独では痙縮の改善以外の明らかな機能改善を得ることは難しいと考えられ，脳の可塑性の誘導にはリハの併用が必要であると考えられる．今後，同様に脳機能MRIを用いた拡散テンソル画像や近赤外分光法（near-infrared spectroscopy：NIRS）など，脳機能画像を用いたボツリヌス療法の脳可塑性へ与える影響に関する研究が，進んでいくものと考えられる．

5 ボツリヌス療法と他の治療法の併用の意義

　ボツリヌス療法を前段階治療として行うことで，他の治療法の適応を拡大できる可能性がある．例えば，CI療法[16]が脳卒中片麻痺上肢機能障害に対し有効であることは，世界的に定説となっているが，一方でCI療法のみによる回復には適応や機能改善に限界があることもまた事実である．この限界を解消し，飛躍的に上肢機能を改善させる方法として，近年はボツリヌス療法とCI療法を併用した治療が注目されつつある．CI療法の適応基準は前項のとおりであるが，実際の上肢麻痺患者で適応基準

に当てはまるのは麻痺が軽度の患者が多く，中等度以上の患者には適応外である場合が多かった．しかし，適応外症例に対しても，ボツリヌス療法を行った上でCI療法を実施する試みが既に始まっている．

海外の報告では，適応外であった片麻痺患者12例に対し，BTXA投与後1時間/日×3回/週の訓練を4週間実施したところ，うち4例が適応基準まで改善した[17]．その後，その4例に対しさらにCI療法を実施し，上肢機能の改善が得られた．このことから，CI療法の適応外となる中等度以上の上肢麻痺患者においても，ボツリヌス療法による痙縮のコントロールを行うことで，CI療法の適応基準を満たすことができる可能性がある．その他の運動機能改善治療も同様で，機能改善の目的筋である拮抗筋に対してボツリヌス療法を行うことで，目的筋の随意運動が改善する場合があり，痙縮を原因とした適応外症例に対して，適応拡大が期待される．また，各々の治療法の適応基準を満たしている場合でも，治療前にボツリヌス療法により痙縮を軽減し，よりよい状態にコントロールするpreconditioningの意義は大きく，単独治療より良好な成績が期待される．

6 上肢のボツリヌス併用療法

慢性期脳卒中片麻痺患者29例を治療介入群と対照群に分け，治療介入群へはボツリヌス療法とmodified CI療法（2時間/日×3日/週×12週）を実施し，ボツリヌス療法後に通常訓練のみを行った対照群と比較した研究がある[18]．結果は，治療介入群において治療開始後3か月，6か月のいずれにおいてもMAL（motor activity log）-AOU（amount of use），MAL-QOM（quality of movement），ARAT（action research arm test）の各指標において良好な改善を認め，患者満足度も高いことが分かった．さらに治療後6か月において，対照群に比べ，治療介入群の方が肘関節，手関節，手指の痙縮の改善が見られた．CI療法自体が痙縮を改善することは過去に報告がある[19-21]が，ボツリヌス療法との併用による相乗効果として，長期的に痙縮の改善が維持されることが期待される．

CI療法の単独治療群とボツリヌス療法とCI療法の併用治療群とのどちらの有効性が高いかを検証した報告はまだない．両者の治療介入法を経時的に行ったある60歳代の慢性期脳卒中患者のFMA-UE（upper-extremity subtest of Fugl-Meyer assessment）およびSTEF（simple test for evaluating hand function）の長期経過を図2に示す[22]．最初に装具を併用したmodified CI療法（1.5時間/日×3日/週×10週）を行った後，約3か月後にボツリヌス療法を行い，治療効果が安定した2週間後にさらに装具を併用した通常のCI療法を行った．最初のmodified CI療法後にSTEFは大きく改善したものの，ボツリヌス療法までの3か月間に大きな改善は得られなかった．ボツリヌス療法後，一時的な筋力低下によると考えられるSTEFの低下が見られたが，CI療法後にSTEFは大きく改善した．本症例ではボツリヌス療法とCI療法の併用療法が脳可塑性の誘導に有効であったと考えられ，今後の症例の蓄積と長期的効果，脳機能の変化の研究が期待される．

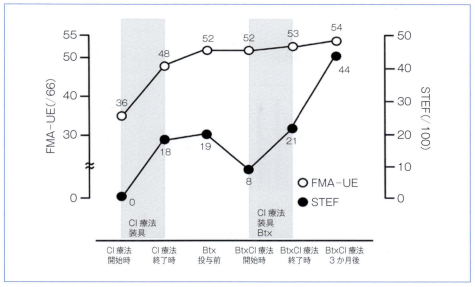

図2 ある慢性期脳卒中患者のFMA-UEおよびSTEFの長期経過
最初にmodified CI療法（1.5時間/日×3日/週×10週）を行った後，約3か月後にボツリヌス療法を行い，2週間後に通常のCI療法を行った．

　一般的には，ボツリヌス療法は痙縮を軽減するメリットがあるが，同時に投与量の増加に伴い，デメリットとして筋力低下が挙げられる．しかし，薬効が時間経過とともに減弱すると，神経の再支配などを機序として筋力は改善すると考えられている．そのため，多少筋力低下を生じたとしても，痙縮を軽減して適切なリハにより脳可塑性を誘導し，機能改善を促進する方が長期的に良好な結果を得ることができる場合がある．既にCI療法の適応患者であっても，痙縮が強い場合のボツリヌス療法によるpre-conditioningの意義は大きく，積極的に両者の併用療法を進めることで，さらに脳機能の再構築が加速される可能性がある．

　近年，機能的電気刺激（functional electrical stimulation：FES）は生体の失われた機能を再建する治療法として発展し，機能的代償だけではなく，機能的改善が得られることが報告されている．重症で上肢機能訓練が困難な場合でも，随意的収縮がわずかでも確認できる場合は，筋活動電位をトリガーとして電気刺激を行うFESによって随意運動を誘発する方法が推奨されている．その中でも注目されているHANDS療法（hybrid assistive neuromuscular dynamic stimulation therapy）[23]は，筋電誘発型FESと手関節固定装具の併用により総指伸筋や手関節伸筋の働きを筋活動電位に応じてアシストするという治療法である．過去の報告では，ボツリヌス療法とFESの組み合わせは理学療法のみと比較して痙縮と機能の改善につながるとしている[24]．現在，拮抗筋の痙縮をボツリヌス療法で抑制するとともに，標的筋を筋電誘発型FESで促通するという相乗効果を意図した治療が進められている．

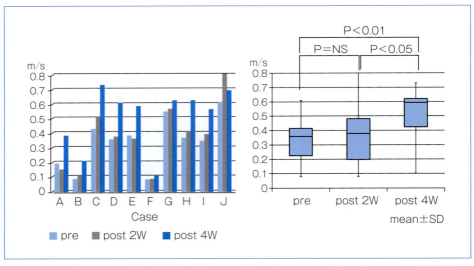

図3 下肢痙縮を有する慢性期脳卒中患者10例を対象とした下肢のボツリヌス療法治療前（pre），2週後（post 2W），4週後（post 4W）の歩行速度の経時的変化
左は症例ごとのグラフで，右は平均±標準偏差のボックスプロット．

7 下肢のボツリヌス併用療法

　下肢に関しては，現在のところ機能改善を脳可塑性の観点から考察した報告はない．以下は，自験例ではあるが，考察に値する結果が得られたため，ここに報告する．

　下肢痙縮を有する慢性期脳卒中患者10例を対象に，下肢のボツリヌス療法後，2週間の効果出現期間を置き，その後2週間の入院による集中的なリハを行った．治療前（pre），2週後（post 2W），4週後（post 4W）の歩行速度（10m歩行テストより換算）の経時的変化を図3に示す．平均値の比較ではpre，post 2Wで明らかな差は認められなかったが，post 4Wでは明らかな改善を認めた．個々の症例では，preからpost 2Wで歩行速度が低下した症例も2例認めた．これは，ボツリヌス療法後に下肢痙縮が改善したが，急激な下肢のダイナミクスの変化に対応できず，治療前の歩行パターンを再現できなくなったためと考えられる．しかし，その後2週間の入院リハにより新たな歩行パターンを再学習することで，10例中9例で歩行速度が大きく向上した．ボツリヌス療法による痙縮の治療だけでは機能改善は得られないばかりか，むしろ低下する可能性もあり，機能改善を得るには集中的なリハの併用が有効であることを示している．

　上記対象患者のうち，ある40歳代女性の脳卒中患者の回復期リハ終了後の10m歩行テストとmodified Ashworth scale（MAS）の長期経過を図4に示す．回復期リハ終了時点で装具を用いて歩行は自立していたが，麻痺側下肢の内反尖足を認めていた．約19か月間の経過観察期間の中で，計3回のボツリヌス療法を行った．1回目の治療では入院リハは行わず，MASの改善は得られたが，歩行速度はわずかに悪化した．2回目の治療では治療後2週間の入院リハを行い，新たな歩行パターンを獲得したこ

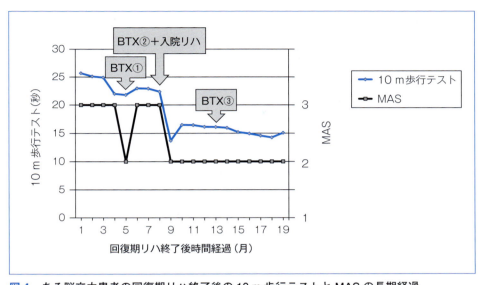

図 4　ある脳卒中患者の回復期リハ終了後の 10 m 歩行テストと MAS の長期経過
約 19 か月間の経過観察期間の中で，計 3 回のボツリヌス療法を施行．2 回目のボツリヌス療法の際のみ入院リハを併用した．

とで大きく歩行速度は改善した．さらに 3 回目の治療を行ったが，MAS や歩行速度に明らかな変化はなかった．その後，約 6 か月以上にわたり MAS の悪化は認めず，歩行速度が少しずつ改善してきたことから，それ以降の治療は行っていない．本症例でボツリヌス療法を離脱できた理由として，下肢痙縮の軽減と集中リハにより再学習した歩行パターンと日常生活での歩行機会の増加が，痙縮筋の持続伸張や十分な筋活動を生じ，痙縮がコントロールされていたことが考えられる．不動と痙縮の「負のスパイラル」とは逆に，痙縮の改善と再学習による機能改善が麻痺肢の積極的な使用を促し，痙縮のさらなる出現を抑制するという，まさに「正のスパイラル」が形成された典型的な 1 例である．

8　ニューロリハビリテーションとしてのボツリヌス療法の意義

　前述したように，「不動→筋短縮や関節拘縮→筋の過活動→不使用の学習→不動」の「負のスパイラル」を断ち切ることが痙性麻痺に対する治療として重要である．そのためには，ボツリヌス療法をきっかけとして，徒手的な治療だけでなく，電気刺激，ロボットといった機器の併用や，CI 療法などの課題指向型訓練を併用し，大脳皮質の可塑性を促進させて，麻痺肢の機能を回復させることが重要と考えられる．また，痙縮を早期に予防または治療してコントロールしていくためには，麻痺肢における深部腱反射亢進を初期の warning sign と捉えて[25]，早期にボツリヌス療法を含めた治療介入をしていくことが必要である．
　ボツリヌス療法は痙縮の軽減のみならず，麻痺肢のダイナミクスの改善により運動の再学習を促進させると考えられる．運動学習の観点からは，ボツリヌス療法は痙縮

という要素の改善により，課題の難易度を調整することのできるツール，と捉えることもできる．ボツリヌス療法による痙縮の改善は関節可動域の拡大や筋の過活動の軽減により，一時的には課題の難易度を下げる効果があると考えられる．一方，同時に関節自由度が上がるため，最終的には課題の難易度を適切に上げることで，脳可塑性を誘導すると考えられる．ボツリヌス療法によって痙縮をコントロールすることで運動課題の難易度を調整し，課題指向型訓練を主体とした適切なリハを行って脳可塑性を誘導することに，ボツリヌス療法のニューロリハとしての本来の治療意義があると考えられる．

■ 文献

1) Sommerfeld DK, Eek EU, Svensson AK, et al : Spasticity after stroke: its occurrence and association with motor impairments and activity limitations. *Stroke* 35 : 134-139, 2004
2) Watkins CL, Leathley MJ, Gregson JM, et al : Prevalence of spasticity post stroke. *Clin Rehabil* 16 : 515-522, 2002
3) 篠原幸人, 小川 彰, 鈴木則宏・他（編）：脳卒中治療ガイドライン2009, pp308-312, 協和企画, 2009
4) 佐藤史江, 眞野行生：ボツリヌス毒素と痙縮のコントロール. リハ医学 37 : 475-482, 2000
5) Gracies JM : Pathophysiology of spastic paresis. I : Paresis and soft tissue changes. *Muscle Nerve* 31 : 535-551, 2005
6) Gracies JM : Pathophysiology of spastic paresis. II : Emergence of muscle overactivity. *Muscle Nerve* 31 : 552-571, 2005
7) Simpson DM, Gracies JM, Graham HK, et al : Therapeutics and Technology Assessment Subcommittee of the American Academy of Neurology : Assessment: Botulinum neurotoxin for the treatment of spasticity (an evidence-based review) : report of the Therapeutics and Technology Assessment Subcommittee of the American Academy of Neurology. *Neurology* 70 : 1691-1698, 2008
8) Slawek J, Bogucki A, Reclawowicz D : Botulinum toxin type A for upper limb spasticity following stroke: an open-label study with individualised, flexible injection regimens. *Neurol Sci* 26 : 32-39, 2005
9) Shaw LC, Price CI, van Wijck FM, et al : BoTULS Investigators : Botulinum Toxin for the Upper Limb after Stroke (BoTULS) Trial : effect on impairment, activity limitation, and pain. *Stroke* 42 : 1371-1379, 2011
10) Pittock SJ, Moore AP, Hardiman O, et al : A double-blind randomized placebo-controlled evaluation of three doses of botulinum toxin type A (Dysport) in the treatment of spastic equinovarus deformity after stroke. *Cerebrovasc Dis* 15 : 289-300, 2003
11) Kaji R, Osako Y, Suyama K, et al : Botulinum toxin type A in post-stroke lower limb spasticity: a multicenter, double-blind, placebo-controlled trial. *J Neurol* 257 : 1330-1337, 2010
12) Bleyenheuft C, Cockx S, Caty G, et al : The effect of botulinum toxin injections on gait control in spastic stroke patients presenting with a stiff-knee gait. *Gait Posture* 30 : 168-172, 2009
13) Johnson CA, Burridge JH, Strike PW, et al : The effect of combined use of botulinum toxin type A and functional electric stimulation in the treatment of spastic drop foot after stroke: a preliminary investigation. *Arch Phys Med Rehabil* 85 : 902-909, 2004
14) Tomášová Z, Hluštík P, Král M, et al : Cortical activation changes in patients suffering from post-stroke arm spasticity and treated with botulinum toxin a. *J Neuroimaging* 23 : 337-344, 2013
15) Huynh W, Krishnan AV, Lin CS, et al : Botulinum toxin modulates cortical maladaptation in post-stroke spasticity. *Muscle Nerve* 48 : 93-99, 2013
16) 道免和久（編著）：CI療法―脳卒中リハビリテーションの新たなアプローチ. pp23-50, 中山書店, 2008
17) Levy CE, Giuffrida C, Richards L, et al : Botulinum toxin a, evidence-based exercise therapy, and constraint-induced movement therapy for upper-limb hemiparesis attributable to stroke: a preliminary study. *Am J Phys Med Rehabil* 86 : 696-706, 2007
18) Sun SF, Hsu CW, Sun HP, et al : Combined botulinum toxin type A with modified

constraint-induced movement therapy for chronic stroke patients with upper extremity spasticity: a randomized controlled study. *Neurorehabil Neural Repair* 24：34-41, 2010
19) Siebers A, Oberg U, Skargren E：The effect of modified constraint-induced movement therapy on spasticity and motor function of the affected arm in patients with chronic stroke. *Physiother Can* 62：388-396, 2010
20) Dettmers C, Teske U, Hamzei F, et al：Distributed form of constraint-induced movement therapy improves functional outcome and quality of life after stroke. *Arch Phys Med Rehabil* 86：204-209, 2005
21) Kagawa S, Koyama T, Hosomi M, et al：Effects of constraint-induced movement therapy on spasticity in patients with hemiparesis after stroke. *J Stroke Cerebrovasc Dis* 22：364-370, 2013
22) 天野　暁, 竹林　崇, 花田恵介, 他：A型ボツリヌス毒素製剤投与後にCI療法を施行し, 1年間の経過観察を実施した1症例. 総合リハ 42：679-683, 2014
23) Fujiwara T, Kasashima Y, Honaga K, et al：Motor improvement and corticospinal modulation induced by hybrid assistive neuromuscular dynamic stimulation (HANDS) therapy in patients with chronic stroke. *Neurorehabil Neural Repair* 23：125-132, 2009
24) Baricich A, Carda S, Bertoni M, et al：A single-blinded, randomized pilot study of botulinum toxin type A combined with non-pharmacological treatment for spastic foot. *J Rehabil Med* 40：870-872, 2008
25) 原　寛美：脳卒中運動麻痺回復可塑性理論とステージ理論に依拠したリハビリテーション. 脳外誌 21：516-526, 2012

第4章

ニューロリハビリテーションの展望

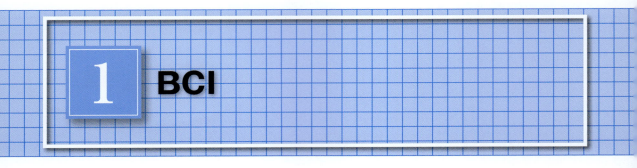

1 BCI

1 はじめに

ブレイン・コンピューター・インターフェース(brain computer interface：BCI)は，脳と機械を直接相互作用させる技術の総称である．私たちの脳は通常，身体を介して外部環境とかかわりをもつが，その仲介となる身体を省き，脳と外部環境を直接作用させよう，という発想がBCIである．脳に機械を接続する技術のモチーフは，映画『マトリックス』や漫画『攻殻機動隊』などのサイエンスフィクションで繰り返し取り上げられ，科学技術の極端な進歩によって訪れる悲観的未来が描かれているため，当該技術の発展に少なからず疑問をもつ読者がいるかもしれないが，実際のBCI研究では，完治が困難な身体障害をBCI技術によって克服し，患者の生活の質(quality of life：QOL)の向上に貢献することを目的とした医療福祉技術としての開発が進められている．

BCIは，脳とメカトロニクスが連動するシステム全般を指しているため，神経系に対するメカトロニクスの関与の仕方によって，3つの種類に分類することができる(図1)．すなわち，機械から脳へ情報を送る「感覚入力型BCI」，脳内の情報処理過程に機械が関与する「介在型BCI」，脳から機械へ情報を送る「運動出力型BCI」である．

このうち，感覚入力型BCIおよび介在型BCIに属する技術の一部は，既に臨床応用が進んでいる．例えば聴覚障害者の蝸牛に電極を挿入し，マイクロフォンでの集音結果に応じて聴覚神経を電気刺激することで聴覚を再建する人工内耳システム[1]は，既に臨床応用を果たした感覚入力型BCIといえる．また，パーキンソン病やジストニアに対しては，不随意運動を低減させる治療として，視床下核や淡蒼球をターゲットとした脳深部刺激療法(deep brain stimulation：DBS)が行われており[2]，これは感覚運動系の情報処理過程を機械によって変調する，一種の介在型BCIといえる．

これに対して運動出力型BCIは，いまだ臨床応用を果たしていないものの，近年急速にその研究規模を拡大させている．例えばDonoghueとHochbergらのグループは，随意運動の生成にかかわる皮質脊髄路の機能メカニズムの研究を進め，その過程で明らかになった一次運動野の活動特性を基に，ロボットハンドやマウスカーソルの制御に成功している[3]．一次運動野に慢性留置できる剣山様電極から記録した神経活動電位および局所電場電位は，取得できる情報量が極めて多く，例えば肘関節の屈曲/伸展，前腕の回内/回外，手関節の屈曲/伸展などが識別可能である．これらの技術は現

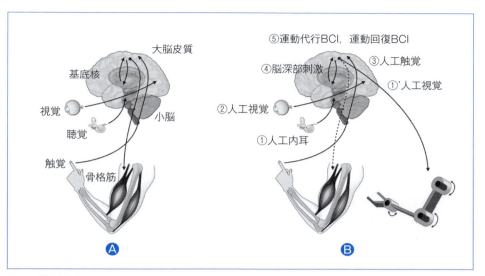

図1 神経系とBCI
Ⓐ 感覚運動にかかわる神経系．ヒトは視覚，聴覚，触覚などを頼りにして身体や環境の状態を理解し，基底核，小脳，大脳皮質が関連しながら運動指令を生成する．骨格筋はその運動指令を受け取ると収縮を始め，身体が動く．Ⓑ BCIの作用点．機械から脳へ情報を送る「感覚入力型BCI」（①，①'，②，③），脳内の情報処理過程に機械が関与する「介在型BCI」（④），脳から機械へ情報を送る「運動出力型BCI」（⑤）など，神経系に対するメカトロニクスの関与の仕方によって，BCIは3つの種類に分類することができる．

在，Brain Gate 2 Neural Interface System として米国での臨床試験が行われている．

より低侵襲でありながら多自由度の制御が行える運動出力型BCIとして，最近有力視されているものに，硬膜下電極を用いたものがある[4]．硬膜下電極は脳神経外科領域において難治性疼痛やてんかんに対する治療・診断のために臨床的に用いられているため，電極技術として既に成熟している上，脳組織そのものを傷つけないことも利点として挙げられる．電極は脳表に接触しているため，取得できる脳活動情報が豊富で，体動ノイズなどの影響を受けにくい．最近では，運動関連電位をより詳細に取得することに主眼を置いた高密度電極の開発が盛んになってきている[5]．

最も手頃に測定装置が入手でき，侵襲性なく簡便に測定できるのは，大脳皮質の電気的活動によって頭皮上に形成される電位を計測する，頭皮脳波である．多くの病院が脳波計を保有している上，研究用途に限定した薬事法未認可の脳波計であれば，比較的安価に入手できる．また，数多くの脳波計測用電気回路が公開されており，ある程度の心得があれば自作も可能である．また，非侵襲的な脳活動計測法であるため，BCI研究初期の段階からさまざまな被験者に広く試してもらうことができる．

ただし，頭皮脳波は脳表から離れた部位で記録する上，インピーダンス特性の悪い頭蓋骨の影響によって40 Hz以上の周波数成分が大きく減弱されるために，得られる脳活動情報が限定され，ノイズの影響も受けやすい．例えば一側上肢における運動の有無は頭皮脳波から検出可能であるが，肘関節の屈曲/伸展，前腕の回内/回外，手関節の屈曲/伸展などを別個に読み分けることは容易ではない[6]．また，まばたきをし

たり歯を噛みしめたりした際に生じる筋電図なども混入しやすく，信号分離には注意を要する[7]．

2 頭皮脳波を利用したBCI

頭皮脳波は脳活動を推定する上で限界があるものの，非侵襲性ゆえに装脱着が容易であることから適用範囲が最も広く，その意味でBCI応用の活路が開かれている．例えば米国Wolpawらのグループは，ロックトイン症候群の患者に対して在宅利用可能なBCIシステムを開発し，その運用について検討している[8]．またオーストリアPfurtschellerのグループは，頚髄損傷患者に対するBCIシステムを開発し，パーソナルコンピューター上に構築された仮想空間のキャラクタ制御[9]や，電動把持装具[10]および神経筋電気刺激の制御[11]に成功している．わが国でも慶應義塾大学のグループが，インターネットを使って交流できる三次元仮想空間Second Life©のキャラクタを制御できるBCIの開発を行い，筋ジストロフィー患者での試用経験を報告している[12]．

以上のように運動出力型BCIでは，侵襲性はあるが高精密な脳情報が取得可能な計測手法を使って，多自由度なロボットハンドの制御を実現する「身体機能の代替技術」と，取得できる脳情報は制限されるものの，非侵襲的に計測が行える手法を使って，コンピューターカーソルや家電リモコンなどを操作する「環境制御技術」の開発が，同時並行的に進められてきた歴史がある[13]．ところが近年になって，BCIの長期使用により脳活動に可塑的な変化がもたらされることが明らかになり，BCIを用いたニューロリハビリテーションの実現可能性が言及されるようになってきた．運動出力型BCIは，ユーザーが手足の運動を企図した際の脳活動に基づいて外部機器を動作させることができるため，これを応用して重度な脳卒中片麻痺の運動訓練を実施し，麻痺肢の機能回復につなげようという発想である．

3 BCIにおけるリハビリテーション要素

脳卒中片麻痺に対するこれまでのリハビリテーション医療では，ADLを高めることに重点が置かれていたこともあり，麻痺側に対する介入としては，痙性麻痺に対する装具や神経ブロックを使った抑制や，拘縮予防と衛生管理にとどまり，日常生活活動そのものの再獲得にあたっては健側を使っての動作訓練が主であった．

ところが，モデル動物を用いた神経可塑性の研究が進むにつれ，成熟した脳や，障害のある脳においても反復的な運動訓練により神経機能の再構築が進むことが明らかになり，臨床で使えるニューロリハビリテーション手技の開発が望まれるようになった．例えばリスザルの運動皮質上肢領域に人工的な脳梗塞を作成し，上肢機能の再構築過程について皮質内微小電気刺激を用いて調べた研究では，エサ取り動作時に患肢を強制使用させた群で体性局在部位が大きく変化し，脳梗塞により失われた機能を周辺部位が代償していることが明らかにされた[14]．麻痺側を使わず健側でエサ取り動作

を行っていた群では，使用頻度の下がった上肢支配領域が，周辺部位の担う機能によってマスキングされていくことが示された．

　この研究からは，麻痺手の強制使用が学習性不使用を予防し，運動野における体部位再現の大きさが使用頻度に応じて変化する use-dependent plasticity や，運動の結果として生じる体性感覚フィードバックが機能結合を強める Hebbian-like plasticity が，麻痺側の機能再構築に有効であることをうかがわせる．

　この考えを臨床的に展開したものが CI 療法（constraint-induced movement therapy）である．これは健側を三角巾などで拘束して麻痺側上肢を段階的，集中的に訓練することで上肢機能の改善を図る方法である．これまでに米国での多施設共同研究による大規模な調査研究が行われ，その有効性が明らかにされている[15, 16]．

　CI 療法はその方法論上の制約から，運動課題をある程度遂行できる程度の随意運動機能が残存している，中等度から軽度の片麻痺患者が適用である．随意運動が誘導できず，CI 療法の適用外となるような片麻痺であっても，麻痺側上肢からある程度の随意筋電図が計測できる場合には，表面筋電量に比例した筋電気刺激を与える筋収縮介助型システム[17]を用いて動作介助が可能になる場合があり，HANDS（hybrid assistive neuromuscular dynamic stimulation）療法[18]あるいはパワーアシスト FES[19, 20]として研究が進んでいる．これらのシステムを使った麻痺側上肢の運動訓練は，CI 療法同様，ニューロリハビリテーション効果を誘導できることが示されている．

　随意運動や随意筋電図が発現できないほど重度な片麻痺の場合は，外部から運動の意思を判別することは困難で，CI 療法や HANDS 療法およびパワーアシスト FES のように，麻痺肢の使用とそれに伴う感覚フィードバックを促すことができない（図 2 Ⓐ）．このような場合，BCI を活用して，運動性下行路のより上流部分，すなわち大脳皮質体性感覚運動野からその状態を推定することができれば，随意運動の企図に応じて筋電気刺激や電動把持装具による動作介助を行うことができる．これにより，随意運動の企図，実行，動作結果のフィードバック，という体性感覚運動系のサイクルを通して，中枢神経系の再学習を期待することができる（図 2 Ⓑ）[21]．

　このような，BCI による運動訓練の考え方とは別に，BCI による脳活動状態の視覚的フィードバック訓練がニューロリハビリテーション効果を誘導するという考え方もある[21]．脳波変化を棒グラフなどの視覚情報に変換して被験者にその状態を認識させ，脳波の制御を促すニューロフィードバック訓練は，脳活動状態の自発的な変調の仕方を顕在的に学習させる手法として，てんかん，注意欠如・多動性障害，自閉症スペクトラム障害，チック，不安障害に対して試みられている[22]．運動制御の分野では，麻痺筋から導出される表面筋電図を視覚的に提示して，随意運動を顕在的に再学習させるバイオフィードバック療法が知られていることもあり[23]，筋電図の代わりに運動関連脳波を視覚的に提示する方法は，同様の効果が期待できる．麻痺肢の運動イメージ訓練が脳卒中後の機能回復に有効である可能性は，以前から指摘されていたが[24]，運動イメージの状態を客観的かつ定量的に評価することができないため，これまで取り扱いが難しかった．BCI によって運動イメージの状態をある程度評価することが可能になれば，運動神経系の機能再構築を積極的に目指せるものと思われる．このよう

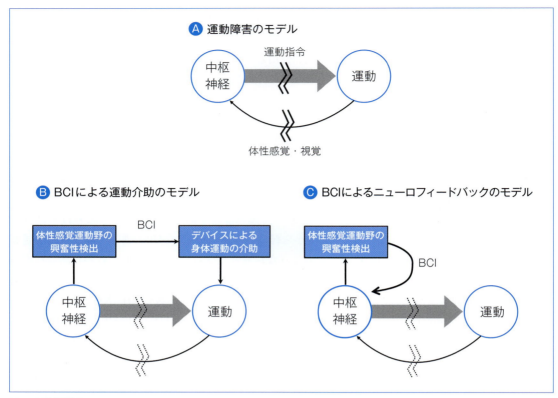

図2 神経系とBCI
Ⓐ 運動障害のモデル．中枢神経系からの運動指令が適切に生成されず，正しい運動をすることができない．そのため，体性感覚や視覚によるフィードバックが中枢側に対して適切に与えられない．Ⓑ BCIによる運動介助のモデル．中枢神経系の活動状態に合わせて，より自然な運動が生じるように，モーターによる他動的関節運動や筋電気刺激による筋収縮を促す．その結果として，体性感覚的なフィードバックが誘導され，中枢側においてuse-dependent plasticityやHebbian-like plasticityによる機能再構築が生じることを期待した考え方である．Ⓒ BCIによるニューロフィードバックのモデル．中枢神経系の活動状態を可視化して，その状態が目的の方向に変化するように被験者へ指示を与えることで顕在学習を促す．その結果として，中枢神経系からの運動指令が適切に生成されることを期待した考え方である．

に，脳活動状態の視覚的提示によるフィードバック訓練の考え方は，前述のような，身体運動を介助する発想とは別の観点から，BCIがニューロリハビリテーション効果を誘導できる可能性を示唆している（図2Ⓒ）．

4 BCIによるニューロリハビリテーションの試み

前節で紹介した考え方に基づいてBCIを構築し，脳卒中片麻痺上肢に対するニューロリハビリテーションを目指した研究が，国内外の複数の拠点で試みられている．頭皮脳波を用いて体性感覚運動野の興奮性を推定する方法としては，sensorimotor rhythm（SMR）あるいはミュー律動と呼ばれる，アーチ型をした8〜12 Hzの成分を特徴量にすることが多い．

一般にSMRは安静時に著明であり，体性感覚運動野のアイドリング状態を示しているものと解釈されている[25,26]．運動イメージあるいは運動の遂行に伴って視床-大脳皮質連関の活動が上昇すると，神経細胞群の膜電位が脱同期的に変動し始め，SMRの振幅が低下するといわれているため[27,28]，このことを利用して視覚指標，電動装具，筋電気刺激などを駆動する．

　機能的磁気共鳴画像法（functional magnetic resonance imaging：fMRI）による研究では，運動イメージに伴うSMRの振幅低下量が体性感覚運動野における脳血流量変化に相関するとの報告があるほか[29,30]，経頭蓋磁気刺激（transcranial magnetic stimulation：TMS）法による研究では，SMRの振幅低下量は皮質脊髄路の興奮性[31-33]や一次運動野内ガンマアミノ酪酸（gamma-amino butyric acid：GABA）作動性抑制性介在ニューロンの脱抑制量にも相関しているとの報告[34]がある．さらには，脳卒中片麻痺患者において体性感覚や身体運動に関連する皮質間の機能的結合度が，SMRと同じ周波数で高いほど予後がよいとの報告もあり[35]，SMRを使ったBCIはニューロリハビリテーション効果を期待することができる．

　2008年には，米国国立衛生研究所（National Institute of Health：NIH）や国立神経疾患・脳卒中研究所（National Institute of Neurological Disorders and Stroke：NINDS）とドイツTübingen大学などの共同研究グループが脳磁計を使ったSMRの測定を行い，その結果に基づいて空圧式の手指伸展装置を駆動する系を確立した[36]．このBCIを継続利用することで，運動企図中のSMRの振幅低下が著明になった脳卒中片麻痺患者が報告されており，BCIによる運動介助によって脳活動の可塑性を誘導できる可能性が示された．

　2009年には，オーストリアPfurtschellerらのグループも同様に，脳卒中片麻痺患者を対象として頭皮脳波を用いてSMRを記録し，その変化量に応じてコンピュータースクリーン上に表示された上肢のアニメーションが変化するシステムを開発した[37]．数日間にわたる訓練を経れば，麻痺側の運動企図とともに生じるSMRの減少が著明になり，安静時と運動企図時の脳波弁別は70〜80％に達することが報告されており，BCIによるニューロフィードバックによって脳活動の可塑性を誘導できる可能性が示された．

　その後，2009年から2010年にかけて，BCIによる筋電気刺激が上肢機能の改善に有効だったとする症例報告[38]や，BCIに従来の理学療法を組み合わせることで上肢機能の改善まで誘導できたとする症例報告[39,40]が相次いで出されている．また，シンガポールA*STARの研究チームもBCIとロボットリハビリテーションを組み合わせたシステムを構築し，脳卒中片麻痺患者54例での施行結果を国際会議で報告しており[41]，BCIによるニューロリハビリテーションの試みは年々勢いを増している．

　2011年からはヨーロッパにある複数の拠点が連携して，BCIとロボティクスを融合させた脳卒中リハビリテーション研究プロジェクト"BETTER"が開始されている[42]．わが国では，慶應義塾大学のグループがBCIニューロリハビリテーションに関する研究を実施している[43]．これまでに，慢性期脳卒中片麻痺患者に対して，運動企図中に生じるSMRの手指伸展動作を電動装具で介助するBCIシステム（図3）を適

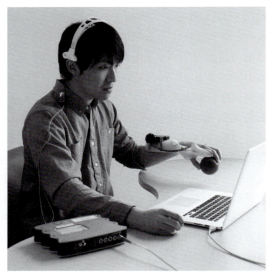

図3 BCIニューロリハビリテーションシステムの例

用し，その訓練効果を検証してきた．

　その結果，運動企図中におけるSMRの減少が著明になること，安静時における障害側一次運動野の興奮閾値が低下して改善傾向にあること，麻痺側総指伸筋における随意筋電図上の所見が改善すること，手指の随意運動が改善して臨床スコアが上昇することを，全8名への施行結果から明らかにしている[44]．

　この他にもABABデザインに基づく単一事例研究において，運動企図と神経筋電気刺激を組み合わせただけの「偽BCI」と，運動企図に伴ってSMRが減少した時だけ神経筋電気刺激が駆動される「真BCI」を比較した結果，真BCI施行後には運動企図時の脳血流動態が障害側一次運動野優位になること，麻痺側総指伸筋における随意筋電図上の所見が改善すること，手指の随意運動が改善して臨床スコアが上昇すること，障害側体性感覚運動野近傍の頭皮脳波と麻痺側総指伸筋近傍の表面筋活動の間に線形相関が認められることが報告されている[45]．

5 今後のBCIニューロリハビリテーション研究

　BCIニューロリハビリテーションの研究はまだ緒についたばかりで，その適用範囲や作用機序については明らかになっていない部分が多い．しかし，今後研究を進める上では，これまでに研究されてきた他の麻痺側上肢への機能回復的アプローチとの共通点を意識することで，具体的な研究戦略を策定することができる．

　第1に，BCIによって運動企図を反復的に訓練することの意義について述べる．重度な片麻痺患者が無理に随意動作を遂行しようと試みると，目的とする筋以外にも筋収縮が誘導されたり，不適切なタイミングで筋収縮が生じたりする．いわゆる連合反応や共同運動を伴うこれらの動作を修正せずにそのまま反復した場合には，不適切な

適応(maladaptation)が起こることは想像に難くない.

運動イメージを遂行中に賦活する運動関連脳領域は, 実際の運動遂行時に使われるそれとかなりの部分が重複するとされているので[24], 無理に体中を力ませることなく, 正常な状態に近い形で中枢神経系の活動を動員するためには, 運動関連脳領域の状態をBCIでモニタリングして穏やかに運動企図訓練を実施する方が効果的であると思われる.

脳卒中片麻痺からの機能回復には, 健常な脳活動パターンを誘導する治療戦略が適していると考えられているため[46, 47], BCIニューロリハビリテーションでは, 麻痺肢の運動企図に伴って健常に近い脳活動パターンが生じた場合に, 麻痺手の他動的運動介助を行って報酬刺激を与えるようにトレーニングを行えば, maladaptationを避けながら, 適切な運動学習を進められる可能性がある.

第2に, 運動の遂行に伴って生じる体性感覚のフィードバックが機能回復に有効であることを述べる. 一次体性感覚野と一次運動野は互いに近接しており, 機能的にも密接な関係があるので, 強力な神経投射が存在する. したがって例えば, 一次運動野へのTMSに同期して末梢神経に電気刺激を与えて感覚入力を付随させると, Hebb則的な長期増強が生じて脳可塑性が誘導される[48, 49]. このことと同様に, 運動企図に応じてBCIが人工的に感覚フィードバックを惹起すれば, 先にも述べたHebbian-like plasticityを促し, 機能回復につながる可能性がある.

第3に, 麻痺側上肢に対する身体イメージの再獲得について述べる. 脳卒中片麻痺になると, 慢性期では特に麻痺側上肢の所有感覚が薄れ, 運動の企図そのものが行いにくくなる. このことに対して, 健側上肢の運動を鏡に写し, 麻痺側上肢が動いているかのように錯覚させることで所有感覚の回復を図るミラーセラピーがこれまでにも試みられている[50].

BCIニューロリハビリテーションにおいては, 脳波変化によって麻痺側上肢が電動把持装具や筋電気刺激によって他動的に運動介助されるため, これを視覚的に観察することで同様の効果が誘導される可能性がある. 健常者におけるBCIでは, 運動イメージ中に観察されるSMRの振幅減少に比例して動く手の映像を見ている場合の方が, 単に棒グラフでSMRの振幅量を提示するよりも安定的にBCIを操作することができ, 5日間にわたるトレーニング効果も高いことが示されている[51].

このように, BCIによって身体運動を想起しやすい視覚像がもたらされることは, 身体イメージを脳内で表象しやすくさせ, リハビリテーションとして有益である可能性がある. また視覚像だけでなく, 末梢感覚神経活動も運動感覚性知覚を誘起することが知られている[52]. したがって, 麻痺側上肢の他動的運動介助が末梢感覚神経活動を惹起することで, 身体イメージの再獲得につながる可能性がある.

第4に, 持続的他動運動による拘縮の予防および回復と, 痙性麻痺の抑制について述べる. 麻痺側上肢を慢性的に動かさないと, 関節周辺の腱や腱膜に組織変性が生じて拘縮が生じ, 関節可動域が制限される. 拘縮は運動訓練を妨げる要因となるが, BCIニューロリハビリテーションによって反復的な関節運動を継続することは拘縮の予防と回復にも有効であると考えられ, このことが訓練効果を効果的に誘導するため

の身体環境作りに生かされると考えられる．また，不随意な筋緊張が原因で麻痺側上肢が屈曲位に保持される痙性麻痺についても，装具によって母指や手関節を伸展位に保つことで脊髄の興奮性異常が反射的に抑制され[53,54]，その結果，関節可動域が拡大してBCIニューロリハビリテーションの施行を容易にすると考えられる．

以上のように，BCIニューロリハビリテーションは，神経系の可塑性，身体認知，筋腱組織などの面において治療的介入効果が期待でき，脳卒中重度片麻痺患者に対する麻痺側上肢の機能回復手技として期待が持てる．一方でBCIは，さまざまな要素が連関することで成立する技術であるため，各要素の作用機序を科学的に検証することが今後の発展に必要不可欠である．

神経系の機能再構築効果を期待したBCIは前述のとおり，脳卒中症例を中心に今後も検討が進んでいくと思われるが，現在の医療では神経筋機能の回復が困難とされている脊髄損傷や神経筋難病に関しても，再生医学が発展し，軸索の発芽や神経成長を人為的に制御できるようになった場合には，BCIを併用することによって効果的な分化，成長を誘導できるものと予想され，BCIニューロリハビリテーションの適用範囲は拡大する可能性がある．例えば，脊髄損傷ラットモデルを用いた研究では，軸索成長を促進する生物学的なアプローチにリハビリテーショントレーニングを組み合わせることで，効果的な機能回復が促進されることが分かっている[55,56]．したがって神経機能回復を目指した再生医学とBCIの複合的アプローチは期待できる．

6 まとめ

従来の運動出力型BCI研究は，不自由な四肢の代わりに機械にその運動を代償させるような，機能代償型のシステム開発に主眼が置かれていた．これに対して近年では，脳卒中後の神経系機能の再構築を目指した，機能回復型のシステム開発が盛んになってきている．機能回復型のBCI研究は，これまで提案されてきた機能代償型BCIとは発想の異なる新機軸であり，まだ緒についたばかりであるが，ミラーセラピー，運動イメージ療法，ロボットリハビリテーションなど，これまでのリハビリテーション研究で一定の成果を上げている手法を包括的に取り込んだコンセプトであるともいえ，今後の展開が期待される．

文献

1) Wilson BS, Dorman MF : Cochlear implants: current designs and future possibilities. *J Rehabil Res Dev* 45 : 695-730, 2008
2) 横地房子：パーキンソン病とジストニアに対する脳深部刺激療法．*Brain Nerve* 61 : 473-483, 2009
3) Hochberg LR, Serruya MD, Friehs GM, et al : Neuronal ensemble control of prosthetic devices by a human with tetraplegia. *Nature* 442 : 164-171, 2006
4) 平田雅之，吉峰俊樹：Brain-Machine Interface. *Clin Neurosci* 29 : 384-387, 2011
5) Henle C, Raab M, Cordeiro JG, et al : First long term in vivo study on subdurally implanted micro-ECoG electrodes, manufactured with a novel laser technology. *Biomed Microdevices* 13 : 59-68, 2011
6) Pfurtscheller G, Neuper C, Andrew C, et al : Foot and hand area mu rhythms. *Int J Psychophysiol* 26 : 121-135, 1997

7) McFarland DJ, Sarnacki WA, Vaughan TM, et al : Brain-computer interface (BCI) operation: signal and noise during early training sessions. *Clin Neurophysiol* 116 : 56-62, 2005
8) Vaughan TM, McFarland DJ, Schalk G, et al : The Wadsworth BCI Research and Development Program: at home with BCI. *IEEE Trans Neural Rehabil Syst Eng* 14 : 229-233, 2006
9) Pfurtscheller G, Leeb R, Keinrath C, et al : Walking from thought. *Brain Res* 1071 : 145-152, 2006
10) Pfurtscheller G, Guger C, Müller G, et al : Brain oscillations control hand orthosis in a tetraplegic. *Neurosci Lett* 292 : 211-214, 2000
11) Pfurtscheller G, Müller GR, Pfurtscheller J, et al : 'Thought'-control of functional electrical stimulation to restore hand grasp in a patient with tetraplegia. *Neurosci Lett* 351 : 33-36, 2003
12) Hashimoto Y, Ushiba J, Kimura A, et al : Change in brain activity through virtual reality-based brain-machine communication in a chronic tetraplegic subject with muscular dystrophy. *BMC Neurosci* 11 : 117, 2010
13) 牛場潤一：Brain-machine interfaceの現在，未来（特集 ニューロリハビリテーションの最前線）．*Brain Nerve* 62 : 101-111, 2010
14) Nudo RJ, Plautz EJ, Frost SB : Role of adaptive plasticity in recovery of function after damage to motor cortex. *Muscle Nerve* 24 : 1000-1019, 2001
15) Blanton S, Wilsey H, Wolf SL : Constraint-induced movement therapy in stroke rehabilitation: perspectives on future clinical applications. *NeuroRehabilitation* 23 : 15-28, 2008
16) Uswatte G, Taub E : Constraint-induced movement therapy: New approaches to outcome measurement in rehabilitation. Stuss DT, Winocur G, Robertson IH (Eds) : Cognitive Neurorehabilitation: A Comprehensive Approach, pp215-229, Cambridge University Press, Cambridge, 1999
17) Muraoka Y : Development of an EMG recording device from stimulation electrodes for functional electrical stimulation. *Front Med Biol Eng* 11 : 323-333, 2002
18) Fujiwara T, Kasashima Y, Honaga K, et al : Motor improvement and corticospinal modulation induced by hybrid assistive neuromuscular dynamic stimulation (HANDS) therapy in patients with chronic stroke. *Neurorehabil Neural Repair* 23 : 125-132, 2009
19) Hara Y, Ogawa S, Tsujiuchi K, et al : A home-based rehabilitation program for the hemiplegic upper extremity by power-assisted functional electrical stimulation. *Disabil Rehabil* 30 : 296-304, 2008
20) Hara Y, Ogawa S, Muraoka Y : Hybrid power-assisted functional electrical stimulation to improve hemiparetic upper-extremity function. *Am J Phys Med Rehabil* 85 : 977-985, 2006
21) Daly JJ, Wolpaw JR : Brain-computer interfaces in neurological rehabilitation. *Lancet Neurol* 7 : 1032-1043, 2008
22) Heinrich H, Gevensleben H, Strehl U : Annotation: neurofeedback – train your brain to train behaviour. *J Child Psychol Psychiatry* 48 : 3-16, 2007
23) Woodford H, Price C : EMG biofeedback for the recovery of motor function after stroke. *Cochrane Database Syst Rev* 18 : CD004585, 2007
24) Sharma N, Pomeroy VM, Baron JC : Motor imagery : a backdoor to the motor system after stroke? *Stroke* 37 : 1941-1952, 2006
25) Pfurtscheller G, Stancák A Jr, Neuper C : Event-related synchronization (ERS) in the alpha band–an electrophysiological correlate of cortical idling: a review. *Int J Psychophysiol* 24 : 39-46, 1996
26) Pfurtscheller G : Event-related synchronization (ERS) : an electrophysiological correlate of cortical areas at rest. *Electroencephalogr Clin Neurophysiol* 83 : 62-69, 1992
27) Steriade M, Llinás RR : The functional states of the thalamus and the associated neuronal interplay. *Physiol Rev* 68 : 649-742, 1988
28) Ritter P, Moosmann M, Villringer A : Rolandic alpha and beta EEG rhythms' strengths are inversely related to fMRI-BOLD signal in primary somatosensory and motor cortex. *Human Brain Mapp* 30 : 1168-1187, 2009
29) Formaggio E, Storti SF, Cerini R, et al : Brain oscillatory activity during motor imagery in EEG-fMRI coregistration. *Magn Reson Imaging* 28 : 1403-1412, 2010
30) Yuan H, Liu T, Szarkowski R, et al : Negative covariation between task-related responses in alpha/beta-band activity and BOLD in human sensorimotor cortex: an EEG and fMRI study of motor imagery and movements. *NeuroImage* 49 : 2596-2606, 2010
31) Fadiga L, Buccino G, Craighero L, et al : Corticospinal excitability is specifically modulated by motor imagery: a magnetic stimulation study. *Neuropsychologia* 37 : 147-158, 1999

32) Hashimoto R, Rothwell JC : Dynamic changes in corticospinal excitability during motor imagery. *Exp Brain Res* 125 : 75-81, 1999
33) Kasai T, Kawai S, Kawanishi M, et al : Evidence for facilitation of motor evoked potentials (MEPs) induced by motor imagery. *Brain Res* 744 : 147-150, 1997
34) Takemi M, Masakado Y, Liu M, et al : Event-related desynchronization reflects downregulation of intracortical inhibition in human primary motor cortex. *J Neurophysiol* 110 : 1158-1166, 2013
35) Westlake KP, Hinkley LB, Bucci M, et al : Resting-state alpha-band functional connectivity and recovery after stroke. *Exp Neurol* 237 : 160-169, 2012
36) Buch E, Weber C, Cohen LG, et al : Think to move: a neuromagnetic brain-computer interface (BCI) system for chronic stroke. *Stroke* 39 : 910-917, 2008
37) Pfurtscheller G, Muller-Putz GR, Scherer R, et al : Rehabilitation with brain-computer interface systems. *Computer* 41 : 58-65, 2008
38) Daly JJ, Cheng R, Rogers J, et al : Feasibility of a new application of noninvasive Brain Computer Interface (BCI) : a case study of training for recovery of volitional motor control after stroke. *J Neurol Phys Ther* 33 : 203-211, 2009
39) Broetz D, Braun C, Weber C, et al : Combination of brain-computer interface training and goal-directed physical therapy in chronic stroke: a case report. *Neurorehabil Neural Repair* 24 : 674-679, 2010
40) Caria A, Weber C, Brötz D, et al : Chronic stroke recovery after combined BCI training and physiotherapy: a case report. *Psychophysiology* 48 : 578-582, 2011
41) Ang KK, Guan C, Chua KS, et al : Clinical study of neurorehabilitation in stroke using EEG-based motor imagery brain-computer interface with robotic feedback. *Conf Proc IEEE Eng Med Biol Soc* 2010 : 5549-5552, 2010
42) BETTER PROJECT, Brain-Neural Computer Interaction for Evaluation and Testing of Physical Therapies in Stroke Rehabilitation of Gait Disorders. Specific Targeted Research Projects (STREP) funded by the European Commission. http : //www.iai.csic.es/better/
43) 脳科学研究戦略推進プログラム．文部科学省．http : //brainprogram.mext.go.jp/
44) Shindo K, Kawashima K, Ushiba J, et al : Effects of neurofeedback training with an electroencephalogram-based brain-computer interface for hand paralysis in patients with chronic stroke: a preliminary case series study. *J Rehabil Med* 43 : 951-957, 2011
45) Mukaino M, Ono T, Shindo K, et al : Efficacy of brain-computer interface-driven neuromuscular electrical stimulation for chronic paresis after stroke. *J Rehabil Med* 46 : 378-382, 2014
46) Baron JC, Cohen LG, Cramer SC, et al : Neuroimaging in stroke recovery: a position paper from the First International Workshop on Neuroimaging and Stroke Recovery. *Cerebrovasc Dis* 18 : 260-267, 2004
47) Ward NS, Cohen LG : Mechanisms underlying recovery of motor function after stroke. *Arch Neurol* 61 : 1844-1848, 2004
48) Classen J, Wolters A, Stefan K, et al : Paired associative stimulation. *Suppl Clin Neurophysiol* 57 : 563-569, 2004
49) Chen R, Udupa K : Measurement and modulation of plasticity of the motor system in humans using transcranial magnetic stimulation. *Motor Control* 13 : 442-453, 2009
50) Ramachandran VS, Altschuler EL : The use of visual feedback, in particular mirror visual feedback, in restoring brain function. *Brain* 132 : 1693-1710, 2009
51) Ono T, Kimura A, Ushiba J : Daily training with realistic visual feedback improves reproducibility of event-related desynchronization following hand motor imagery. *Clin Neurophysiol* 124 : 1779-1786, 2013
52) Roll JP, Vedel JP : Kinaesthetic role of muscle afferents in man, studied by tendon vibration and microneurography. *Exp Brain Res* 47 : 177-190, 1982
53) Ushiba J, Masakado Y, Komune Y, et al : Changes of reflex size in upper limbs using wrist splint in hemiplegic patients. *Electromyogr Clin Neurophysiol* 44 : 175-182, 2004
54) Fujiwara T, Liu M, Hase K, et al : Electrophysiological and clinical assessment of a simple wrist-hand splint for patients with chronic spastic hemiparesis secondary to stroke. *Electromyogr Clin Neurophysiol* 44 : 423-429, 2004
55) García-Alías G, Barkhuysen S, Buckle M, et al : Chondroitinase ABC treatment opens a window of opportunity for task-specific rehabilitation. *Nat Neurosci* 12 : 1145-1151, 2009
56) Tetzlaff W, Fouad K, Kwon B : Be careful what you train for. *Nat Neurosci* 12 : 1077-1079, 2009

2 再生医療とニューロリハビリテーション

1 はじめに

　中枢神経系の再生能力は極めて低く，脳血管障害や脊髄損傷などの中枢神経疾患に対する治療は，障害組織の修復ではなく，二次的障害の予防に重点が置かれてきた．しかし，近年注目されている再生医療分野では神経組織を再生させることが現実となり，実際に世界中で多くの臨床研究が行われている．

　一方，リハビリテーションはかなり前から行われており，中枢神経疾患治療の中核をなす分野である．今後，神経分野における再生医療の発展はリハビリテーションに大きくかかわってくるだろう．この項では，まず再生医療の基礎である幹細胞について述べ，次に中枢神経系における再生医療研究の実際，今後のリハビリテーションとの関与の可能性について述べる．

2 幹細胞の基礎

1. 幹細胞とは

　「幹細胞」とは，「自己複製能と分化能を併せもつ細胞」と定義されている[1]．「自己複製能」とは，体細胞分裂によって形成された2つの細胞のうち少なくとも1つが，もとの幹細胞と同等の自己複製能と多分化能をもつ細胞であることを指す．幹細胞における「分化能」とは，それぞれの幹細胞が最終的に分化し得る細胞の種類によっていくつかに分類される．

> **コラム　用語解説**
> 分化：細胞分裂により，もとの細胞と異なる細胞になること．
> 増殖：細胞分裂により，同一の2つの細胞が生まれること．
> 神経新生：神経幹細胞が分化し，新しい神経細胞が生まれること．

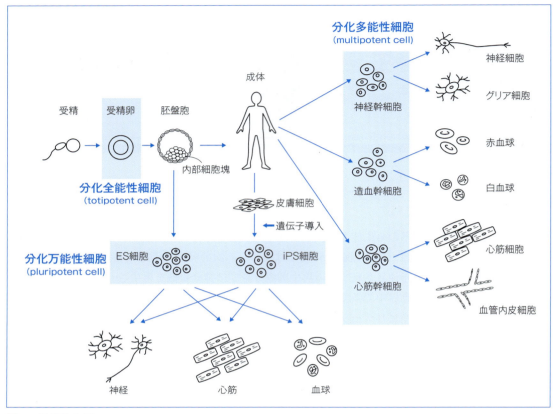

図1 幹細胞とは
分化全能性細胞（totipotent cell）は唯一受精卵のみであり，自律的に個体を発生できる能力をもつ．分化万能性細胞（pluripotent cell）には，ES細胞やiPS細胞があり，すべての細胞へ分化できる能力をもつ．分化多能性細胞（multipotent cell）には，さまざまな成体幹細胞があり，同胚葉内の細胞であれば複数種の細胞に分化できる能力をもつ．

2. 幹細胞の分化能（図1）

ⓐ 分化全能性

　　分化全能性（totipotency）とは，個体を構成するすべての種類の細胞へ分化でき，かつ自律的に個体を発生できる能力である．ヒトにおいては受精卵のみがもつ．

ⓑ 分化万能性

　　分化万能性（pluripotency）とは，個体を構成する3胚葉（外胚葉，中胚葉，内胚葉）すべての細胞へ分化できるが，分化全能性細胞と異なり単独では個体を発生できない能力である．これをもつ細胞には，胚性幹細胞（embryonic stem cell：ES細胞）と人工多能性幹細胞（induced pluripotent stem cell：iPS細胞）がある．

> **コラム** pluripotency と multipotency の日本語訳
>
> "pluripotency" は「万能性」または「多能性」と訳され，"multipotency" は「多能性」または「複能性」と訳されることがある．大切なことは幹細胞の分化能に差があることを理解することである．

C 分化多能性

分化多能性（multipotency）とは，同胚葉内の複数種の細胞へ分化できる能力である．これには，成体幹細胞（組織幹細胞，体性幹細胞ともいう）が含まれ，原則，胚葉間をまたいでの細胞には分化できない．生体内の各組織は程度に差はあれ再生能力をもっており，成体幹細胞はその供給役を担うものと考えられている．

3. 胚性幹細胞（ES細胞）と人工多能性幹細胞（iPS細胞）

ES細胞は，受精胚の内部細胞塊を培養することで作られる．ただし，生命の根源である胚を壊すことで作られるため，倫理的問題が存在し，臨床応用が難しい側面がある．

iPS細胞とは，$Oct3/4$, $Sox2$, $Klf4$, $c\text{-}myc$ などの遺伝子を人工的に導入することで成体の細胞を初期化し，ES細胞のように万能性と自己複製能をもたせた細胞である．iPS細胞の開発により，ES細胞のもつ倫理的問題が一部解決された．また，患者自身の細胞を移植医療へ使用した場合，拒絶反応も回避でき，世界中の注目が集まっている．

さらに，iPS細胞は病態解明のツールとしても大いに注目されている．原因不明疾患の患者より樹立した疾患特異的iPS細胞は，病態の解明や新薬の開発に大きく貢献できるだろう．ただ，iPS細胞にも克服すべき課題がある．その１つはやはり倫理的問題である．簡単に得られる細胞から作られるとはいえ，新たな生命を生み出す可能性があるという点で問題は残っている．

また，iPS細胞やES細胞のような万能性幹細胞に関しては，腫瘍化しやすいという大きな問題も残されている．これらは高い増殖能を保持し，分化能も旺盛であるが故に腫瘍細胞化しやすく，成体内に移植した際には細胞が容易に癌化するという側面をもつ．これより，中枢神経組織への移植治療にたどりつくまでには時間が必要だろう．

4. 成体幹細胞

成体幹細胞は発生初期の幹細胞がある程度の分化能を備えたまま成体内に残存したもので，各組織の再生に寄与していると考えられている．成体組織内には，造血幹細胞や脂肪幹細胞，表皮幹細胞などのさまざまな成体幹細胞が存在している．一方，従来，心筋細胞や神経細胞は細胞分裂をほとんどしないため再生しないと考えられていたが，近年，心筋幹細胞や神経幹細胞が発見され，心筋や神経などもある程度再生されることが証明された．

5. 神経幹細胞

　　胎生期には神経細胞は活発に新生するが，発達とともにその数は減少する．1920年代にSantiago Ramón y Cajalにより「哺乳類の成体では中枢神経の新生は起こらず，いったん中枢神経組織が障害されると二度と再生されない」という説が唱えられて以来，中枢神経組織は再生しないことが常識だった．しかし，1990年代に成体脳での神経幹細胞の存在が証明され，成体脳でも神経新生が起こることが明らかになった．幹細胞が存在する代表的な場所は，脳室周囲[2]と，海馬[3]であり，神経細胞が生まれるメカニズム，働きについて盛んに研究されている．その他，大脳皮質[4,5]や大脳深部白質[6]などにも神経幹細胞が存在しているという報告がある．

　　また，虚血などの病態下ではそれらの幹細胞の増殖が促進され[7]，障害部位へ移動し[8]，障害部位周辺では新しい神経細胞が存在している[9,10]といわれている．また，虚血脳では障害時に特異的に生まれる神経幹細胞の存在も明らかとなっており[11]，皮膚などの他の組織同様，中枢神経系組織においても障害時の組織修復機構が機能していることも明らかになっている．

3 中枢神経系の再生医療とは

　　「再生医療」とは，人工的に培養した幹細胞や組織などを，患者の体内に移植することや，内因性幹細胞を活性化させて自己再生能力を促進することで，失われた人体機能を回復させる医療と捉えられている．再生医療では，臓器移植でのドナー不足などの問題を克服でき，これまで治療困難であった疾患・障害への対応が可能になることが期待されている．

　　従来の中枢神経系疾患の治療方針としては，初期の組織損傷（一次損傷）に引き続き起こる二次的損傷を予防する治療法に焦点が当てられていた．例えば脳梗塞においては，組織型プラスミノーゲンアクチベータ（tissue-plasminogen activator：tPA）などに代表される血栓溶解療法による血流の改善が奏功しない場合は，抗浮腫療法による脳圧のコントロールや脳保護薬による神経障害の抑制などにより二次的な損傷の広がりを抑制することがすべてであった．そのような現状の中で，中枢神経組織の再生医療とは，一次損傷により細胞が死んだ結果，機能しなくなった神経組織を再度新しく生み出し機能させる治療方法であるとも説明できる．

　　世間では神経の再生医療というと，神経細胞あるいは神経細胞になる未分化な細胞の移植治療に注目が集まっている．しかし，再生医療の目的は神経間のつながり（神経突起同士，あるいは神経突起と神経細胞）を新たに作り，神経機能を回復させることにあるので，細胞移植単独で解決するほど簡単ではない．したがって，神経組織の再生に対しての治療の中には大きく分けて2つのアプローチ方法が検討されている．まず1つは，神経細胞そのものの再生であり，その中でも，①神経に分化する幹細胞を移植する方法と，②成体内の内因性神経幹細胞を活性化する方法がある．もう1つは，神経突起である軸索の再生であり，その中でも，①軸索伸長を阻害する因子を抑

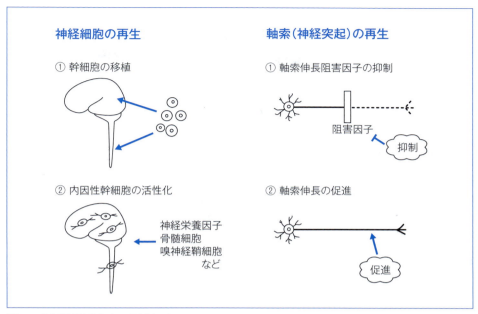

図2　中枢神経系疾患の再生医療
大きく2つに分けられ，「神経細胞の再生」と「軸索（神経突起）の再生」を目的としたものがある．前者は，①神経に分化する幹細胞を移植する方法と，②成体内の内因性神経幹細胞を活性化する方法がある．後者は，①軸索伸長の阻害因子を抑制する方法，②軸索伸長を促進する方法がある．

制する方法，②軸索伸長を促す処置をする方法がある（図2）．

4 再生医療の具体的なアプローチ方法

1. 神経細胞の再生

a 神経に分化する幹細胞の移植

　幹細胞移植によって中枢神経組織を再生させようとする研究は世界中で行われている．対象疾患は，脳卒中をはじめ，脊髄損傷，神経変性疾患であるパーキンソン病，アルツハイマー病など多岐にわたり，動物実験レベルでは治療効果が示唆されている．ただし，臨床研究では従来の治療法に勝るかどうかは不明で，必ずしも満足のいく結果とはいえないようである．
　具体的な臨床研究としては，海外では1980年代よりパーキンソン病患者の脳内に胎児由来の神経幹細胞を移植する研究が行われ[12]，一定の効果は報告されている．しかし倫理的問題が存在するとともに治療効果が十分でない症例も多い．その代替のドナー細胞として，分化多能性をもつES細胞やiPS細胞についても大いに注目されている．ただ，このような幹細胞は腫瘍化しやすいとの報告が多数あり，中枢神経疾患の治療方法として確立するためには研究の積み重ねを要すると考えられる．国内では

iPS細胞由来の神経幹細胞を脊髄損傷マウスに移植し，腫瘍化をおさえながら機能回復が得られたことが報告されている[13]．

いずれにしても，多くの可能性がある移植治療は神経組織再生の治療において魅力的である．後述する幹細胞を活性化する治療や軸索伸長に対する治療などと併用することで機能的回復効果も期待できると考えられ，今後の中枢神経疾患に対する治療方法の選択肢となることが期待される．

b 内因性神経幹細胞の活性化

成体でも神経細胞が生まれ，潜在的に中枢神経系にも再生能力が備わっていると考えられるが，その新生神経細胞が新たなネットワークを構築し，実際にどれほど機能しているかは不明である．また，幹細胞の移植の際，移植した細胞が生存できないことや，生存しても神経細胞へ分化しないことも多い．つまり，幼弱な神経幹細胞が生き続け，増殖・分化するためには胎仔脳の特殊な環境が必要だが，すでに成熟した脳にはこれが十分に整っておらず，そのことが中枢神経組織の再生を阻む1つの要因であると考えられる．そこで，この環境を整え，神経幹細胞を活性化させることで神経組織の再生を促す研究が行われている．

内因性の神経幹細胞の増殖・分化を促す因子は多く報告されている．そのようなさまざまな神経栄養因子の投与により神経幹細胞を活性化させ，神経組織障害後の神経新生の促進を目指すという研究の報告は多い．例えば，上皮細胞増殖因子（epidermal growth factor：EGF）や線維芽細胞増殖因子-2（fibroblast growth factor-2：FGF-2）[14]，腫瘍細胞増殖因子-α（transforming growth factor-α：TGF-α）[15]，血管内皮細胞増殖因子（vascular endothelial growth factor：VEGF）[16]などによって，神経細胞の新生が促進されたとの報告がある．また，内因性神経幹細胞はリンパ球などの炎症細胞の影響を強く受けるため，炎症細胞の働きを抑制することで内因性神経幹細胞の増殖・分化を促進させる試みもなされている[17, 18]．

さらに新しい観点から，血管再生療法を行うことで内因性幹細胞を活性化させようとする臨床研究が国内にて行われている．脳梗塞後の血管組織の再生が内因性神経幹細胞の増殖・分化に必須であるとの報告があり[19, 20]，血管再生療法を行うことで脳組織の自己修復機能を高めようとするものである．自己骨髄単核球を用いた血管再生療法は，閉塞性動脈硬化症などの動脈閉塞性疾患や心筋梗塞などの虚血性心疾患では既にその有効性は報告されている．この骨髄単核球細胞を心原性脳塞栓発症後に患者自らの骨髄から採取し，本人の静脈内へ投与することで血管再生を介した神経組織の再生を促すことを目指している．既に臨床で使われている治療法を応用したものであり，今後のより詳細な研究結果が待たれる．

自己骨髄単核球細胞と同様に，骨髄間葉系幹細胞の投与による治療法も国内外で臨床研究が実施されている．間葉系幹細胞は，血管再生効果や種々の神経栄養因子放出による神経保護効果，内因性神経幹細胞の活性化，神経系細胞への分化などの効果があることが示唆されており，神経再生過程にさまざまな影響をもたらすと考えられている．

以上のような骨髄を使った治療法は，体外より神経幹細胞を移植するという非生理的な方法を介するものではなく，患者本人の骨髄細胞を用いることで神経組織損傷後の生理的な自己修復機構を促すことを目的として行っているということが注目すべき点である．自己骨髄細胞の移植は既に他の疾患に対して臨床で使用されているということで安全性は高く，薬物療法などの他の治療法との組み合わせや予防治療への応用も可能であり，実用化も近いと考えられ，今後の発展が期待される．

2. 軸索の再生

成体の神経軸索が損傷した場合，末梢神経では損傷部を超えて軸索が伸長し再生するのに対し，中枢神経では軸索の再生は極めて稀で，神経機能の回復は非常に困難といわれている．しかし近年，中枢神経の軸索がなぜ伸長しにくいか，そのメカニズムについての研究は飛躍的に進んだ．軸索伸長を阻害する因子が発見され，動物実験レベルではそれらを抑制する処置を施すことで一定の治療効果が得られている．また，軸索の伸長力はとても弱いが，全く起こっていないわけではない．その伸長をサポートするアプローチについても研究されている．

a 軸索阻害因子の抑制

1980年代に，損傷した中枢神経の軸索伸長を阻害する因子が相次いで発見され，これらは髄鞘を構成する物質であることが分かった．また，損傷時に形成される瘢痕部には軸索伸長を阻害する蛋白質が存在することや，発生過程の神経回路形成に関与する蛋白質が軸索の伸長を阻害することが明らかになっている．このように阻害因子の作用機序について解明されるに従い，その阻害を中和することで，失われた軸索の機能を再生する方法が検討されている．欧州では，伸長阻害因子に対する抗体投与が臨床研究として開始されており[21]，その有効性が明らかになることが期待されている．

b 軸索伸長の促進

成体の軸索伸長能力は極めて低いが，わずかながら自発的に伸長する能力が備わっており，その内因性の能力を促進させる方向に働く因子の存在も明らかになっている．代表的なものとして脳由来神経栄養因子(brain-derived neurotrophic factor：BDNF)，神経成長因子(nerve growth factor：NGF)，ニューロトロフィン-3(neurotrophin 3：NT-3)などがある[22]．また，損傷部位に新たに形成された血管が軸索枝の伸長を高めることも報告されている[23]．さらに，嗅粘膜にある嗅神経鞘細胞は軸索伸長を促進する性質をもつといわれており[24]，その細胞を脊髄損傷患者に移植することで機能改善が見られたことも報告され[25]，これは実際に国内外で臨床研究が行われている．

5 神経新生・軸索伸長に注目したリハビリテーションの効果

　　　　中枢神経疾患におけるリハビリテーションの効果は，脳内の神経回路の再構築といった観点から論じられることが多く，実際に本書でも述べられているように多くのエビデンスがある．一方，神経細胞の新生や，軸索伸長といった観点からリハビリテーション効果について論じた報告もある．

　　　　リハビリテーションの効果が論じられる時，マウスなどをトレッドミル上やホイール内を走らせる運動療法や，たくさんの遊戯物があり複数の仲間がいる環境（リッチな環境）下で育てる方法によるものが主である．

　　　　脳損傷モデル動物に対する効果の報告としては，脳室下層（subventricular zone：SVZ）の幹細胞の増殖や分化が促進されるとの報告[26]や脳損傷部位周辺での神経幹細胞が増殖するとの報告[27]，海馬での神経新生が促進されるとの報告[28]，またパーキンソン病モデルマウスにおいても黒質領域の神経細胞数が増加するとの報告[29]がある．脊髄損傷モデル動物に対する効果の報告としては，運動療法後に軸索伸長を促進する働きのあるBDNFの脊髄内発現が増加したとの報告[30]や，脊髄に存在する神経幹細胞が増殖したとの報告[31]がある．さらに，CI療法（constraint-induced movement therapy）に関する実験では，SVZや海馬において神経幹細胞の活性化が認められたこと[32]や，神経幹細胞の増殖や生存に関与するといわれているストローマ細胞由来因子-1（stromal cell-derived factor-1：SDF-1）という蛋白質の発現が多く見られたこと[33]が報告されている．また，脳梗塞モデルラットにトレッドミル訓練を実施すると，脳梗塞後の血管新生が促進されるとの報告[34]があり，先に述べたように，血管新生が内因性の神経幹細胞を活性化させ[19,20]，軸索伸長を促進する[23]のならば，間接的に神経再生を促しているとも説明できる．さらに，運動をすることによって骨格筋はBDNFを含むさまざまな蛋白質を分泌することが明らかになっており[35]，中でもインスリン様成長因子（insulin-like growth factor-1：IGF-1）については神経新生に作用することが報告されている[36]．今後，骨格筋による内因性神経幹細胞の活性化のメカニズムが明らかになるかもしれない．しかし一方で，運動療法の時期や負荷量によっては神経組織の再生に抑制方向に働くとの見解もある[37]．

　　　　以上のように，リハビリテーションという外部刺激により内因性の神経修復機構が促進されるとの報告は多数ある．ただ，損傷部位に対して再生部位が占める割合はどの程度で，介入後の実際の身体機能改善にどれほどの影響があるかは不明である．多くの報告があるように，身体機能改善にはやはり神経回路の再構築が大きく影響を与えているであろう．しかし，再生医療というものが内因性の神経幹細胞を活性化させ，損傷した軸索の伸長を促進させるものを指すならば，リハビリテーションも再生医療としての側面をもつといっても語弊はない．今後，再生医療が臨床で行われるようになった時，リハビリテーションの効果としては，現状でいわれている「脳の可塑性」と「幹細胞の活性化・軸索伸長の促進」といった2つの側面からの効果を考える必要があるだろう．

6 再生医療とリハビリテーションの併用

　前述の通り，中枢神経組織の再生医療は，動物実験レベルでは効果が証明されており，将来，実際に臨床応用されるであろう．しかし一方で，そのような神経組織の再生医療には，なんらかの外部刺激を使って異常な軸索枝の伸長を抑制し，新しい正常なネットワークを構築することで身体機能を制御することが重要な課題になるであろう．

　再生医療の有効性とリハビリテーションの有効性についてはそれぞれ多く報告されているが，2つの併用についての報告はまだ多くない．嗅神経細胞移植と運動療法の組み合わせにより，脊髄損傷モデルラットの運動機能にさらに改善が認められたとの報告[38]や，ES細胞由来の神経幹細胞を移植した脳損傷マウスでは，運動療法を併用することでさらに機能改善を認めたとの報告がある[39]．一方では，脳梗塞後の顆粒球コロニー刺激因子（granulocyte-colony stimulating factor：G-CSF）投与治療（幹細胞活性化）とCI療法とを組み合わせた結果，相乗的な効果はみられなかったとの報告もある[40]．しかし，G-CSFの脳梗塞に対する臨床試験が失敗に終わっており[41]，併用効果を評価するにはデータが不足しているといわざるを得ない．

　このように，再生医療という治療方法がまだ臨床研究段階であることもあり，リハビリテーションとの併用効果についての報告は少なく，その見解も一致していない．また，併用することで起こり得る介入効果のメカニズムについてもまだ明らかではない．

7 今後の展望

　近年，中枢神経疾患に対する再生医療に大きな注目と期待が寄せられている．そのような流れの中で，リハビリテーションに携わる者にとっても，「再生医療」というものを正しく理解し，その上で自分たちの介入がどこに位置し，どのような意味をもつ可能性があるのかを知ることは大切である．

　iPS細胞の発見以来，世間では細胞移植療法が注目される傾向にあるが，中枢神経疾患に対する再生医療では内因性の組織修復機構を促進させる治療方法に関する研究も多くなされている．そして，リハビリテーションはその修復能力に関与しているとの報告もあるのである．また，夢の再生医療といわれてはいるが，失われた部分に新しい神経細胞を補充し，または損傷して短くなった軸索を伸長させるといった，細胞・組織を補充するものでしかない．とりわけ中枢神経疾患に関しては，このような素材が揃っただけでは正しく機能するわけではない．重要なことは，運動学習という観点から再生された中枢神経組織の機能を正しく再構築させることが必要であり，それにはニューロリハビリテーションの知識と技術が不可欠であるということである．不可逆的な障害をもつ多くの患者さんにとっての夢である再生医療．それを現実のものとできるか否かはニューロリハビリテーションにかかっている．

文献

1) 丹羽仁史:幹細胞の生物学.日本再生医療学会(監),山中伸弥,中内啓光(編):幹細胞,再生医療叢書,pp1-20,朝倉書店,2012
2) Alvarez-Buylla A, Garcia-Verdugo JM : Neurogenesis in adult subventricular zone. *J Neurosci* 22 : 629-634, 2002
3) Kuhn HG, Dickinson-Anson H, Gage FH : Neurogenesis in the dentate gyrus of the adult rat: age-related decrease of neuronal progenitor proliferation. *J Neurosci* 16 : 2027-2033, 1996
4) Itoh T, Satou T, Hashimoto S, et al : Isolation of neural stem cells from damaged rat cerebral cortex after traumatic brain injury. *Neuroreport* 16 : 1687-1691, 2005
5) Jiao J, Chen DF : Induction of neurogenesis in nonconventional neurogenic regions of the adult central nervous system by niche astrocyte-produced signals. *Stem Cells* 26 : 1221-1230, 2008
6) Nunes MC, Roy NS, Keyoung HM, et al : Identification and isolation of multipotential neural progenitor cells from the subcortical white matter of the adult human brain. *Nat Med* 9 : 439-447, 2003
7) Martí-Fàbregas J, Romaguera-Ros M, Gómez-Pinedo U, et al : Proliferation in the human ipsilateral subventricular zone after ischemic stroke. *Neurology* 74 : 357-365, 2010
8) Yamashita T, Ninomiya M, Hernández Acosta P, et al : Subventricular zone-derived neuroblasts migrate and differentiate into mature neurons in the post-stroke adult striatum. *J Neurosci* 26 : 6627-6636, 2006
9) Carmichael ST : Cellular and molecular mechanisms of neural repair after stroke: making waves. *Ann Neurol* 59 : 735-742, 2006
10) Jin K, Wang X, Xie L, et al : Evidence for stroke-induced neurogenesis in the human brain. *Proc Natl Acad Sci U S A* 103 : 13198-13202, 2006
11) Nakagomi T, Taguchi A, Fujimori Y, et al : Isolation and characterization of neural stem/progenitor cells from post-stroke cerebral cortex in mice. *Eur J Neurosci* 29 : 1842-1852 2009
12) Lindvall O, Rehncrona S, Brundin P, et al : Human fetal dopamine neurons grafted into the striatum in two patients with severe Parkinson's disease. A detailed account of methodology and a 6-month follow-up. *Arch Neurol* 46 : 615-631, 1989
13) Tsuji O, Miura K, Okada Y, et al : Therapeutic potential of appropriately evaluated safe-induced pluripotent stem cells for spinal cord injury. *Proc Natl Acad Sci U S A* 107 : 12704-12709, 2010
14) Türeyen K, Vemuganti R, Bowen KK, et al : EGF and FGF-2 infusion increases post-ischemic neural progenitor cell proliferation in the adult rat brain. *Neurosurgery* 57 : 1254-1263, 2005
15) Leker RR, Toth ZE, Shahar T, et al : Transforming growth factor alpha induces angiogenesis and neurogenesis following stroke. *Neuroscience* 163 : 233-243, 2009
16) Wang YQ, Cui HR, Yang SZ, et al : VEGF enhance cortical newborn neurons and their neurite development in adult rat brain after cerebral ischemia. *Neurochem Int* 55 : 629-636, 2009
17) Saino O, Taguchi A, Nakagomi T, et al : Immunodeficiency reduces neural stem/progenitor cell apoptosis and enhances neurogenesis in the cerebral cortex after stroke. *J Neurosci Res* 88 : 2385-2397, 2010
18) Takata M, Nakagomi T, Kashiwamura S, et al : Glucocorticoid-induced TNF receptor-triggered T cells are key modulators for survival/death of neural stem/progenitor cells induced by ischemic stroke. *Cell Death Differ* 19 : 756-767, 2012
19) Taguchi A, Soma T, Tanaka H, et al : Administration of CD34+ cells after stroke enhances neurogenesis via angiogenesis in a mouse model. *J Clin Invest* 114 : 330-338, 2004
20) Nakano-Doi A, Nakagomi T, Fujikawa M, et al : Bone marrow mononuclear cells promote proliferation of endogenous neural stem cells through vascular niches after cerebral infarction. *Stem Cells* 28 : 1292-1302, 2010
21) Zörner B, Schwab ME : Anti-Nogo on the go: from animal models to a clinical trial. *Ann NY Acad Sci* 1198 : E22-34, 2010
22) Thuret S, Moon LD, Gage FH, et al : Therapeutic interventions after spinal cord injury. *Nat Rev Neurosci* 7 : 628-643, 2006
23) Muramatsu R, Takahashi C, Miyake S, et al : Angiogenesis induced by CNS inflammation promotes neuronal remodeling through vessel-derived prostacyclin. *Nat Med* 18 : 1658-

1664, 2012
24) Lu J, Ashwell K : Olfactory ensheathing cells : their potential use for repairing the injured spinal cord. *Spine* 27 : 887-892, 2002
25) Lima C, Pratas-Vital J, Escada P, et al : Olfactory mucosa autografts in human spinal cord injury : a pilot clinical study. *J Spinal Cord Med* 29 : 191-203, 2006
26) Komitova M, Mattsson B, Johansson BB, et al : Enriched environment increases neural stem/progenitor cell proliferation and neurogenesis in the subventricular zone of stroke-lesioned adult rats. *Stroke* 36 : 1278-1282, 2005
27) Itoh T, Imano M, Nishida S, et al : Exercise increases neural stem cell proliferation surrounding the area of damage following rat traumatic brain injury. *J Neural Transm* 118 : 193-202, 2011
28) Iso H, Simoda S, Matsuyama T : Environmental change during postnatal development alters behaviour, cognitions and neurogenesis of mice. *Behav Brain Res* 179 : 90-98, 2007
29) Klaissle P, Lesemann A, Huehnchen P, et al : Physical activity and environmental enrichment regulate the generation of neural precursors in the adult mouse substantia nigra in a dopamine-dependent manner. *BMC Neurosci* 13 : 132, 2012
30) Ying Z, Roy RR, Edgerton VR, et al : Exercise restores levels of neurotrophins and synaptic plasticity following spinal cord injury. *Exp Neurol* 193 : 411-419, 2006
31) Foret A, Quertainmont R, Botman O, et al : Stem cells in the adult rat spinal cord: plasticity after injury and treadmill training exercise. *J Neurochem* 112 : 762-772, 2010
32) Zhao SS, Zhao Y, Xiao T, et al : Increased neurogenesis contributes to the promoted behavioral recovery by constraint-induced movement therapy after stroke in adult rats. *CNS Neurosci Ther* 19 : 194-196, 2013
33) Zhao C, Wang J, Zhao S, et al : Constraint-induced movement therapy enhanced neurogenesis and behavioral recovery after stroke in adult rats. *Tohoku J Exp Med* 218 : 301-308, 2009
34) Zhang P, Yu H, Zhou N, et al : Early exercise improves cerebral blood flow through increased angiogenesis in experimental stroke rat model. *J Neuroeng Rehabil* 10 : 43, 2013
35) Pratesi A, Tarantini F, Di Bari M : Skeletal muscle: an endocrine organ. *Clin Cases Miner Bone Metab* 10 : 11-14, 2013
36) Pérez-Martín M, Cifuentes M, Grondona JM, et al : IGF-I stimulates neurogenesis in the hypothalamus of adult rats. *Eur J Neurosci* 31 : 1533-1548, 2010
37) Arida RM, Scorza FA, Gomes da Silva S, et al : Exercise paradigms to study brain injury recovery in rodents. A*m J Phys Med Rehabil* 90 : 452-465, 2011
38) Kubasak MD, Jindrich DL, Zhong H, et al : OEG implantation and step training enhance hindlimb-stepping ability in adult spinal transected rats. *Brain* 131 : 264-276, 2008
39) Imura T, Matsumoto M, Fukazawa T, et al : Interactive effects of cell therapy and rehabilitation realize the full potential of neurogenesis in brain injury model. *Neurosci Lett* 555 : 73-78, 2013
40) Diederich K, Quennet V, Bauer H, et al : Successful regeneration after experimental stroke by granulocyte-colony stimulating factor is not further enhanced by constraint-induced movement therapy either in concurrent or in sequential combination therapy. *Stroke* 43 : 185-192, 2012
41) Ringelstein EB, Thijs V, Norrving B, et al : Granulocyte colony-stimulating factor in patients with acute ischemic stroke: results of the AX200 for Ischemic Stroke trial. *Stroke* 44 : 2681-2687, 2013

3 先端医療としてのニューロリハビリテーション

1 現代医療におけるニューロリハビリテーションの考え方

「第1章 ニューロリハビリテーション概論」(1ページ)で述べたように，リハビリテーションの歴史の中で，残存機能による代償がメインであった時代から，麻痺などの機能障害そのものを治療できる時代になってきた．その理論的基盤は，経験則や疑似科学ではなく，最先端の脳科学で明らかになったシナプス可塑性やニューロン新生の知見，そして再生医療である．

1990年代の日常生活活動(activities of daily living：ADL)改善至上主義から2000年代は脳科学のよる機能障害改善へのシフトというと歴史的変遷を図式化しやすい．しかし，ADL自立か機能障害の改善かという二元論で捉える考え方もそろそろ終わりにしてはどうだろうか．リハビリテーションの目的はあくまでも生活の質(quality of life：QOL)の改善であり，ADLの改善も機能障害の回復も，QOLの改善につながるものでなければならない(図1)．当事者が望まない機能障害の回復は意味がないし，何よりもまずADL自立が最優先のことも少なくない．したがって，ニューロリハビリテーションによる機能障害の治療が有力な治療手段となったことの意義は，当事者にとって治療の選択肢が増えたことと捉えるべきである．リハビリテーションが無力

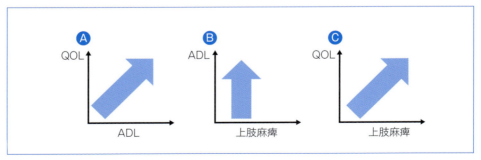

図1　上肢麻痺，ADL，QOLの関係
一般に，Ⓐ ADLはQOLと相関が高い．また，Ⓑ 上肢麻痺が改善しなくても，非麻痺側片手動作で改善する．したがって，上肢麻痺の改善よりADLが優先，となっていた．上肢麻痺の改善に時間をかけることはADL改善からいえば，意味がないと考えられてきた．しかし，Ⓒ CI療法を実践していると麻痺の改善によってQOLが改善していると思われることが少なくない．したがって，ADLか麻痺の治療かという二者択一の考えをする必要はなく，ⒶとⒸのいずれもQOLを改善させる治療として行われるべきである．

だった時代が終わり，治療の選択肢が存在すること自体が福音なのであり，QOL最優先の本来のリハビリテーション医療を実現するための幅が広がったと考えたい．

2 治療の有効性

ここで，各種のニューロリハビリテーションの有効性について簡単に述べておく．

治療効果があるかどうかを知るためには無作為化比較試験(randomized controlled trial：RCT)が有用である．しかし，対照群と有意差があったとしても，治療効果の大きさを示しているとは限らない．そのような場合，効果量 effect size の概念が有用である．第1章の概論で述べたとおり，効果量の解釈の目安は，0.2 は効果量小，0.5 は効果量中，0.8 は効果量大となっている(表1)．上肢に関するニューロリハビリテーションにおいては，効果量とともに Fugl-Meyer assessment(FMA)の変化量も指標になる．筆者らのグループでは，治療前後の変化量として，FMA で最低でも6～7点以上の改善，効果量は0.8以上以上を目指している．最近のCI療法(constraint-induced movement therapy)前後におけるFMAの変化量は8.72, effect size は1.09である．1.0を超える効果量は十分に高いと考えられる．他の治療法の研究を検討する際に大いに参考になるであろう．

表1 治療の有効性の指標

1) 適応基準，安全性，治療費や医療制度などの背景因子など
2) 前後の変化量(change)
   上肢 Fugl-Meyer assessment(FMA)で6～7点以上の改善
3) 効果量(effect size)
   effect size で0.8以上
   standardized mean difference　標準化平均値差の場合，
   effect size 大(large)　　　　　効果量　d = 0.8
   effect eize 中(medium)　　　　効果量　d = 0.5
   effect size 小(small)　　　　　効果量　d = 0.2
4) 併用する運動療法の有無と内容

3 運動学習療法としてのCI療法

本書では様々なニューロリハビリテーションを紹介してきたが，CI療法はその中でも歴史やエビデンスでリードしているだけではなく，もっと普遍的な位置づけがあると考えている．すなわち，CI療法はニューロリハビリテーションにおいて実施すべき運動療法の方法論そのものであり，運動学習療法(後述)としての位置づけを持っている．非麻痺側の拘束(restraint)は，非麻痺側による代償をなくして麻痺側の随意運動を誘導することに役立つ．非損傷脳の活動を減弱させる意味もある．多様な課題での繰り返し(massed principle)は教師あり学習として小脳の内部モデルの構築に重要な要素である．難易度を調整した段階的な課題の遂行(shaping principle)

は，達成感などの報酬を得られる強化学習的な側面である．そして，全体として学習によって改善した動作を数多く行うことで脳の可塑性が促進される(use-dependent plasticity)．これは教師なし学習そのものである．さらに，transfer package は運動学習の方法そのものを学習するというメタ学習の側面があり，脳が適切に運動学習則を使いこなす能力と言い換えることができる．

　ここで，CI 療法はある一定のプロトコルを持った治療法を意味してしまうので，CI 療法の方法論の学習的な側面を「運動学習療法」と呼ぶことにしよう．運動学習療法は，上肢麻痺に限らず，他のニューロリハビリテーションにおいても次のように一般化できる．したがって，あらゆるニューロリハビリテーションは，運動学習療法と併用することによって，その効果が増幅されると考えられる．ある薬物療法を行ったら麻痺が改善したとか，磁気刺激療法のみで改善した，といった研究をよく見かける．しかし，運動療法的な介入なしに運動学習が進むことは理論的にもあり得ない．したがって，どのような治療介入であれ，その治療効果を最大限に引き出すために，運動学習療法を併用することを拒む理由はどこにもない．

　運動療法を治療手段とするリハビリテーション医療という視点から述べると，我々が吟味すべき治療はあくまでも運動療法であり，運動療法を併用しなくても効果がある治療の研究は，他分野の研究者に任せればよい．運動療法を併用することによって，さらに大きな治療効果が得られるという結果や，運動療法の方法を工夫することにより患者の負担を小さく，治療効果を最大にできるといった結果を目指すべきである．我々が運動療法にこだわらなければ，効果が高い真のニューロリハビリテーションの確立はできないであろう．

4 運動学習療法

　前項で触れた運動学習療法(表2)について解説する．運動学習療法は筆者が CI 療法の原則を，他のリハビリテーションに応用するために一般化して考案したものである．4つの原則(restraint, massed principle, shaping principle, transfer package)は CI 療法の原則と同様であるが，これらを一般化すると以下のようになる．

表2　運動学習療法の原則

1. 機能の代償の制限 (restraint)	・最大限に機能を引き出すことによる学習性不使用の克服 ・代償を減らすことができれば，拘束は本質ではない
2. 課題の多様性と繰り返し (massed principle)	・ニューラルネットワークによる学習を意識 ・課題の内容が重要．単に数をこなすことではない
3. 難易度調整による達成感の維持 (shaping principle)	・強化学習の原則．適切な報酬とモチベーションの維持 ・60～70点の難易度になるよう常に難易度を調整 ・課題指向型訓練による内的報酬の獲得
4. 獲得した能力の ADL への転移 (transfer package)	・モニタリング：改善させたい機能に対する意識づけ ・問題解決：機能改善のための方法論を自ら見出す ・契約(同意)：自ら機能改善に対して同意すること

1. 第1の原則

　　第1の原則は機能の代償の制限である．CI療法では，非麻痺側による機能の代償を減じるために拘束を加える．しかし，本質をよく考えてみると，これは代償動作を防ぎ，それまでに学習された不使用状態を克服することが目的である．したがって，形としての拘束は必須ではなく，上肢麻痺であれば麻痺側の随意運動を最大限に引き出すことの方が重要である．ただ，実際に最初から拘束なしに実施した場合，課題遂行そのものは麻痺側上肢で行うが，課題間の準備などでつい非麻痺側を使ってしまうことが多い．したがって，麻痺側を徹底的に使用するためには導入の段階で非麻痺側拘束が必要な場合が少なくない．十分に治療に慣れて，無意識のうちに非麻痺側の使用がなくなった場合に，拘束を解除するようにしている．

　　失語症のCI療法では，ジェスチャーなどの代償的なコミュニケーション手段を禁止して，言語表出に限定することが拘束にあたる．下肢に対するCI療法を実施する場合，非麻痺側を完全に拘束してしまえば歩行そのものができなくなる．したがってこの場合，形としての拘束は本質ではなく，非麻痺側の代償を少しでも減らすように考慮すればよい．例えば，長谷らによる非麻痺側下肢の模擬義足は，非麻痺側による代償を大幅に減らすという意味では，下肢のCI療法と呼んでも差し支えない．

　　一般化すると，第1の原則は，治療したい機能そのものを最大限発揮できるように，代償を減らすための環境を設定することである．そのために，必要に応じて代償機能を発揮できないような拘束を加える，ということになる．

2. 第2の原則

　　第2の原則は課題の多様性と繰り返しである．単純動作をただ繰り返すだけであれば，運動学習の必要はない．課題が容易すぎれば，逆に過学習（over learning）となってしまい，他の動作が下手になってしまうだろう．重要なことは，現状の機能からみた熟練動作（ここでは運動学習が必要な程度の難易度の動作）を，ある程度繰り返すことである．できるだけバリエーションに富む課題を数多くの種類で実施することが望ましい．ここで，具体的な繰り返しの回数や課題の種類の数が問題になるが，マニュアル的に一義的に決めることはできない．Massed principle は，ニューラルネットワークが教師あり学習や教師なし学習によって，内部モデルや運動プログラムを脳内に獲得していく過程と考えられる．実際にコンピュータプログラムでニューラルネットワークでの学習をシミュレーションすると，入力データの多様性と学習回数の両方が重要なことがわかる．したがって，具体的な数ではなく，学習回数が遂行可能な程度で済むように，課題の多様性を工夫する，という言い方の方が正確かもしれない．

　　第2の原則を一般化すると，学習の観点から適切な内容の多様な課題をある程度繰り返すこと，となる．

3. 第3の原則

　　第3の原則は，難易度調整による達成感の維持である．これは強化学習そのもので

あり，すでに述べたことと重複するので，簡単に解説する．まず，重要なポイントは報酬である．これは医療提供者にとっての報酬ではなく，患者自身が意識的あるいは無意識的に感じることができる内的報酬であることが重要である．例えば，治療者が関節の動きを細かくモニターして改善したと喜んでいても，患者自身がそれを理解していなければ全く報酬にはならない．そのために運動学習療法では課題指向型訓練を重視する．これは，関節の動きのような要素的な改善を目指す課題ではなく，積み木やペグのように物品を使った具体的な課題を優先させる．要素的な関節の動きが悪くても，とにかく課題を遂行することに集中する．そして，課題が達成できた時，患者自身も内的な報酬を得ることができ，強化学習が進む．動作がうまくいかない時，リハビリテーション医療提供者は，動作を要素に分解したり，徒手的に介助しがちである．しかし，あえてそのような介入をせず，患者自らが課題を達成できるように，難易度を調整する．難易度調整のポイントも前述のとおり，60〜70点の難易度のイメージでよい．理論的な根拠は明確ではないが，学習効率のシグモイド曲線の最も学習しやすい部分を利用することに近い．100点満点中10点も取れない難しすぎる課題では学習するモチベーションが維持できず上達もしない．逆に，90点以上の簡単すぎる課題でも上達しないだろう．

　なお，本文中ではあまり触れなかったが，強化学習のもう1つの重要な要素は，探索(exploit)である．少ないながら必ず報酬が得られる方法を続けること(exploit)は，必ずしも最大の報酬につながるとは限らない．他に多くの報酬が得られる方法がないかを探索すること(explore)によって初めて最大の報酬が得られる．運動学習療法においては，患者自身や治療者にとって，確実な方法に限定すること(exploit)と，患者自身に探索してもらうこと(explore)のバランスが重要であると考えている．探索の中で，想定していなかった方法(動作)によって課題がスムーズに遂行できることを発見し，学習が進むことがある．したがって，動作を教示するのでは数回に1回程度とし，それ以外は患者自身に探索の機会を与えるようにするのがよい．

　一般化すると，第3の原則は，強化学習の原則の徹底(適切な内的報酬，達成感，難易度調整，課題指向型訓練，探索など)ということに尽きる．

4. 第4の原則

　第4の原則 transfer package については，第3章に詳しいので参照されたい(「第3章1-3　Transfer package の実際」136ページ)．運動学習則を使いこなすメタ学習としての位置づけも重要である．さらにこの原則は，ほとんどすべてのリハビリテーション治療に一般化したい重要な原則といえる．リハビリテーションで獲得した能力を，療法室だけでなく，病棟，自宅，屋外で発揮できるようにすることは，すべての治療者が目標としていることであろう．学習によって獲得した能力のADLへの転移，あるいは学習の汎化といってもよい．理学療法中にだけ歩けても，病棟で歩けなければ次に進まない．課題場面だけでできても，日常生活で使わなければ，維持すらできないだろう．これは，過去の「できるADL」と「しているADL」の議論にも通じる．「できるADL」を「しているADL」にするために，数多くの議論がなされたが，実

は transfer package こそその答えだったと考えている．

5 有効なハイブリッド化が次の課題

　運動学習療法の意義は述べたとおりであり，今後は各種治療法とのハイブリッド化が課題である．反復経頭蓋磁気刺激（repetitive transcranial magnetic stimulation：rTMS），経頭蓋直流電気刺激（transcranial direct current stimulation：tDCS），ボツリヌス療法，薬物療法などは，運動学習療法と併用されるべきである．これらの治療法は，運動学習療法における脳の可塑性を促進する preconditioning の役割を持つと考えられる．理想的な preconditioning は人工多能性幹細胞（induced pluripotent stem cell：iPS 細胞）などによる再生医療であろう．また，随意運動介助型電気刺激（integrated volitional control electrical stimulator：IVES），ロボット，装具などは，運動学習療法を効率的に実施するための補助的な役割，あるいは促進効果があると考えられる．

　このように，各種ニューロリハビリテーションは競合しつつも，今後はハイブリッド化によって最大限の効果を目指す時代になるだろう．例えば，ボツリヌスと tDCS と装具，再生医療とロボット，のような組み合わせである．しかし，どのようなハイブリッド治療にせよ，運動学習療法を行わないという選択肢はないものと考えている．特に，改善した機能を日常生活に転移させる transfer package を実施しないニューロリハビリテーションは自らその効果を下げていることになる．運動学習の汎化は，今後はリハビリテーション一般の中でも必須の基本コンセプトとして発展するだろう．なお促通反復療法はそれ自体が運動学習療法の 1 つと考えることもできる．CI 療法とそのまま併用しなくてもよいが，やはり日常生活に汎化させ，麻痺手を日常使用するためには transfer package の要素は不可欠である．

　ハイブリッド化のもう 1 つの意義は，単独の治療の適応からみると対象外の場合に，治療法を組み合わせることによって適応を広げることである．例えば，手指の随意的伸展が出現していなければ，CI 療法自体の適応にはならないが，ロボットを併用することによって，肩肘の動きの中で CI 療法的な運動学習を実施できる．屈筋痙縮が強いためにピンチが困難な場合に，ボツリヌス療法を行うことによって手指の伸展が見られるようになり，CI 療法が可能となる場合もある．

6 再生医療の時代

　以下は，「CI 療法―脳卒中リハビリテーションの新たなアプローチ」〔道免和久（編），中山書店，2008〕に書いた内容である．「近年再生医療が注目されているが，神経細胞が 100％ 再生できたとしたら，リハビリテーションは要らなくなるのだろうか？ 筆者はそのようなことは絶対ないと断言できる．なぜならば，神経系はネットワークでつながってこそ機能するのであり，適切につなげるための努力をしなければ機能的改善はないからである．この神経ネットワークを繋げる治療，これが運動療法なので

ある．したがって，再生医療実用化する将来には運動学習を効率的に進める運動療法やニューロリハビリテーションが最重要になると筆者は考えている．そのためにも，ニューロリハビリテーションの分野の研究を今から強力に推進しなければならない．」

　CI療法の教科書を上梓してから現在までの間に，山中氏がiPS細胞でノーベル賞を受賞し，再生医療の実用化は現実味を帯びてきた．脳や脊髄への応用における腫瘍形成の問題やその他の課題についても，2006年の山中論文発表当時から著しい進歩を遂げている．実際に脊髄損傷治療への臨床応用も計画されており，数年後には本書のこの項については，大幅に具体的な知見が増えていることが予想される．再生医療と運動学習療法などのリハビリテーションは，車の両輪である．再生した神経系が適切な出力を出すように学習させることはこれからのリハビリテーションの重要な使命である．

あとがき

　ヒトiPS細胞から誘導した神経幹細胞が脊髄損傷マウスに移植され，運動機能の回復に成功するなど，再生医療の中枢神経系への臨床応用が目前に迫っている．出版社には申し訳ないが，教科書の内容が数年で古くなってしまうことは，人類の幸せのためには喜ばしいことであろう．特に，再生医療とニューロリハビリテーションについて，その急速な発展に期待しているのは，編者を含む臨床家や研究者より，脳卒中や脊髄損傷などの当事者の皆さんや御家族であろう．

　ロシアの神経科学者Bernsteinが運動制御や運動学習を解明する研究を始めて約90年が経過，スペインの神経解剖学者Cajalが中枢神経は再生しないと提唱してからもほぼ同じ年月が経過している．前者は現在のさまざまな運動学習理論や脳の情報処理等の研究に発展し，後者の流れは再生医療の進歩によって新時代に入ろうとしている．世間の目は華々しい再生医療に向かいがちであるが，再生した神経系をつなぐのは運動学習であり「リ・ハビリテーション」である．本書の中で既に述べたように，再生医療とニューロリハビリテーションは運動障害を有する患者さんの治療のための車の両輪であることを忘れてはならない．リハビリテーション医療を提供する者は，そのような役割を担っていることを自覚し，将来の発展につなげて欲しい．

　未来の医療は再生医療と救急医療，そしてリハビリテーションの3分野だけになるだろうと，いつも医学生に講義をしている．それは100年後かもしれないし，何百年後になるかもしれない．しかし，そのような夢を抱いて，今，リハビリテーションの新分野を開拓する人材が求められている．人材はリハビリテーション専門家だけでなく，心理学，バイオメカニクス，基礎医学，工学，人類学等を含めて，広く学際的に求められるべきであろう．本書はリハビリテーション医療提供者を主な対象として編集したが，広く他分野の研究者等にも読んでいただき，現状の進歩と問題点などを知っていただきたい．本書から何らかのヒントを見つけたり，本書をきっかけにニューロリハビリテーションの分野に飛び込んでくる研究者が現れることを期待したい．

　最後にスケジュールがタイトななか，執筆して下さった執筆者の方々，医学書院担当者，兵庫医科大学リハビリテーション医学教室のメンバーに，この場を借りて御礼を申し上げたい．

2015年4月

道免　和久

索 引

和文索引

あ
アーヘン失語症検査(AAT)　175
アトラクター　50

い
インスリン様成長因子(IGF-1)　290
異常共同運動　24
依存性産出効果　156
意味のある作業　154
一般化運動プログラム(GMP)　33, 37

う
ウエスタン失語症総合検査(WAB)　175
ウォークエイド　229, 230
ヴァーチャルリアリティ(VR)　257
うつ病の治療，ニューロモデュレーションを用いた　213
運動イメージ　253
運動学習　4, 33
──，ダイナミカル・システムの概念からみた　52
──を基盤とした療法　147
運動学習過程　94
運動学習療法　147, 295, 296
運動学習理論　36, 73
運動関連皮質　14
──の可塑性　17
運動機能の回復　61
運動出力型BCI　272
運動指令変化最小モデル　31
運動制御理論　22
運動前野背側部(PMd)　61
運動前野腹側部(PMv)　61
運動等価性　41
運動プログラム　36
運動麻痺　253
運動野損傷モデル　61
運動療法　2

え
エラー同定機構　40
エングラム　24
遠心性コピー　44
嚥下障害の治療，ニューロモデュレーションを用いた　212

か
カオス　50
ガイダンス仮説　43
ガンマアミノ酪酸(GABA)　149
下肢痙縮　263
下肢リハビリロボット　193
仮想軌道制御　94
仮想軌道制御仮説(平衡位置制御仮説)　26
仮想現実(ヴァーチャルリアリティ)　257
過学習　297
課題指向型訓練　150, 298
課題指向的アプローチ　113
課題動作の指導　53
課題特異的訓練　235
顆粒球コロニー刺激因子(G-CSF)　291
介在型BCI　272
介在ニューロン，脊髄内の　66
開ループ制御　36
階層型理論　35
外因性ダイナミクス　52
外在的フィードバック　43
外傷性脳損傷(TBI)　167

学習　33
──された誤用　246
──の停滞　53
──の保持力　55
学習効果の転移　55
学習成果の評価　41
学習性不使用　147, 172
学習理論　73
片手動作訓練　168
肩関節の屈曲・内転　223
活動　150
活動依存的可塑性　70
間葉系幹細胞　288
幹細胞　283
感覚運動学習　44
感覚情報，求心性の　151
感覚入力型BCI　272
慣性モーメント　103
関節自由度　46, 128
関節スティフネス　93

き
キネマティクス　30
軌跡　23
軌道　23
軌道計画　86
記憶痕跡　36
記憶情報　53
機能的柔軟性　55
機能的電気刺激(FES)　199, 216, 229, 265
義足　246
逆キネマティクス　30
逆ダイナミクス　30
──の学習理論　84
逆ダイナミクスモデルの学習　88
逆モデル　29
──の学習　87
協応　24

強化学習　78, 105, 147, 297
強制使用　216
教師あり学習　75, 97, 147, 295
教師信号　82
教師なし学習　74, 103, 147, 296
筋緊張の亢進　97
筋張力変化最小モデル　31
筋肉量の増加　232

く

クラスタリング　75
空間情報，視覚からの　150
訓練強度　237
訓練の多様性と繰り返し　152
訓練量　235

け

計算神経科学　6, 29
計算論的神経科学　72
経頭蓋磁気刺激（TMS）　208
経頭蓋直流電気刺激（tDCS）
　　　　　　　　　　209, 299
痙縮　261
　　──の改善　232
痙性麻痺　262
血管再生療法　288
結果の知識（KR）　34
幻肢痛　12, 250
言語ゲーム　173

こ

コヒーレンス　64
古典的運動学習理論　33
古典的条件づけ　34
股関節の屈曲・内転　225
固有受容覚性神経促通法（PNF）
　　　　　　　　　　　　221
誤差情報　100
行動観察　257
行動情報　52
行動レパートリー　14
効果の法則　34
効果量　295
拘束　297
　　──因子　47
　　──条件　31
恒常練習　43

硬膜下電極　273
興奮性ニューロモデュレーション
　　　　　　　　　　　　215

さ

サーボ仮説　25
再生医療　299
　　──，中枢神経系の　286
再生スキーマ　39
再認スキーマ　39
最急降下法　77
最適軌道　31
最適フィードバック制御仮説　86
在宅 CI 療法プログラム　162
削減的 KR　42
三相性パターン　38

し

シェーピング　123, 149, 174
シグモイド関数　76
シナジー　24, 73
シナプス可塑性　2, 20, 78, 99
使用依存性脳可塑性　112, 172
肢間協調　24
姿勢筋トーン調整パターン　220
指導，課題動作の　53
視覚的フィードバック訓練　275
視覚入力，運動錯覚を伴う　253
自己骨髄単核球細胞　288
自己組織化　46
　　──マップ　14, 104
　　──モデル　153
自己複製能　283
自由度（DOF）　24
事象関連電位（ERP）　179
軸索の再生　289
失語の治療，ニューロモデュレーションを用いた　212
膝関節の屈曲・伸展　225
手関節装具　201
主体的強化　37
周期運動パフォーマンス　49
周期的運動　47
周期的反復運動　92
修正 CI 療法　161
終末位置（終端位置）制御仮説
　　　　　　　　　　　26, 85

集中訓練　122
熟練動作の獲得訓練，運動学習を伴う　117
順キネマティクス　30
順ダイナミクス　30
順モデル　29
　　──の学習　88
小脳　29
　　──の可塑性　97
小脳失調症　103
上肢痙縮　263
上肢麻痺　5
上肢リハビリロボット　183
冗長自由度　23
冗長性　23, 31
状態価値関数　79
心因性疼痛　214
侵害受容性疼痛　214
神経可塑性，大脳皮質における
　　　　　　　　　　　　20
神経幹細胞　286
神経筋刺激　216
神経筋促通手技（ファシリテーションテクニック）　219
神経細胞の再生　287
神経修飾物質系　158
神経障害性疼痛　214
神経成長因子（NGF）　289
神経生理学的アプローチ　219
振戦　103
新奇性問題　40
人工多能性幹細胞　284, 299
人工内耳システム　272

す

スキーマ　34
　　──理論　33, 37
スティフネス　94
スプラウティング　20
随意運動介助型電気刺激（装置）
　　（IVES）　199, 299

せ

セルフモニタリング，麻痺手の
　　　　　　　　　　　　141
生活の質（QOL）　294
正の強化　147

成功体験　154
成体幹細胞　285
精密把握　58
脊髄相反性抑制(RI)　204
脊髄損傷(SCI)　239
脊髄損傷モデル　63
線維連絡，皮質間の　18

そ

装具　299
促通反復療法　221, 299

た

ダイナミカル・システム・アプローチ　46
ダイナミクス　30, 50
多発性硬化症(MS)　166, 242
多様性と繰り返し　112
多様練習　43
体性局在，サル大脳運動皮質の　17
体性局在，大脳皮質の　10
体内埋め込み型磁気刺激駆動型装置　231
大脳運動皮質の連絡，サルの　19
大脳基底核　82, 106
代行機能　100
代償機能　100
代償手段　172
第一次運動野損傷後の脳機能　58
達成感　117, 153
短下肢装具(AFO)　243
短対立装具　201
探索　108, 298
断続的運動　47

ち

知覚痕跡　36
知覚循環モデル　34
治療的電気刺激(TES)　216, 229, 232
治療の有効性　295
治療用装具　245
遅延報酬課題　105
力制御　89
貯蔵量問題　40
長下肢装具(KAFO)　245

長期増強(LTP)　20, 222
長期抑制(LTD)　20, 97, 222
長対立装具　201

て，と

手続き学習　106
トランスファーパッケージ　109, 113, 136, 149, 157, 190, 296
トルク変化最小モデル　31
ドーパミンニューロン　82, 105, 153
閉じた軌道　50
到達運動　150
疼痛　250
頭皮脳波　273
動作様式の転移　52

な

内因性神経幹細胞の活性化　288
内因性ダイナミクス　52
内在的フィードバック　43
内的報酬　298
内部モデル　29
―― 制御　94
難易度調整　154
――，言語課題の　174
―― と達成感　113

に

ニューラルネットワーク　297
ニューロトロフィン-3(NT-3)　289
ニューロフィードバック訓練　275
ニューロモデュレーション　207
――，ニューロリハと薬剤との併用　215
―― を用いた治療　210-213
ニューロリハビリテーション　2, 291
日記の作成　141
日常生活活動(ADL)　294
認知機能低下の治療，ニューロモデュレーションを用いた　212
認知説　34

の

脳機能イメージング　178
脳磁図(MEG)　179
脳深部刺激療法(DBS)　272
脳性麻痺(CP)　167
脳卒中後運動麻痺の治療，ニューロモデュレーションを用いた　210
脳地図，行動レパートリーに応じた　14
脳の可塑性　2, 10, 116, 222
脳の機能回復メカニズム　58
脳由来神経栄養因子(BDNF)　63, 289

は

バイオフィードバック療法　275
バンド幅KR　42
パーキンソン病　106, 242
―― の治療，ニューロモデュレーションを用いた　213
パフォーマンスエラー　94
パラメーター学習　43
パワーアシストFES　275
把握運動　150
胚性幹細胞　284
反射型理論　35
反射抑制パターン　220
反復(性)経頭蓋磁気刺激(rTMS)　148, 180, 207, 208, 299
反復的課題指向型訓練　122
半側空間無視の治療，ニューロモデュレーションを用いた　212

ひ

皮質間の線維連絡　18
皮質の再編成　13
非侵襲的脳刺激法(NIBS)　217
非麻痺手の拘束　121
非麻痺側の拘束　112
肘の屈曲・伸展　223
表面刺激型機能的電気刺激療法　230
評価関数　31

ふ

ファシリテーションテクニック
　（神経筋促通手技）　4, 219
フィードバック誤差学習
　　　　　　　　　30, 85, 97, 99
　――, 小脳での　44
　―― 理論　93
フィードバック制御　25, 84
フィードバック制御器の学習　89
フィードフォワード
　―― 運動訓練　100
　―― 運動指令　93
　―― 制御　44, 84
　―― の運動　26
ブレイン・コンピューター・イン
　ターフェース（BCI）　272
ブロック学習　101, 152
プラトー　55
プリシェイピング　129
プリズム学習　98
プリズム適応　256
プルキンエ細胞　97
プログラム学習　43
不良設定問題　23, 73
負のスパイラル　262
振子モデル　49
分化全能性細胞　284
分化多能性細胞　284
分化能　283
分化万能性細胞　284
文脈干渉効果　55

へ

ベルンシュタイン問題　24
ペンフィールドのホムンクルス
　　　　　　　　　　　　　10
平均的 KR　42
平衡位置制御仮説（仮想軌道制御
　仮説）　26
平衡点　50
閉ループ制御　36
閉ループ理論　37

ほ

ホムンクルス　10
ボツリヌス併用療法
　――, 下肢の　266
　――, 上肢の　264
ボツリヌス療法　299
　――, 痙縮に対する　261
　―― と CI 療法の併用　263
ポイント・アトラクター　50
ポテンシャルの「井戸」　50
歩行支援ロボット　193
歩行速度の改善　232
歩行リハビリテーション　193
保持テスト　41
補足運動野（SMA）　63
母指の伸展　223
報酬　117, 147, 153, 298
報酬価値　108
報酬予測誤差　82, 108

ま

麻痺手使用に関する同意　139
麻痺手に対する気づき　141
麻痺手による訓練　147
慢性疼痛の治療, ニューロモデュ
　レーションを用いた　213

み

ミュー律動　276
ミラーセラピー　6, 250
　――, 運動麻痺に対する　253
　――, 疼痛に対する　250
ミラームーブメント　63

む

無作為化比較試験（RCT）　295
　――, CI 療法の　115

め

メタ解析, Langhorne らの　115
メタ学習　109, 158
メタボリックシンドローム　233
メモリードラム説　36
免荷式トレッドミル歩行訓練
　（BWSTT）　238

も, や

問題解決行動の獲得　146
薬物療法　299
躍度最小モデル　31

よ

予測的姿勢調節　24
要約的 KR　42
陽極刺激　208
抑制性ニューロモデュレーション
　　　　　　　　　　　　　214

ら

ラバーハンド錯覚　253
ランダム学習　101, 152
ランダム練習　43

り

リハビリロボット, 上肢の　183
リミット・サイクル　50
離散運動　44, 92
両側ニューロモデュレーション
　　　　　　　　　　　　　217
両手間転移　98
両手動作訓練（BAT）　168

れ

連合説　33
連続運動　44

ろ, わ

ロボット　299
　―― 介入　193
　―― 療法　183
ワーキングメモリ　212

欧文索引

A

A型ボツリヌス毒素（BTXA） 261
Aachen Aphasia Test（AAT） 175
Accelerated Skill Acquisition Program（ASAP） 164
action observation 257
activities of daily living（ADL） 294
activity-dependent plasticity 70
ankle-foot orthosis（AFO） 243
anticipatory postural adjustment 24
assist-as-needed アプローチ 194
assistive stimulation 199
attractor 50
AutoCITE 163
averaged KR 42
αモデル 26

B

bandwidth KR 42
behavioral information 52
behavioral relevance principle 172
Bernstein 問題 73
bimanual arm training（BAT） 168
Bi-Manu-Track 187
bio-responsive motion system（BRMS） 193, 196
Bobath 法 220
body schema 36
body weight supported treadmill training（BWSTT） 238
――の利用，小児への 243
――の効果，脊髄損傷患者への 239
――の有用性，パーキンソン病に対する 242
―― ――，多発性硬化症に対する 242
―― ――，脳卒中患者への 241
Botulinum toxin type A（BTXA） 261
brain computer interface（BCI） 272
brain-derived neurotrophic factor（BDNF） 63, 289
brain machine interface（BMI） 205
Brunnstrom 法 221

C

central pattern generator（CPG） 239
cerebral palsy（CP） 167
challenge-based アプローチ 194
chaos 50
closed loop theory 37
coaching 131, 155
coherence 64
Communication Activity Log（CAL） 175
Communicative Effectiveness Index（CETI） 175
compensation 100
computational neuroscience 6, 29, 72
constant practice 43
constraint 147
constraint-induced aphasia therapy（CIAT） 172
constraint-induced language therapy（CILT） 172
constraint-induced movement therapy（CI療法） 112, 119, 246, 275
――，運動学習療法としての 147, 295
――，下肢麻痺に対する 246
――，多発性硬化症に対する 166
――，頭部外傷患者に対する 167
――，脳性麻痺児に対する 167
――とボツリヌス療法 263
――における対象者とのかかわり方 154
――の効果予測，MRI 画像解析による 165
―― の無作為化比較試験（RCT） 115
constraint-induction principle 172
constraints 47
contextual interference effect 55
continuous movement 44
coordination 24
cortical reorganization 13

D

deep brain stimulation（DBS） 272
degree of freedom（DOF） 24
discrete movement 44
dorsal premotor area（PMd） 61
dynamics 30

E

effect size 295
efference copy 44
embryonic stem cell（ES 細胞） 284
encouragement 131, 155
engram 24
event related potential（ERP） 179
EXCITE プロジェクト（研究） 115, 164
EXPLICIT-Stroke trial 164
exploit 108, 298
explore 108, 298
extrinsic dynamics 52
extrinsic feedback 43

F

facilitation technique 4, 219
faded KR 42
feedback 131, 155
forward dynamics 30
forward kinematics 30
Fugl-Meyer Assessment（FMA） 295
functional electrical stimulation（FES） 199, 216, 229, 265

functional threshold　204

G

Gaittrainer　194
gamma-aminobutyric acid（GABA）　149
　―― 作動性皮質内抑制系介在ニューロン　204
GAP-43　67
generalized motor programs（GMP）　33, 37
GMP-再生スキーマ　40
gradual rebuilding and attainment　113
granulocyte-colony stimulating factor（G-CSF）　291
grip and release　202

H

HAL　195
HANDS療法　199, 265, 275
Hebbの学習則　99
HOMECIMT　162

I

ill-posed problem　23
induced pluripotent stem cell（iPS細胞）　284, 299
insulin-like growth factor-1（IGF-1）　290
integrated volitional control electrical stimulator（IVES）　199, 299
intensive language-action therapy（ILAN）　172
interaction　131
Interdisciplinary Comprehensive Arm Rehabilitation Evaluation（ICARE）　164
interlimb coordination　24
intrinsic dynamics　52
intrinsic feedback　43
inverse dynamics　30
inverse kinematics　30

K

kinematics　30
K-means　74
knee-ankle-foot orthosis（KAFO）　245
knowledge of results（KR）　34
　―― 後遅延　43
　―― 遅延　43
　―― の相対頻度削減　42
　―― 付与法　41

L

learned misuse　246
learned non-use　147, 172
limit cycle　50
Lokomat　194, 240
long-term depression（LTD）　20, 97, 222
long-term potentiation（LTP）　20, 222
lower extremity motor activity log（LE-MAL）　166
lower extremity motor function test（LE-MFT）　166
low of effect　34
L300 フットドロップシステム　230
λモデル　28

M

magnetoencephalography（MEG）　179
massed-practice principle　172
massed principle　113, 295
memorized information　53
memory trace　36
mirror therapy　6, 250
MIT-Manus　186
modeling　131, 155
model-oriented aphasia therapy（MOAT）　176
modified CI療法（CIMT）　133, 161
modified CIAT　177
modified CILT　179
monosynaptic spinal reflex　202
Motor Activity Log（MAL）　112, 141
　―― の自己評価　144
motor equivalence　41
motor imagery program（MIP）　252
motor imajery　253
motor learning based therapy　147
MRI 画像解析　165
multiple sclerosis（MS）　166, 242
multipotent cell　284
MUROシステム　203

N, O

nerve growth factor（NGF）　289
neurodevelopmental training　220
neurologic rehabilitation　3
neurorehabilitation　2
neuroscience based rehabilitation　4
neurotrophin 3（NT-3）　289
non-invasive brain stimulation（NIBS）　217
novelty problem　40
over learning　297

P

paired associative stimulation（PAS）　209
paired-pulse rTMS　209
path　23
path control　194
perceived barriers　136
perceptual trace　36
phase transition　52
pinch and release　202
plateau　55
pluripotent cell　284
PMd, PMv　61
point attractor　50
polysynaptic spinal reflex pathway　202
potential well　50
preconditioning　264, 299
PROBE法　184
Promoting Aphasics' Communicative Effectiveness（PACE）　178
proprioceptive neuromuscular

facilitation(PNF)　221

Q

quadripulse stimulation(QPS)　209
quality of life(QOL)　294
Quality of Movement(QOM)　126

R

randomized controlled trial(RCT)　295
──, CI 療法の　115
random practice　43
recall schema　39
reciprocal inhibition(RI)　204
recognition schema　39
reduced relative frequency of KR　42
redundancy　23
redundant degree of freedom　23
ReoGo　183
repetitive transcranial magnetic stimulation(rTMS)　148, 180, 208, 299
restraint　112, 295
retention test　41
reward prediction error　106
RF BION 小型刺激装置　231

S

schema　34
schema theory　33, 37
Schmidt's schema theory　33, 37
self-efficacy　136
sensorimotor learning　44
sensorimotor rhythm(SMR)　276
Shaping　123, 149, 174
── 課題　112, 295
── の難易度調整　126
short intracortical inhibition(SICI)　204
spinal cord injury(SCI)　239
SPP1　66
sprouting　20
S-R 理論　33
S-S 理論　34
storage problem　40
substitution　100
summary KR　42
supplementary motor area(SMA)　63
synergy　24

T

target movement　124, 132
task-oriented approach　113
task practice　132, 149
task-specific training　235
temporal difference error(TD 誤差, TD エラー)　81, 82, 106, 153
therapeutic electrical stimulation(TES)　216, 229, 232
theta burst stimulation(TBS)　209
totipotent cell　284
trajectory　23
transcranial direct current stimulation(tDCS)　209, 299
transcranial magnetic stimulation(TMS)　208
transfer package　109, 113, 136, 149, 157, 190, 296
traumatic brain injury(TBI)　167

U

use-dependent cortical plasticity　172
use-dependent cortical reorganization　116
use-dependent plasticity(UDP)　2, 104, 112, 116, 296

V

variable practice　43
ventral premotor area(PMv)　61
virtual reality(VR)　257

W

Western Aphasia Battery(WAB)　175
Wolf Motor Function Test(WMFT)　112
WPAL　195